中国高等教育学会"十二五"科研规划课题成果

21世纪高等院校"十二五"规划教材

# 医学人文素养基础教程

主　审　齐玉龙

主　编　张廷建

副主编　史永庆

编　委　吴金萍　冯莉莉　郭婷婷

　　　　马语莲　李忠诚　闫　志

上海交通大学出版社

# 内 容 提 要

　　本书将与医务工作联系最为密切的医学伦理学修养、医务语言学修养、医学美学修养、医学心理学修养、医事法律修养五个方面作为医学人文素质修养的核心内容并从（理论和践行）二个层面，作了较为全面的论述。这些内容基本涵盖了医务人员人文素质修养的（基本）要素，突出了医学性特点，强调了医学人文素质教育的实效性。

　　贯穿于本书内容的基本指导思想就是基础性与开放性相结合。基础性是从医学生的当前实际出发，使他们掌握基本的人文知识、养成基本的行为规范和基本的品格，从而能够顺利走向临床工作岗位，达到临床医务工作所需的人文素质基本要求；开放性则要引导医学生或医务人员进行广泛性的阅读，树立与时俱进、终生学习的理念，充分认识到在学习、生活以及工作中不断提高和拓展人文素质修养的重要性和必要性，从而能够自学不断地进行人文素质的修养。

## 图书在版编目（CIP）数据

　　医学人文素养基础教程/张廷建主编. 一上海：上海
交通大学出版社，2013（2023重印）
　　21世纪高等院校"十二五"规划教材
　　ISBN 978-7-313-10155-6

　　Ⅰ. 医··· Ⅰ. 张··· Ⅱ. 医学教育—人文素质
教育—高等学校—教材 Ⅳ. R-05

　　中国版本图书馆CIP数据核字(2013)第188592号

**医学人文素养基础教程**
张廷建 主编
上海交通大学 出版社出版发行
（上海市番禺路951号 邮政编码200030）
电话:64071208
上海新艺印刷有限公司 印刷 全国新华书店经销
开本:787mm×1092mm 1/16 印张:12.75 字数:310千字
2013年8月第1版 2023年2月第7次印刷
ISBN978-7-313-10155-6 定价:39.00元

# 序

    医学是自然科学与人文科学高度融合的一门科学。医学所蕴含的人文精神和人文关爱,不仅是医学发展本身的必须,而且是社会文明程度的体现。

    随着社会发展和科学进步,新的医学模式所包含的哲学思想,特别强调了医学的人文内涵和价值观念。当前,加强医学人文理念和精神的培养,成为高等医学教育面临的重要课题和努力方向。近年来,在我国颁布的一系列关于高等教育改革和发展的政策文件中,对医学生综合素质培养都提出了相关要求。因此,在医学教育中渗透人文教育理念,培养医学生良好的人文关怀能力和人文精神品格,不仅契合了医学的内涵,而且表达了21世纪医学的时代精神。

    《医学人文素养基础教程》一书,内容紧密结合医务工作实际,具有系统性、指导性、实用性等特点,对医学人文素质教育的实践与拓展是一次有益的尝试。为医学院校加强与改进医学生人文教育提供了教学范例,同时也为医疗卫生部门、单位开展在职人员培训和业务拓展提供了帮助和参考。相信该书的出版,一定会在医学教育中发挥出积极的作用,为推动我国医疗卫生事业的健康发展,为促进和谐社会建设做出应有的贡献。

齐玉龙

2013 年 5 月 6 日

# 目　　录

医学人文素养基础教程

# 绪　　论

## 一、编写缘起

医学教育,和其他专业教育一样,必须为国家医疗卫生事业培养既有扎实专业知识技能,又有高尚医德的合格人才,把全面贯彻执行国家高校培养目标作为根本任务。近年来,围绕高校培养目标,党、政府和各级教育主管部门重视医学生的人文素质教育及医务人员医德医风培养。1998年教育部即颁布《关于加强大学生人文素质教育的若干意见》。2012年党的十八大报告再一次明确提出"提高医疗卫生队伍的服务能力,加强医德医风建设"。这些为医学生的培养工作指明了方向。

近年来,国内学者有关医务人员的人文素质修养问题进行了大量基础性研究,在诸如医学伦理学、医学美学、医务语言学、医学心理学等方面均取得了丰富的理论成果;医学院校相应开设了人文素质类教育课程;医疗机构也加大了对于医务人员医德医风的教育和管理。上述研究与实践为医学生、医务人员综合素质培养和提高起到了积极作用。我国医疗卫生事业先进模范人物层出不穷,展现了一派空前朝气蓬勃的景象。但毋庸讳言,随着我国经济建设发展和人民生活水平的不断提高继而对医疗卫生服务需求增加,及医学模式由生物学模式向生物—心理—社会学模式的转变,我国医学人才人文素质培养工作还存在很大差距。诸如,对医学生人文素质的培养缺乏系统化、规范化,在教育的理念上也存在不同程度偏差,有的甚至还停留在知识传授的层面上,没有上升到人格与精神层面的培养高度。这些造成了医学生的人文素质教育效果不理想,无法适应当今医疗卫生事业发展对综合性医学人才的迫切需要。

当前,我国医患关系突出的问题主要有医患关系紧张、医患沟通困难、医疗纠纷频出不减等,而且有的已变为日趋严重的社会问题。虽然这些现象产生的原因是多方面的、复杂的,但诸多个案表明,提高医务人员人文素质迫在眉睫。作为医学院校的教育者和管理者,从培养医学生基本人文关怀理念和意识、掌握有关人文知识和技能、构建和谐医患关系出发,旨在进一步加强与改进医学生的人文素质教育,我们尝试编写了《医学人文素养基础教程》一书,期盼师生们在使用中提出宝贵意见。

## 二、关于医学人文素质若干问题的思考

### (一)关于医学专业素质与医学人文素质关系的思考

提起人文,很多人认为似乎是医学以外的其他东西。其实不然,由于医学本身的人文性,医学与人文有着千丝万缕的关系。其一,人文直接运用于医学,如医学美学在人体美容、外科手术等方面的运用;其二,人文间接作用于医疗,如医务语言素养对于增进医患之间的沟通等;其三,人文对医疗具有价值导向和规范作用,如医事法律、医学伦理对于医学行为的指导等……因此,医学人文素质和医学专业素质之间没有明显的界限,二者是相互交融的关系。之所以将

人文素质单独提出,一是针对生物医学的传统医学概念而言,二是进一步强调人文素质对于医学人才培养的重要性。

（二）关于将医学人文素质初步系统化、明确化的必要性和可能性的思考

人文素质修养包罗万象,涵盖内容很多,涉及到哲学、政治、历史、文学、法律、心理、艺术、伦理等很多方面,是伴随每个人整个一生的修身养性过程。因此,将全部的人文素质修养内容系统化和明确化,是很难做到也是没有必要的。但是具体到医学这个领域,将人文素质修养进行初步系统化、明确化还是非常必要的:一是医务工作作为"窗口"服务行业的性质要求,相对于一些非服务性行业人员的人文素质修养要求的内隐性、不确定性和非功能性等特点,医务人员的人文素质要求具有更多的外显性、规范性、功能性等特点;二是如果不提出系统化、明确化的医学人文素养基本内容和要求的话,则医学人文素质修养的整体性概念缺失,医学生和医务人员的人文素质由此得不到系统的培养,仅靠自然熏陶和日常积累,势必会造成良莠不齐的状况。因而,提出相对明确、具体、系统化的医学人文素养基本目标是十分必要的,是符合医务工作职业的特殊性的。

另外,近年来关于医学人文素质修养的理论研究和实践,取得了丰硕的成果,这也使其进一步的整合成为可能。

## 三、本书的基本特点

（一）集知识性、指南性和实践性于一体

知识性:本书介绍了基本的医学人文知识,包括医学伦理、医务语言、医学心理、医学美学以及医事法律五个方面的内容。

指南性:本书不仅指明了医学人文素养的基本内容,而且进一步指出了加强人文素质修养的基本途径与方法,对于医学生与医护人员的学习与实践具有广泛的指导意义,就如同在医学的大门前立了一个指示牌,指明了人文素质修养的方向与路径。

实践性:本书在编写内容选择上,紧密结合医务工作的实际需要,注重医学人文素养的实用性,而不是流于口号式的宣传。参与本书编写的人员均来自于医学教育教学的第一线,对于当代的医学生和医院环境等较为了解、熟悉而且具备较高的专业理论水平,具有丰富的实践经验。本书在编写过程中广泛听取了专家、教师、医务人员、医学生以及社会各方面的意见和建议。

（二）关于人文素质修养主体的认识与把握

人文素质修养的终极目标是精神和人格的培养,必须通过行为人的主观努力和自觉意识才能将外界的要求内化为自身素质,并且人文素质是与个人自身特点相结合的,带有浓重的个性化色彩。因而,本书充分强调医学生和医务人员是人文素质修养的主体"医学人文素养"的提法本身就是对其主体性认识与把握的重要体现。

（三）强调了医学性和实效性

本书将与医务工作联系最为密切的医学伦理学修养、医务语言学修养、医学美学修养、医

学心理学修养、医事法律修养五个方面作为医学人文素质修养的核心内容,不仅基本涵盖了医务人员人文素质修养的基本要素,而且突出了医学性特点,强调了医学人文素质教育的实效性。

许多关于中外医学人文素质教育的比较研究表明,一些发达国家人文课程更突出实效性。国外认为,医学教育的核心应体现在服务病人上,医学院是一个专业学院,人文教育应当整合到医疗实践中去,实现医学与人文课程的一体化,并始终贯穿两个基本思想:一是以病人为中心,二是密切联系实际,注重当前医学领域的社会问题以及对这些社会问题的调查、研究、分析和提出解决办法。我国的医学生人文素质教育暂时还没有强调突出医学性特点,因此实效性较低。

（四）基础性与开放性结合的指导思想

人文素质修养的内涵博大精深,伴随于一个人一生的成长过程,非一朝一夕或一门课程所能完成。因此,贯穿于本书内容的基本指导思想就是人文素质修养的基础性与开放性相结合。基础性是从医学生当前实际出发,教育的目的是使他们掌握基本的人文知识、养成基本的行为规范和基本的品格,从而能够顺利走向临床工作岗位,达到临床医务工作所需的人文素质基本要求,而不宜要求过高过深。开放性是要引导学生或医务人员进行广泛性的阅读,树立与时俱进、终生学习的理念,充分认识到在学习、生活以及将来的工作中不断提高和拓展人文素质修养的重要性和必要性。

（五）历史性、现实性与前瞻性的统一

医学人文素养的内涵不是一成不变的,而是随着社会的发展和医学技术的进步不断变化的。本书阐述了医学人文素养的历史渊源、现实要求和发展趋势,展现出医学人文发展的历史脉络。一是使广大读者知道,医学人文素养是医学发展永恒不变的主题;二是使医学生和医务人员明白,医学人文素养的内涵会随着时代的发展而不断变化,只有做到不断修养,才能跟上时代的步伐。

绪

论

# 第一章　医学人文素质修养概论

　　医学人文科学是医学与社会人文科学结合的边缘交叉学科,是一个发展较快、在医学教育中日益显出重要地位和作用的新兴学科群。随着现代社会政治、经济、科技、文化快速发展给医学带来的诸多跨学科研究课题,医学模式转变对未来医生素质能力要求的提高,加强医学人文科学的学科建设,开设高质量的医学人文课程,培养具有综合素质能力的优秀人才,是当前医学教育改革的重要方向。

## 第一节　医学人文素质修养的基本概念

### 一、人文素质修养的基本含义

　　"人文"是一个涵盖广泛的概念。从现代意义上讲,"人文"主要是指人类在社会发展中,逐步形成的社会道德、价值观念、审美情趣和思维方式等。人们一般把文学、史学、哲学、经济学、政治学、法学、伦理学、语言学和艺术等统称为人文科学。人文素质,是指社会中的人建立在人文科学知识之上,通过对人类优秀文化吸纳、受人类优秀文化熏陶所反映出来的精神风貌和内在气质的综合体现。修养这个概念,含义广泛。"修"是指整治提高;"养"是指培育、涵养。所谓"修犹切磋琢磨,养犹涵养熏陶"就是这个意思。修养,包含了举止、仪表、技艺、情操等多方面的陶冶,既有"修身养性"、"反省体验"的意思,又包括有涵养的待人处世态度,以及政治思想、知识技能等方面的某种能力和品质。

　　人文素质修养,是通过学习、实践与感悟等,使人类优秀的文化成果内化为自身的人格、气质和修养,从而成为维系社会生存和发展的重要因素。如果说自然科学认识活动追求的是"求真"和"合规律性"的话,那么人文科学的认识活动则在人们的直接目的追求中给以价值的思量,使之"合目的性"和趋"善"、趋"美"。人文科学给人以感觉的洞察力,她分担着人类知识能力的一半,从把握世界的方式来看,若抛弃了人文学科就等于抛弃了世界的一半。个人只有同时具有科学素质和人文素质,它的活动才能体现"合规律性"和"合目的性"的统一、成为"真善美"的统一。

　　人文素质修养和人文学之间既有联系又有区别。人文学是指研究人类的信仰、情感、道德和美感等各门科学的总称,包括语言学、文学、哲学、考古学、艺术史、艺术理论以及具有人文主义内容和运用人文主义方法的其他社会科学等,归根结底是一门学科知识。而人文素质修养所谓的"人文素养"更强调人的内在品质,即"人文科学的研究能力、知识水平,和人文科学体现出来的以人为对象、以人为中心的精神"。因此,人文知识只是人文素质和人文精神的文化载体,一个人掌握了人文知识并不意味着就有了较高的人文素质,只有通过不断的人文素质修养才能将人文知识转化为人的个性和品格。人文科学注重于人文知识本身学科体系的研究,而人文素质修养的目的则是人文知识与具体人的结合。

## 二、医学人文素质修养的基本内涵

医学人文素质修养大致可分为人文知识、人文能力和人文精神三个层面。

在知识层面上，主要强调对医学领域、医学服务的相关人文学科群的掌握，包括哲学、历史、法律、宗教、伦理、文学、艺术和行为科学，其中以医学与人文科学相交叉的边缘学科为核心内容，如医学伦理学、医学哲学、医学法学、心身医学、社会医学、医学心理学、人文社会科学及行为科学等。此外，该层面还注重对人生意义与目的的领悟程度，对社会的广泛了解和对生物—心理—社会医学模式的深刻理解等。

在能力层面上，主要为口头和文字表达能力、动手能力、心理承受能力、协调人际关系能力、批判性思维能力、审美能力及分析、解决问题的能力，能够将所掌握的人文知识与实际工作相结合，从而适应实际工作的需要和要求。

在精神层面上，包括社会责任感、人生价值取向、道德情操、人格修养、生活情趣、文明的言谈举止与行为习惯、对生命的尊重和敬畏感、全心全意为人民健康服务的意识、对"医乃仁术"的体验与追求等。正确认识社会、心理、环境等因素在医疗中的作用，自觉抵御各种错误思想文化的渗透和侵蚀，保持严谨的科学作风、态度和不断追求的上进心。

其中，涵养人文精神是人文素质修养的本质和根本目的。人文精神以一定的人文知识和能力为基础，但掌握人文知识和能力必须以正确的人文精神为指导方向。正如我国著名哲学家、教育家涂又光先生所说："人文知识是知道，人文精神是体道。前者是知，后者是行。人文知识，体之行之，才成为人文精神，说之写之，就成了人文知识。"

## 三、医学人文素质修养的基本特点

医学人文素质修养是人文素质修养一个分支，它在包含人文素质修养共性的同时，由于其独特的关注视角而有着鲜明的个性。医学人文素质的内涵集中体现在对患者的价值，即对患者的生命与健康、权利与需求、人格与尊严的关心、关怀和尊重。从内容看，医学人文素质修养是一种更加强调"尊重人性"和"职业道德性"的特定状态下的人文素质修养。

我国有着注重和提倡医德修养的优良传统，古代医学中不乏"济世救人、仁爱为怀"、"医乃仁术"、"无恒德者不可作医"等论述意义深远的人本主义思想，到今天，我国现代著名人民医学家裘法祖院士名言"德不近佛者，不能为医；术不近仙者，不能为医"也是最好的例证。这些思想都体现了人文知识和人文情怀的积淀和培养对于从事医务工作的重要性。

作为一种特殊的"窗口"服务行业的从业人员，医务人员不仅与"病"打交道，而且与人打交道。相对于一些非"窗口"服务行业人员的人文素质要求，医务人员的人文素质要求则更多的具有外显性、规范性、功能性等特点。因而，医学人文素质修养应当是明确的，要以能够正确履行医务工作的职业行为为基本要求。医学人文素质修养不仅是从事医务工作的基本要求，同时也是整个社会人文精神和文明进步的要求。

# 第二节 医学人文素质修养的意义

## 一、人文素质修养是医学学科的内在要求

医学是一门需要博学的人道职业。医学"为人"的目的决定了它的本质属性包含了人文

性。古人"医乃仁术"的经典命题如今依然是对"医学"精辟的诠释。"医亦人学"则是对"医学"内涵真谛的概括,包涵了人体、生命、环境、社会等要素。

（一）医学科学的人文渊源

健康是人的第一权利,是人类生存的第一个前提,也是一切历史的第一前提。作为认识生命、认识自然的探索,医学和宗教、文学、哲学等几乎同时产生,并相互影响与渗透。

人类对自身起源、疾病、死亡、繁衍以及梦境等的思考,特别是采用催眠、心理暗示等方法驱病祛邪,不仅是早期医学活动的开篇之作,更是历史上许多宗教、哲学、文学活动赖以存在的主要形式。最早的医学院校和医院产生于古埃及各地的神庙和基督教、天主教教会。古印度的诗集《吠陀》既是传世文学作品,也是远古的医学书籍。在人类还无法对自然和自身情况给予科学解释的时代,医学、宗教、文化、哲学等相互融合促进,为各自的发展衍化起到推波助澜的作用。

医学起源于人类关怀的需要,与人文精神有着不可分割的联系。英国科学史家斯蒂芬指出,医学是人道思想最早产生的领域。最初的医学不是谋生的手段,也不是一种职业,而是一种仁慈,一种人道关怀。"救人一命,胜造七级浮屠",治病救人被认为是施仁、爱于人的理想途径。"医者意也,医者艺也",明确指出医学是一门哲理思辩、观念理性的技艺。"夫医者须上知天文,下知地理,中知人事","下医医病,中医医人,大医医国",更是自然科学和人文社会科学联系的高度概括,充分显示了古代中国医学对医学本质,特别是对医学人文本质的深刻理解。西方医学的奠基者希波克拉底深刻地阐述了医学的人本思想,他强调医术是"一切艺术中最美好、最高尚的艺术",医生"应当具有最优秀哲学家的一切品质",而且提出"医生是艺术的仆人"的观点。历史上的中外科学家们的真知灼见不仅传授弘扬了医学的人文精神,也使医学自始至终在以人为本、重视生命的道德和社会价值的方向上发展,为后人留下了超越时代的、永恒的医学人文精髓。

（二）医学科学的人文基石

医学,按其使命来说,是对人从生到死的生命全过程的关爱与尊重,从科学理论视角来看,是自然科学和人文社会科学高度结合的综合学科体系。对人文社会科学的需求与依赖不仅来自于自然与社会相互联系的人,更源于医学自身深刻的人文基石。

第一,医学对象的人文性。作为医学对象的人是生物—心理—社会因素的统一体。人以社会的方式存在,人的健康状况与疾病与人赖以生存的社会环境有着直接和间接的联系。医学对健康和疾病的认识也须建立在对人与社会的联系的基础之上,即医生不仅要了解健康与疾病问题,更要了解病人,了解社会。所谓"见病不见人"是为医的大忌,正是有源于此。正确了解疾病、人、社会之间的关系是医学艺术性和社会性的体现,更是医学人性化和人本化的根本所在。医学如果离开了以人为本,离开了人的社会联系,就不可能成为真正意义上的医学。

第二,致病因素的社会性。人的健康与疾病,不仅受物质环境的支配,也受社会制度、经济条件、精神状态的影响。因此,医学又是与社会科学密切相关的。致病因素的社会性是医学人文性的根本依据之一。导致疾病的原因很多,有生物的也有非生物的,有自然的也有社会的。随着社会发展和科技进步带来的工业化、城市化,人们的生活行为方式、环境、卫生保健以及竞争、紧张、快节奏生活等社会因素对人健康的影响越来越突出,各种公害病、文明病、心因性疾病等慢性、非传染性疾病的发病人数日益上升,成为当今社会危害人类健康的新"瘟疫"。正如德国医学家魏尔啸所指出的"流行病的发生既有生物学因素和其他自然因素的影响,同时也有社会、经济和政治的原因。疾病流行从本质上讲是社会和文化在某段时间内失调的现象。"

第三,医学研究工具的人文性。人文社会科学已成为认识人的健康和疾病的重要工具,这是医学人文性的直接依据。首先,医学作为一门应用学科依赖于人文社会科学。正如世界卫生组织(WHO)所指出的,防治疾病"与其说要用传统的医学技术,不如说要用政治行动"(指社会行动),要用"社会和行为措施"。包括哲学、心理学、社会学在内的许多学科是医学的重要组成部分和发展的基础,为医疗卫生活动、医学研究、医学人才培养提供方法和途径。其次,人文社科的思维方式是医学研究的重要方法和手段。医学与人文社科的交叉使医学得以扩展和更新,学科知识体系更加完善,医学开始真正地成为自然科学和人文社会科学高度结合的综合学科体系。人们开始改变以往重分析、重局部、重静态、重外因的偏向,把分析与综合、局部与整体、静态与动态、内因与外因、生理与心理、机体与环境、逻辑方法与非逻辑方法结合起来,用综合的方法来了解、诊疗疾病。

第四,医学目的的人文性。国际项目研究在 1996 年《医学目的:确定新的优先战略》的报告中提出了四个现代医学目的:预防疾病和损伤,促进和维持健康;解除由疾病引起的疼痛和疾苦;治疗和照护疾病和无法治愈的病人;避免早死但追求安详死亡。医学目的的前两点自然生物要求明显,而后两点更多地体现了医学的人文要求,彰显出医学的为人性,蕴含着丰富的人文精神。

医学是人学,医学的生命就是对人从生到死的全过程的关爱和尊重。医疗专业的执行除了基于科学知识及技术之外,还有其人文基础,此基础构建于医师对病人的了解、对人的完整性的了解及对病人痛苦的本质和来源的了解,医师对于人的完整性及其与病症之关联的了解,是解除病人痛苦的主要基础。

### (三)医学实践的人文宗旨

医学家西格里斯在《医生在现代社会中的地位》一文中指出"当我们考察到现代社会所赋予医生的使命的时候,我们很快便发现医学的范围是大大地扩大了……医学,通常被看作是一门自然科学,实际上乃是一门社会科学,因为医学的目标是社会的。"

也就是说,医学既是诊断、治疗和预防疾病,恢复、维护和增进健康的科学,又是一种救死扶伤、诊治疾病、维护人类健康的职业和实践。医学的这种实践特点要求其从业人员必须高扬科学精神与人文精神才能实现医学爱人、救人、助人解除痛苦的实践目标。医学的人文性质,不仅取决于医学是以人为对象的学科,不仅取决于医学发展的需要催生了一系列医学人文学科,而且更重要的是,医学自身永远充满着、包含着人性。在为病人治疗时,如何尽量地减少病人的痛苦,在手术中如何尽可能地减轻病人机体的损伤,在诊疗中如何为病人节约开支,选择最优化方案等,这既是医学技术问题,也是人文的问题。在医疗过程中,这种对生命的救治、对病痛的解除、对病人情绪的调节等,始终贯穿着以人为中心,提倡热爱人的生命,对人的理解和关心,尊重人、保护个人权益的医学人道精神。

医疗活动的特点决定了医学人文宗旨集中体现在对病人的价值,即对其生命与健康、权利与需求、人格与尊严的关心和关注,它的核心是医学人道主义精神。对医学而言,未能认知或认知不确、不全是难免的,因此对疾病的诊治往往不能完全到位,医疗并不总意味治愈某种疾

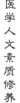

病,多数情况意味着关怀、休恤和减轻病人痛苦。正如希波克拉底所说"知道患者是什么样的人,比知道他患有什么样的病更为重要"。医生的注意力应集中到对患者的人文关怀方面,而不仅仅局限在疾病的过程本身,这是医学的人道主义宗旨的本义所在。

## 二、人文素质修养是医学人文方向的必然要求

无论是从医学的出发点——社会人,或是医疗的根本依据——病源的社会性,或是医疗的基本工具——人文社会科学,或是医学具体的手段——社会性措施,还是医学的发展方向——社会化倾向等,都足以说明医学科学的人文性。高等医学教育与人文社会科学教育相结合,并接受它的社会导向,是医学自身发展人文方向的诉求。

### (一)医学发展的人文导向

随着社会的发展,医学的发展越来越倚重于人文社会科学的发展。正如涂又光先生所说"人文为科学启示方向。"现代科学技术向医学领域的广泛渗透和结合,使现代医学技术的发展呈现高度综合和高度分化。这种综合既体现为医学与自然科学、科学与技术的综合,又体现为与人文社会科学的综合。医学技术的发展对人类健康的促进和寿命的延长无疑有着极大的推动作用,但是随之也带来了一系列新的伦理、法律、经济和社会问题。如克隆技术、器官移植、辅助生育技术、医疗资源的公平性等所产生的问题就不是单靠科学技术能够解决的。由此可见医学技术能够做到的,并不都是人类需要的,也不都是合乎人类理性的,没有医学人文的滋养,医学科技的发展会偏离轨道,造成社会矛盾。医学科技的合理运用,医学在人体领域内的许多探索,都必须坚持人文方向。

可以说,医学的发展离不开人文理性的导向,人文社会科学为医学的发展拓宽了道路,促进了医学的健康发展。如果医学的发展没有人文的指引,医疗行为的不恰当将最终导致医学的异化,医学将丧失其为人性的本质特点。面对现代社会医学与人文的冲突及由此带来的种种矛盾和问题,必须高扬人文精神的旗帜,让人文把握医学,医学必须充分依靠人文精神的滋养,即高度讲究医学对人的生存状态的直接关注,对人的权利、人格、尊严、健康需求以及未来命运的直接关注。医学科学只有在人文精神的指引下,才能保持正确的方向,始终为人类的健康服务。

### (二)医学模式的人文回归

医学模式是人类在不同的历史时期所形成的对健康和疾病的总观点,它包括一定时期内医学发展的基本观点、理论框架、思维方式和发展规范。它反映着人们用什么观点和方法研究处理健康与疾病问题,决定着人们对人的生命、生理、病理、治疗、预防等问题的基本观点,勾画出医学科学和医药卫生工作的总特征。在医学发展的不同历史时期所形成的医学模式也是不同的。这种不同既反映出当时医学的发展状况,同时也折射出时代的医学文化模式。

古代整体医学模式先后经历了神灵医学模式和自然哲学医学模式。神灵医学模式产生于奴隶社会早期,受生产力和认识水平的限制,健康被认为是神灵的恩赐,患病则是神灵的惩罚,因此对人体的生命和疾病的理解带有非物质色彩,通常采用医巫混杂的手段来解除病痛。神灵医学模式与其说是医学,更适合理解为人文社会学,只不过这种"人文社会学"是原始、粗糙、甚至是荒谬的而已。随着人类认识实践的深入,医学理论吸收了自然哲学的理论和认知方式,

8

从整体上考察人体,把人体看作是一个有机整体,把疾病看作是心理、社会、环境诸种致病因素作用于机体后的整体反应。如古希腊的希波克拉底的气质学说,以及中国中医理论都是一种整体的医学观。可见,在整个古代医学阶段,医学与人文处于原始融合的状态,医学的人文色彩始终是处于主导地位的。

16世纪后,随着近代科学技术的发展,人体解剖学、微生物学和免疫学的创立、射线的应用等为近代医学奠定了基础,形成了生物医学模式。生物医学模式是以生物科学为立足点来看待健康和疾病,仅仅把人看成是一个生物有机体,认为人身上的每一种疾病都必须且可以在器官、组织、细胞或生物大分子上找到可测量的理化变化,都可以确定出生物的或理化的原因,并由此找到特异的治疗方法。在人类健康事业的发展过程中,生物医学模式作出了巨大的贡献,特别是在当时传染病控制方面。但是,这种医学模式有一种片面的"自然科学至上"的观点,完全剥离了医学与人文的纽带,具有很大的局限性。在生物医学模式的指导下,医学逐渐走上了依赖实验技术,排斥人文的道路。在医学教育上则只是传授医学知识和技能,忽视人文精神的培育。这种"治病不治人"的负面影响在今天仍然是医学发展的一大阻力。

20世纪以来,特别是50年代以后,社会因素、心理因素、文化因素对人类疾病和健康的影响愈发明显。人们的健康观念发生了根本性的改变,1946年世界卫生组织将健康定义为:一种身体、心理和社会上的完满状态,而不仅仅是没有疾病和虚弱状态。于是生物—心理—社会医学模式应运而生。新的医学模式最显著的特点就是融入了更多人文因素,患者不再被认为只是单一的生物体,而是具有生物属性、心理属性和社会属性的有机统一体,生理、心理、社会、文化、精神等因素在考虑疾病和健康问题时的地位大大提高。医疗工作被看作与社会环境密切联系的系统工作,要从政治、法律、科学文化、社会环境等方面考虑医疗与外界作用所产生的问题。这种医学模式更凸现医学的人文精神,对医生的知识结构和整体素质提出了新的要求,即不仅应具有较高的医学科学知识,而且应具有较高的人文素质。因此,医学教育应将科学教育与人文教育并重,注入人文精神,让医学更关心人,体现出医学"为人"的原始目的。

从人类医学的起源和总的发展历史来看,医学领域始终重视医生职业道德的教化。医学生和医务人员应从广博的人类文化和古今中外的医学家们的个人人格魅力、丰富的从医经历中,自觉地吸收人文素养并内化为自身人文品质。

## 三、人文素质修养是医学人才培养的基本要求

医学教育是教会医学生如何用人文的视角去审视医学的发展,从而做出正确的价值判断和行为抉择。加强医学人文素质教育是促进医学生健康、协调发展的必然要求,正如怀海特指出的"没有纯粹的技术教育,也没有纯粹的人文素质教育,两者缺一不可"。

### (一)人文素质教育是医学教育永恒的主题

医学人文教育在中外都有着悠久的历史。在中西方医学发展的早期,处于萌芽状态的医学人文精神和医学科学精神是浑然一体的。这种浑然一体的模式决定了这一阶段的医学教育中融合了原始的人文素质教育。自古以来,中华民族就视职业道德和人文教化为医师的根本。北宋时期,医学教育脱离太常寺入隶国子监,将医学纳入儒学教育系统,用儒学来帮助改造医学。西方医学之父希波克拉底就曾指出医生"应当具有最优秀哲学家的一切品质"。

16世纪科学革命以来,医学向医学技术主义迈出了危险的脚步,人文思想却在冰冷的现

代医疗仪器面前黯然神伤。医学技术主义的过度强化,医学人文素质教育被淡化的直接后果是教育出现了技术化、非教养化和功利主义的倾向,科学技术的"双刃剑"特点出现,人文精神出现滑坡,医学陷入了一种畸形发展的怪圈。

20世纪60年代,医学人文素质教育开始在西方兴起,进入80年代以后,加强人文教育已成为医学教育改革的强劲趋势,医学又开始了人文回归的历程。1982年美国医学会医学教育委员会在《医学教育未来方向》的报告中,明确提出要加强医学生的人文社会科学教育。1993年英国总医学委员会在《明天的医生》报告中提出医学教育和实践中要加入更多的"人文学科特殊学习模块",以达到医学人文与医学自然科学的相互渗透以至包容。法国也提出把人文教育与医学各科专业结合起来,培养"不受任何学科界线限制的人"。2001年国际医学教育专门委员会,制定了本科医学教育"全球最低基本要求",指出,"敬业精神和伦理行为"是医疗实践的核心,把"职业价值、态度、行为和伦理"同"医学知识"、"临床技能"一样作为保证其毕业生具备的"基本要求"所规定的核心能力和基本素质之一。这已经成为21世纪世界卫生发展和医学教育的现实需要,也为医学人文素质教育提出了新目标。

我国2001年教育部制定的《中国医学教育改革和发展纲要》也指出"医学教育改革与发展的指导思想是高举邓小平理论伟大旗帜,坚持党的基本路线,全面实施科教兴国战略,深入贯彻党的教育和卫生工作方针,根据人民群众对卫生服务的需求,顺应医学科学发展趋势,紧密结合卫生改革与发展的实际,深化医学教育改革,推动医学教育发展,全面推进素质教育,培养高质量的医药卫生人才……"。

可见,不管在何种时代,医学所不可或缺的人文性特点注定了人文素质教育是医学教育永恒的主题,缺少人文素质教育的医学注定要陷入畸形发展的泥潭,缺乏人文素质修养的医务人员注定是不合格的。以提高综合素质为目的,加强医学生的人文素质修养,是现代高等教育改革的必然要求,体现了医学教育人文性的永恒主题。

### (二)人文素质修养促进医学生全面成才

"人才"包括"人"与"才"两个方面。全面成才的第一任务是"成人",第二任务才是养成"技艺之才"。没有"做人"这一基本的人文素质,人的综合素质提高与技艺之才也就是空中楼阁。人文素质是一种基础性素质,它对于其他素质的形成与发展具有很大的影响力和很强的渗透力。人文素质修养对于促进大学生综合素质的提高,不仅表现在有助于提高大学生的专业素质、心理素质、思想道德素质、身体素质、科技创新素质、科技创新能力和实践动手能力等,还表现在树立正确的价值观、培育民族精神、改善思维方式、增强非智力因素等多方面。

从我国目前医务人才总体状况来看,存在着综合素质水平不高等突出问题。对医学生来说,只有选择并坚持人文取向,彻底改变唯技术主义的成才理念,以人文发展启示人的总体发展,以人文素质的提高带动综合素质和谐均衡的发展,进而促使工具理性与价值理性、科学素质与人文素养实现真正的融合。

具体来看,加强人文素质修养对提高医学生综合素质,促进医学生全面发展具有以下作用:第一,可以有助于形成正确的世界观、人生观、价值观,增强关心人、尊重人的意识,形成对救死扶伤的坚守和给人类生活带来幸福、尊严的责任感及使命感。第二,有利于形成完备的知识基础,成为科学与人文兼具的"全人"医学生。第三,人文是形成创造力的动力源泉,加强人文素质修养有利于培养优秀的思维品质和创新精神,从而成为创新型人才。第四,有利于形成健康的生活方式,达到精神生活与物质生活并重。第五,有利于养成良好的修养,形成同外界的和谐关系,培养良好的人际沟通与合作能力。第六,有利于丰富精神世界和内在情感,培养健康的心性。

### (三)良好的人文素养是医学生担负起医学神圣使命的必然要求

今天的医学生就是明天的医务工作者,要实现全面发展,能够真正担负起医学的使命、实现医学价值,必须加强人文素质的培养。

医学"为人"的特殊使命以及现代医学模式要求作为一名医务工作者,不仅要医术精湛,而且要医德高尚;不仅能给人治病,而且还要会与人交往;既精通人的生理功能,又懂得人的心理活动;既重视个体疾病的防治,又关注群体健康状况;不仅探究疾病的生物原因,而且了解病人的社会文化背景;不仅满足理想的治疗效果,而且追求医疗的美学境界……要达到这样的目标,医学人文素质修养是一个十分重要的环节。因此,只有人文素质和科学技术良好的融合,医学生才有资格真正形成执业能力。总之,医生是科学家,能够掌握关于人体和疾病的知识;医生又是技艺专家,能够给人提供可靠有效的治疗;医生也是艺术家,不仅能提供健康服务,而且能保证完美;医生还是一个慈善家,不仅能提供知识技艺,而且和蔼可亲,给人以关怀和爱护。医生是这四个方面的结合体。正如世界卫生组织提出的五星级医生要求。即,未来的医生应是"保健的提供者、决策者,健康教育者或称为交际家,社区领导者,服务管理者。"这是医学与人文完美结合的医学人才标准。

### (四)人文素质修养是高等教育人才培养的基本要求

1998年,"第一次全世界高等教育大会"在巴黎召开,大会宣言上指出"高等教育的首要任务是培养高素质的毕业生与负责任的公民"。在提倡素质教育的今天,任何学生将来从事专业性工作时,知识的运用和技能的发挥往往会和他个人的修养、职业道德、心理素质、身体素质等非专业素质有关。高等医学教育不光是要培养技术和专业技能专精的医务人才,同时还要使他们具备自主、自律、仁爱、公正、敬业、廉耻、诚信、互助、竞争、创新、进取等优秀的精神素养。

今天的大学生在不久的将来就会走上社会,会在很大程度上影响社会和文化的发展。对于每个大学生来说,不论他学的具体方向是什么,也不管将来从事什么样的科学技术工作,都应当在哲学、语言、文学、艺术、历史等领域有较丰富的知识和相应的文化素养,并且与此同时形成正确的价值观念和积极进取的人生态度,形成高尚的道德情操和明确的社会责任感。医学生应当明白医学是怎样产生的,医疗实践是怎样组织和发展的,在医疗实践活动中和日常的社会活动中对自然、对社会、对别人、对自己应该有什么态度,知悉什么是正义,什么是邪恶,什么是高尚,什么是卑劣,什么应该捍卫,什么应该摈弃。总之,医学生要了解世界,了解自己,了解人对社会的责任,了解医学对社会的责任,了解自己的医疗行为对他人和社会的责任。这就是人文素质修养的主要意义和作用。

## 四、人文素质修养是社会和医疗行业发展的现实要求

加强医学人文素质修养不仅是医学人文本质的内在要求、医学发展的必然方向、医学人才培养的基本要求,也是人类社会和医疗行业发展的现实要求。

### （一）经济发展、社会进步需要人文精神的推动

当今频频发生的人道主义灾难和日益加重的生态危机，使人类开始反思自己的行为，其反思结果是对"人文"的关注。找回"人文传统"、呼吁"人文关怀"、提倡"人道主义"、发现"人文价值"、推行"以人为本"等构成了时代的"流行元素"，时代强烈呼唤着人文与科学两种文化的统一。

我国经济体制改革的目标是建立社会主义市场经济。由于市场经济的交换方式和利益机制，容易使人受物质和功利的诱惑而自觉不自觉地忽视人文素质修养，淡化对人文精神的追求，使人更多地关注"物"的因素，而忽略"人"的方面，忽略美德的修养、理性的崇高、个性的发展和精神的健康，体现在医学领域中，就导致了诸如医学商品化、功利化，虚假医药广告泛滥，医风滑坡等现象。因此，在市场经济和改革开放的环境下，人文素质修养的必要性就显得尤为突出。这要求医学教育必须大力加强人文素质和人文精神的培养，完善知识结构和能力结构，从而克服市场经济带来的负面影响，还原医务工作应有的人道主义属性。

人文素质修养是维系社会生存和发展的重要因素。在市场逻辑起支配作用和科学技术具有巨大张力的时代，一个社会或个人都会因缺少人文关怀而缺少品味和失去自我，甚至会野蛮和疯狂，而人文学科能赋予社会、世界以方向、目的和意义。在我们的社会中如果缺少人文的调适力量是不可能实现以人为本的可持续发展，在人文科学中包含着世界上最高境界的思想和语言，如果说自然科学把握世界的认识方式是科学理性、工具理性和分析式理性，那么人文科学把握世界的认识方式是理解，是审美式理性。

与此同时，社会主义和谐社会的构建需要科学知识和科学精神的有力支撑，更需要人文知识和人文精神的深入滋养。构建和谐社会的最基本要求是保证每个公民得到基本生活保障、教育、医疗卫生等基础性公共服务。医疗是关系民生的大事，同时又是最体现人文精神的领域，直接关系到人的生命权和人的发展权。现代医学因其负载的人文价值，从而在构建和谐社会的实践中不断走向更高的境界，为人类的健康发展做出贡献。在引导和服务于社会成员的身心健康的目标追求中，培养人们对生命的敬重与珍视，引导人们追求对自我实现、人格完善、心灵安宁、家庭和睦等多样化的、健康的生存目标。

这样，对医学事业发展的重视和关注提高到了一个前所未有的水平，这同时也是对医学人文素质修养提出了更高的要求。

### （二）卫生事业的健康发展需要人文理念的指导

我国卫生事业是政府实行一定福利政策的公益事业。卫生事业的目标是保障全民健康以保护生产力，保证社会稳定和国家安全，保证全面建设小康、构建和谐社会，保证可持续发展。要实现这一目标没有人文理念的指导是很难想象的。

中国卫生事业取得的成就是举世公认的。世界卫生组织曾经赞誉中国用最低廉的成本保护了世界上最多人口的健康。但是，用"以人为本"的科学发展观审视我国的卫生事业，就会发现卫生事业发展滞后于经济和其他社会事业发展。卫生医疗服务体系与人民日益增长的健康需求仍不适应。医疗卫生事业的严重滞后已成为中国社会发展的瓶颈。总体来看，现在我国的卫生事业存在的主要问题有：第一，卫生资源总量不足，配置不合理。第二，医疗保障体系不健全，覆盖面小。第三，医疗费用过高。医院治疗费用高、乱设收费项目、医生收取红包以及药

品回扣等现象,不仅加重了人们的经济负担,而且严重损害了医疗体制的公平性,直接威胁着社会的稳定。造成这些现象的原因很多,但是在引发卫生事业问题的各种因素中,无论是经济层面上的医疗资源相对贫乏、分配不尽合理,还是技术层面上的医务人员素质及提供的医疗质量不高、技术"独断"观念的制约,或者是道德层面上的"以医谋私"的羁绊,其深层次的原因都是医学人文精神的缺失。因此,在社会主义市场经济体制下,牢记医疗卫生事业的公益性质,坚持"以人为本、健康第一"的理念,都要求卫生事业不仅要完善技术、建立规范和制度、树立良好的行业形象,还须从更深的层次上,凸现人文精神的魅力,积极改变医疗实践的本体理念,努力树立"为人"的医学指向。

### (三)医疗服务水平的提高需要人文关怀的渗透

医患关系是医疗活动中,以医务人员为一方,以患者及家属为另一方,在医疗实践活动中形成和建立起来的一种特殊的人际关系。和谐的医患关系是提高医疗服务质量的必要条件。医患关系的和谐可以使医疗技术得以有效转化和迅速提高,医学事业得以健康发展。如果医患关系紧张、矛盾尖锐,病人不能很好配合治疗护理,医务人员不能尽最大努力为病人解除病痛,则会削弱人类与疾病作斗争的力量。同时,医患关系不和谐,一方面加剧了社会诚信危机,给构建和谐社会造成危害,另一方面医疗护理技能得不到提高,也将制约医学事业的进步,使医学事业得不到应有发展。

医患关系疏离的本质原因是医学的科学精神与人文精神的分离。医患关系不能单纯用经济手段来调整,更应该用道德伦理来规范和调适,它不仅要求建立平等、公正、公平、合理的医疗制度和医疗体制,而且要建立以人为本的人文关心、关怀、仁慈的人际关系。要达到医患的和谐,我们必须大力提倡人文精神和人文关怀,让医学的科学精神与人文精神融合,树立医生的道德责任,以诚信为准则,在医疗实践中做到真正的"以人为本",认真践行"生物—心理—社会医学模式",才能构建现代和谐的医患关系。

当前,我国的医患关系不容乐观,原因是多方面的,但其中与我国医务人员的人文素质修养水平普遍不高有较大关系。从知识、能力和思想三个层面来看,在知识层面上,主要表现为人文知识面偏窄,知识结构不合理,对医生职业精神的含义及医患关系中医生的义务缺乏全面的认识;对知识更新认识不足,热情不高,满足于现状等。在能力层面上,有些医务人员口头和文字表达能力、动手能力、心理承受能力、协调人际关系能力等较差,在综合素质上不太适应实际工作的需要和要求。在思想层面上,有些医务人员抵御各种错误思想文化的渗透和侵蚀的能力较差;缺乏严谨的科学作风和态度;缺乏上进心;低估社会、心理、环境等因素在医疗中的作用。究其根本原因,是我国的医学教育并未完全摆脱传统医学模式的影响,造成了医学生就病而治的思维定势仍然较为严重,从而影响他们对医学价值的评价、学习方式以及对自身的正确认识。

## 第三节  医学人文素质修养的基本原则和途径

### 一、医学人文素质修养的基本原则

医院的开设目的和医生的职业目标都是为了解除病人的病痛,救死扶伤。因此,医务人员的人文素质修养就是要体现以服务病人为中心,以能够为病人提供更加人性化的服务、全面提高服务水平为基本原则和要求。医学人文素质修养的目标就要能够逐步提高人文素质、人文精神，以达到医务工作的基本要求，其中培养高尚医德是其重点。概括起来，医学人文素质修养的基本原则主要有：

（一）人文素质修养与专业学习相结合

医学人文素养与医学专业学习应当有机地结合起来，使人文思想渗透到专业学习中，同时使专业学习向人文素质修养拓展，使专业素养具有一定的人文深度，以加深对生命、死亡、生存意义等的理解，培养从伦理、心理、法律等不同维度去思考问题的意识和能力。一句话，医学人文素质修养的最终目的就是要成为合格的医务工作者与负责任的公民的统一体。

（二）掌握人文知识、提高人文能力和培养人文精神相结合

人文素质修养的根本目的是要通过学习，树立和强化人文信念，涵养人文精神。这就要求医学生和医务人员在学习中，自觉地处理好掌握知识、提高能力与培养人文精神的关系，不要把目标停留和局限在单纯的掌握人文学科知识所谓的理论体系，而是重点关注人文精神在医疗实践中的具体体现，增强人文能力，培养关爱人、关爱生命、尊重人的医学人道主义精神。

因此，医务人员要学会与各种人打交道，养成文明的行为习惯，自觉加强价值观和人生观的改造，将医学人文素质修养内化为实际能力、行为和精神品格的提高上。

（三）全面性和实效性相结合

医学人文学科众多，有学者将医学人文学科划分为医学文化、医学史、医学哲学、医学管理和医学经济、医学伦理和医学法学以及医学社会学 6 大类 14 个分支约 118 个学科。对于医学生和大多数医务工作者来讲，不可能也没必要学完这每一个人文社科专业的知识和技能。医学人文素养应当坚持全面性和实效性相结合的原则，即在较为全面了解医学人文知识、培养医学人文素质的同时，重点突出与医务工作密切联系的人文素质培养，强调人文素质修养的实效性，从而能够达到从事医务工作的基本素质要求。

（四）基础性与开放性相结合

由于人文素质修养的内容丰富、涵义深刻，并且会随着时代变迁而注入新的内涵和精神，以及随着个人阅历的增长而融入个人的人生体验和感悟，因此医学人文素质修养，特别是在大学阶段应坚持基础性和开放型相结合的原则。

医学人文素质修养不仅要在课堂内，还要拓展到课堂外。现在，全国各大中专医学院校都开设了医学人文素质教育课程。但人文素质课程与一般的课程不同，其目的不单单是为了掌握一门知识和技能，而是将人类的优秀文化转化为人自身素质的一部分，更多的是起到引领与指导作用。因此，医学人文素质修养不能仅仅限于对于几门人文素质课程的学习，还要将之融入到自己学习、生活、工作等的方方面面中去，通过各种形式和途径来不断地深化和提升人文素质修养。医学生应积极参加知识讲座、演讲及各种社会实践活动，拓展交流空间，通过广泛阅读，开扩视野，丰富自己的人文知识，涵养自己的人文精神，同时也使修养过程更为丰富与生动。

只有将人文素质修养化为人的自觉意识和行为，并融入到整个的生活空间和生命过程，才

真正领略了人文素质修养的真谛,使人文素质与时俱进、不断升华。

（五）理论与实践相结合

医学人文素质修养既包括知识层面的,也包括精神层面的,同时也有基本行为能力的养成。从知识上升到精神层面,同时养成基本的行为规范,都离不开实践的环节。因而,医学生在人文素质修养要做到理论与实践相结合。低年级医学生以理论学习为主要内容,辅之早期接触病人,培养职业认同和责任感;二、三年级学生要参加社区医疗实践,对社区医疗与健康进行调查,以提高社会责任感;高年级学生应在临床实习中努力提高自身的职业道德素质和整体素质,医务人员在日常工作中更要人文知识理论与医务工作实践相结合。不同阶段人文素质修养的侧重点不同,要使理论学习与各阶段的实践相结合,感性认识与理性认识相结合,这样才能提高人文素质修养的实效性,实现人文素质修养的根本宗旨。

（六）人格修养与职业素质修养相结合

人格指人的性格、气质、能力等特征的总和,是一个人与他人相区别的独特而稳定的思维方式和行为风格,反映一个人整体的精神面貌。职业素质（Professional Quality）是劳动者对社会职业了解与适应能力的一种综合体现,其主要表现在职业兴趣、职业能力、职业个性及职业情况等方面。与人格修养偏重于内在性、个体性相比,职业素养则更多的具有与职业相关的外显性、规定性。医务人员作为提供医疗服务的"窗口"行业人员,人格与其职业素质是相融相通的,人格修养中具有很强的职业性特点,职业素养也是个人内在人格修养的具体体现。因而医学生和医务人员应将人格修养与职业素质修养两者密切结合起来,以达到内外兼修的目的。

（七）医学人文素质修养与其他方面的人文素质修养相结合

医学人文素质修养是与医务工作密切联系的人文修养核心内容,但是对于医务人员及医学生来讲,人文素质修养不能仅仅局限于此,还要广泛涉猎哲学、政治、历史、人文社会等学科知识,不断扩大修养面。一方面,医学人文本身是一个开放的系统,与其他方面的人文有着广泛而密切的联系。另一方面,作为成长为"医学人"的医学人文素质修养过程,首先还是要成为一个高素质"人"的过程。因此,医学生与医务人员在进行医学人文素质修养的同时,眼界要开阔,要广泛吸收人类人文学的文明成果。

总之,医学生应按照医务人员的素质修养要求,扬弃原有的个性,努力使自己成为有品德、有学识、有进取心,集"仁心"与"仁术"于一身的人。

## 二、医学人文素质修养的基本途径

人文素质修养旨在促进人性境界提升、理想人格塑造以及个人与社会价值实现,其实质是人性境界提升,其核心是涵养人文精神。这种精神的养成一般要通过多种途径,包括广博的文化知识滋养、高雅的文化氛围陶冶、优秀的文化传统熏染和深刻的人生实践体验等,重视由外而内的文化化成,更强调自我体悟与心灵觉解,归根结底,它使人理解并重视人生的意义,并给社会多一份人文关怀,在根本上体现人性的本质。

医学人文素质修养是人文素质修养在"医学"上的具体化,是通过学习人文社会学科尤其是医学人文社会学科群课程、临床实践、医学文化的熏陶,使医学生与医务人员成为既掌握医学技术又有医学人文修养、人文精神的"医学人"的过程,其核心是"人性修养"与"仁术修养"的统一。

具体来说,医学生人文素质修养的基本途径主要包括五个方面:

（一）课堂教学

课堂教学是进行人文素质教育最基本、最经常的途径,通过人文社会科学课程学习、聆听人文讲座等,医学生与医务人员能够对人文素质的基本知识和要求有全面、理性和系统的掌握和了解。

在医学人文学科群中,医学与人文科学相交叉的边缘学科是核心课程,比如医学伦理学、医学心理学、医学法律知识、医学美学、医务语言艺术等基本知识和技能的学习,以满足医务人员人文素质修养的基本要求。此外,医学生和医务人员还应进行政、文、史、哲、艺术等人文素质修养课程的学习,从而将人类的优秀文化成果,通过多种形式的知识传播和环境熏陶,内化和发展为自身的人文素质。

在人文素质修养中,还应正确看待和处理好医学院校所开设的诸课程之间的关系。首先,是"两课"学习与其他人文素质课程学习的关系。"两课"指我国现阶段在普通高校开设的马克思主义理论课和思想政治教育课,是高校思想政治教育的主渠道,能够帮助我们树立坚定的政治信念、科学的世界观、人生观和价值观,并养成强烈的爱国主义情感和社会责任感。但是"两课"的内容属于社会意识形态的一部分,并不是人文科学的全部内容,两者虽然具有互补关系,却不具有互换关系,不能互相代替,只能互相促进。思想品德修养是人文素质修养中不可分割的重要组成部分,离开思想品德修养,人文素质修养会迷失方向,同样,离开人文素质修养,孤立的进行思想品德修养也不可能全面提高人的素质。此外,医学人文素质修养与医学专业课程学习也是相互渗透和联系的,我们除了努力学习关于医学的知识和技术外,也应对现代医学中所包含的人文精神加以高度的关注,只有这样才是真正全面培养现代医学职业素质。

（二）实践体验

人文素质修养不仅是对人文知识的学习与掌握,更是将人文社会学科中内含的价值——人文精神向个体身心中的内化。实践环节的目的在于能够获得一种情感体验,而情感的体验则是内化的关键。这种情感的体验比起人文学科知识更为重要,来自社会实践的人文素质修养比课堂上单向的传授更富深刻性、持久性和丰富性。

实践环节包括社会实践、临床见习、实习、临床工作等。通过一系列的社会实践、志愿服务,我们能够在耳闻目睹中亲身感受和体验人文理念的社会价值,提高处理问题的能力,从而培养自己的人道主义精神,达到"学会认识、学会做事、学会生存、学会共处"的目的。医学生多进行人际和情感交流、参加集体活动来学会如何尊重和关爱别人,增强自己的利他人格和集体主义意识,懂得正确处理各种关系;通过参加艰苦的劳动锻炼和社会实践,来使自己能够正确对待人生挫折和逆境,增强其挫折承受力和意志力。

（三）艺术熏陶

人文素质修养是一项综合素养,离不开艺术的熏陶和修养。艺术修养一方面可以帮助我们陶冶情操,培养博大的胸怀和高尚的品德,以及理解、思维和鉴赏美的能力。另一方面,这也是医学审美的要求。现代医学不仅要求医务人员要有美的思想境界,而且在医疗过程中讲究语言美、行为美、医疗结果的形态美。这些都要求我们要通过多看一些优秀的文学作品、欣赏名曲名乐名画等来提高艺术欣赏力,拓展精神世界,形成良好的道德观念,培养博爱精神及同情心;拓宽理论视野,培养审美意识,提高文化素养和心理素质,陶冶情操,以历史的眼光审视和认识世界。对医学生而言,还能有助于从社会、文化的角度审视、诠释医学,深刻理解医学的目的、意义和价值。

（四）环境浸染

医学人文素质,在很大程度上要靠养成。积极、健康、向上的校园文化氛围,优雅文明的医疗环境,和谐的人际关系,这些都对人文素质的提高具有潜移默化的独特功能和魅力,它可以使人在环境的熏陶和熔炼中增强人文素质修养。优良的环境需要方方面面的努力,作为最有活力、最有朝气并富有知识的当代大学生,应充分发挥自己的主观能动性,积极投身到社会、校园和家庭的文明建设中,通过共同努力,创建浓郁的人文氛围,使环境更加美好,社会更加和谐。生活在这样的氛围下,通过相互影响和耳濡目染,就能够养成美的行为、美的语言、美的意识,从而使自己的人文素质和人文精神在不知不觉中不断地提高。

（五）自我教育

教育的过程包括他育和自我教育两个环节、两个变量,它们之间是相互影响、相互适应的双向关系,而不是单向传输的关系。人的成长,一方面需要接受关于基本价值观念和行为模式的教化,另一方面拥有更多的自主性,应当努力做到"慎独""克己""持志""内省""体验""反思"与"启悟",这种人之自我建构的实践活动,就是自我教育。

在人文素质修养中,强调自我教育不容忽视的原因有三:一是人文精神的构建具有不可替代性和体认性;二是人文素质修养当中包含了人的自觉性与自悟性;三是人文素质修养内容博大精深,具有开放性,必须通过个人不断持续地进行。人文素质修养的目标是要全面提高综合素质、发展与完善个性,这些目标的实现,唯有通过我们大学生自我教育才能最终完成。前苏联伟大的教育家苏霍林斯基指出"只有能够激发去进行自我教育的教育,才是真正的教育。"

思考题:

1. 结合当前的医疗环境,谈一谈医学生及医务人员为什么要加强人文素质修养。

2. 医学人文素质修养包括哪些基本内容? 当前医学生如何把握医学人文素质修养的基础性和开放性相结合?

3. 医学人文素质修养有哪些基本途径? 请结合实际,谈一谈你的医学人文素质修养的目标和计划。

# 第二章　医学伦理学素养

　　某医院 2 年前收治一名 Ⅱ°烧伤、面积达 98％的 10 个月女婴，医护人员积极抢救，患儿得救了，但造成了终身残废。面对此情况，患儿父母决定放弃抚养，交医院处理。当时，医护人员出于人道主义，将患儿收治、喂养，但至今仍在该院病房。于是，人们对医院当时该不该收留患儿引起争论。随着医学的不断发展，现代医学陷入两大困惑：①现代医学究竟是什么；②在现代医疗生活中出现的令人费解的道德难题该如何解决。在现代医疗生活中面临道德难题的今天，医务人员必须面对各学科之间的联系，摸清脉络，使其更加清晰明辨。

## 第一节　医学伦理学概述

### 一、医学伦理学的涵义

（一）医学的涵义

　　医学是研究人类生命过程以及同疾病作斗争的一门科学体系。从人的整体性及其同外界环境的相互关系出发，用实验研究、现场调查、临床观察等方法，不断总结经验，研究人类生命活动和外界环境的相互关系，研究人类疾病的发生、发展及其防治、消灭的规律，以及增进健康、延长寿命和提高劳动能力的有效措施。按照研究内容、对象和方法分为基础医学、临床医学和预防医学三部分。

　　随着人们对医学认识的深化，人们的医学观念已经发生了转变，人们已从单纯的生物因素研究医学，转变为从社会、心理、生物、环境等多角度去认识和研究人类健康、疾病的本质及相互关系。

（二）道德及伦理学的涵义

　　1. 道德的涵义与结构

　　1）道德的涵义。

　　从辞源上考察，在西方，"道德"（morality）一词源于风俗（mores），而 mores 则是拉丁文 mos（即习俗、性格）的复数，后来古罗马思想家西塞罗根据希腊道德生活的经验，从 mores 一词创造了一个形容词（moralis），指国家生活的道德风俗和人们的道德个性。英文的 morality 就沿袭了这一含义。在我国，"道"本义为道路。《说文》曰："道，所行道也。"引申为规律。所谓人道，指社会行为应该如何的规则，如《礼记》云："亲亲、尊尊、长长、男女有别，人道之大也。""德"本义为得。《管子·心术上》曰："德者，得也"。"德"是"外得于人，内得于己。"（《说文》）"道"与"德"的连用，始于《荀子·劝学篇》中："故学止乎礼而止矣，夫是之谓道德之极。""道"和"德"联系在一起的意思是："道者，人之所共由；德者，人之所得也。"（《四书集注·论语注》）可见,中国"道德"的辞源涵义与西方相同,一方面是外在的行为规范,另一方面指内在的行为规范心理自我——个人的品德。

因此,"道德"指行为应该如何的规范和规范在人们身上形成的心理自我——品德;道德的涵义是调节人与人、人与自然之间相互关系的行为原则和规范的总和,包括两个层面:一是同政治、法律、文学、宗教等一样的社会意识形态,二是个人的德性、品德。

2) 按照应用的领域,道德可以分为如下四种类:

(1) 社会道德。

社会道德应用于社会领域中,涉及的是社会上的人与人以及其他社会主体之间的关系。这是道德最重要的类型,因为人是道德动物,社会性是人区别于动物的本质属性。道德是社会的产物,由于与他人交往的需要,才有道德产生的客观条件——社会关系的形成;当人们意识到自己作为社会成员与动物的根本区别,意识到自己与他人或其它社会主体的关系及如何调整这些关系时,才有道德产生的主观条件——人的自我意识的形成和发展;在社会发展的过程中,生产实践把道德产生的主、客观条件连接起来,最终形成了道德观念和道德规范。道德在协调社会主体关系中显示出其最重要的价值,通常讲的道德就是社会道德。

(2) 宗教道德。

宗教道德应用于宗教领域,涉及的是信仰者(人)与信仰物(超自然存在物)之间的关系。世界上所有的宗教都有这方面的规定,例如:《圣经·旧约全书·出埃及记》的"摩西十戒"中的前三戒就属于宗教道德:"我是你的上帝,不可信仰别的神""不可亵渎上帝之名""谨守安息日"。这三戒规定了人与上帝之间的关系,而不是人与人之间的关系。根据上述宗教道德规范,一个信仰者(人)只要违背了这三戒中的任何一戒,就是对上帝的不道德。

(3) 自然道德。

自然道德应用于自然领域,涉及的是人与自然界之间的关系。自然道德在原始文化中都非常盛行,因为人们通过直观经验认识到大自然对自己生存有重大意义:人的一切可以说都是大自然给予的;近年来"生态伦理学"的兴起,自然道德重新引起人们的重视,有些人认为自然界对人类的善大有价值,有些人把自然界本身视为最大的善,能够进行伦理评价。自然道德强调人与自然的和谐共处,根据自然道德,一个人破坏大自然,就是不道德。

(4) 个人道德。

个人道德应用于每个人自身,涉及的是人与其自身之间的关系。人应该善待自身,善待自己的生命、自己的工作、自己的名誉等自己的一切。根据个人道德,一个人如果虐待自己,就是不道德。

2. 伦理学的涵义和类型

1) 伦理学的涵义。

从辞源上考察,在西方,"伦理学"一词源于古希腊的伊索斯。该词在荷马时期表示驻地或公共场所,在早期古希腊哲学家中,这个词表示某种现象的实质或稳定的场所。后来专指一个民族特有的生活惯例,相当于汉语的"风俗""品质""品格""德性"等意思。在我国,"伦"本义为辈、群、类、比、序。《说文》曰:"伦,辈也。"引申为"人与人之间的关系"。中国古代的"五伦"就是指五种人际关系:君臣、父子、夫妇、长幼、朋友。孟子把"父子有亲,君臣有义,夫妇有别,长幼有序,朋友有信"称为五伦。"理"本意是治玉,带有加工使其显示其本身的纹理之意,"理,治玉也。顺玉之文而剖析之。"——《说文》,后引申为条理、精微、道理、事理等涵义,进而引申为规律和规则。将"伦"和"理"合为一个概念使用,最早见于《礼记·乐记》,其中有:"乐者,通伦理者也"。可见,中国的"伦理"就包括如下两个意思:一方面是外在的规范——行为应该如何;另一方面是人际关系的规律——行为事实如何。

伦理学即道德哲学,是以道德作为研究对象的科学,研究道德形成、本质及其发展规律的科学。伦理学由亚里士多德创立,其代表著作有《尼可马克伦理学》《欧德米亚伦理学》《大伦理学》。主要内容包括:道德的起源、发展和变化的规律;道德的本质及社会作用;道德同上层建筑中其他因素的关系;道德的评价教育和修养等。

2) 伦理学的类型。

(1) 规范伦理学。

一直到 19 世纪末,规范伦理学与伦理学或理论伦理学是同一概念,规范伦理学是伦理学的传统理论形式,其历史最为久远。它通过对人类伦理行为的善恶价值分析,研究道德的起源、本质和发展规律等,建构人类道德规范体系——社会的道德要求——道德原则和规则,以达到规范人们伦理行为、协调人们伦理关系、指导人们道德实践,最终达到完善社会、完善人类自身的目的。因此,规范伦理学既是一门理论科学,又是一门实践科学。

(2) 元伦理学。

摩尔(G. E. Moore)在 1903 年发表了《伦理学原理》(Principle ethikos),标志着元伦理学的诞生。在元伦理学家们看来,元伦理学就是关于伦理术语的意义和道德判断的确证的科学,因而也就是分析道德语言的科学。

(3) 美德伦理学。

20 世纪 60 年代以来,元伦理学开始走下坡路,一方面是传统的规范伦理学的复兴;另一方面是反对规范伦理学的所谓美德伦理学的复兴。美德伦理学,即美德中心论,是关于人类优良道德的实现,关于人类优良道德品质——美德养成的科学。

(4) 描述伦理学。

除了伦理学之外,涉及道德现象的社会科学、人文科学还有很多,如社会学、心理学、人类学、民俗学等,伦理学与这些科学联袂,便形成了道德社会学、道德心理学、道德人类学、道德民俗学等描述伦理学。

3. 正确理解道德和伦理的概念

要正确理解"道德"与"伦理"这两个概念,需要注意以下几点:

1) 道德与伦理是"行为应该如何规范"的涵义。

作为"行为应该如何规范"的道德与伦理是指社会制定或认可的关于人们具有社会效用的行为应该如何非权力规范。

(1) 道德和伦理"具有社会效用"。

道德和伦理都是行为"应该"如何规范,"应该"是道德和伦理的重要属性。但这并不是它们的特有属性;因为"应该"如何规范行为并不都是道德和伦理。以吃饭为例,西方人习惯用刀叉,印度人习惯用手抓,中国人习惯用筷子。这三种习惯都是应该如何规范,但皆非道德和伦理。我们不能武断地认为使用刀叉或筷子,是道德的和合乎伦理的,而使用其他的手段是不道德的。道德和伦理的"应该如何规范行为"的关键在于有利社会的效用:道德和伦理是社会制定或认可的关于人们的对社会"具有利害效用"的行为应该如何规范。

(2) 道德和伦理是"应该而非必须的非权力"规范。

道德和伦理是行为"应该"如何规范,但法律也是"应该"遵守的行为规范。这两种的区别在于什么? 过去的观点一般认为是法律规范依靠"强制力量"来维系,而道德和伦理规范依靠"非强制力量"来维系。这种观点是错误的,因为所谓强制,就是使人不得不放弃自己的意志而服从他人意志的力量,强制包括肉体强制、行政强制和舆论强制。实际上道德和伦理也依靠"强制力量"维系,是依靠"舆论强制"。因为,舆论同样具有使人们不得不放弃自己意志而服从他人意志的力量。俗语道"唾沫星子淹死人""舌头底下压死人",就是"社会舆论"强制力量发挥的作用。因此,伦理道德规范与法律规范的区别,不在于是否依靠"强制力量",而在于是否依靠一种特殊的强制——权力。权力是管理者拥有且被社会承认的迫使被管理者服从的强制力量。法律规范是权力规范,伦理道德规范则是非权力规范。

2) 道德是"规范在人们身上形成的心理自我——品德"的涵义

作为"规范在人们身上形成的心理自我——品德"的道德,是指一个人的道德人格,是一个人在长期的道德行为中所形成和表现出来的稳定的心理状态。所谓人格是一个人的行为所表现和形成的心理自我,是一个人在长期行为中表现和形成的稳定的、恒久的、整体的心理状态。一个人长期地遵守或违背道德规范的行为,则会形成和表现为一种稳定的、恒久的、整体的心理状态,就是道德的另一个涵义——品德。如果说"规范"是人们外在的道德,那么"品德"则是人们内在的道德。

3) 伦理是"行为事实如何"的涵义

作为"行为事实如何"的伦理,是指人的行为所固有的具有利害人己属性的规律。这里所说的"行为",是指"伦理行为",具有利害效用的行为。"伦理行为事实如何"是人生而固有的各种伦理行为的本性,也就是道德哲学家所说的"人性"。它是"行为应该如何"规范产生和推导的根据,因为只有客观上存在"事实如何"的某种行为类型,才会谈到"应该如何"的道德规范,如果某种行为事实上就不可能存在,那么,提出对这种行为"应该如何"的道德规范,就是无稽之谈。

（三）医学伦理学的涵义、形式和内容

1. 医学伦理学的涵义

医学伦理学(Medical Ethics)是一门研究医学道德的科学,是运用伦理学的理论、原则和方法研究解决医学领域中人与人、人与社会、人与自然关系的道德问题的一门学科。它是医学的一个重要组成部分,又是伦理学的一个分支。医学伦理学与医学相伴而生,共同发展,两者都是为了维护和增进人类健康。

2. 医学伦理学的形式

根据医学发展的趋势及所涉及的内容,人们提出了新的医学分类方法:医学是由自然科学和人文社会科学有机组合的学科群,医学可以分为生物医学和人文社会医学两大部分。生物医学与人文科学交叉,产生了人文医学。人文社会医学也是一个学科群,伦理学与医学的交叉产生了一门新的学科——医学伦理学,医学伦理学就是人文社会医学的一个重要组成部分。

（1）医德学。

医德学是医学伦理学的最初形式,亦称传统的医学伦理学。我国古代和国外中世纪以前的医学伦理学就属于这个形式。当时并没有"医德学"这个概念,也没有形成真正的理论体系,尚不能称之为一门学科,只是今天为了研究当时的医学伦理思想,而冠以这一概念。医德学实际上就是医生(医者)道德学,医学伦理学在这个时期的这种形式与当时医学所处于经验医学阶段、医疗形式是个体行医的状况相联系的,医学伦理强调的是医生个体的道德自律。由于当时医学中的伦理关系比较单纯——基本上是医患关系,所以医德学的主要内容是医生的职业戒条和医生的职业美德——医学义务和医学美德。医德学的这些思想主要散载于历代医学典籍和体现在医家的身体力行之中。此阶段的医学伦理学处于医者自律阶段。

（2）近、现代的医学伦理学。

近、现代的医学伦理学,以英国的托马斯·帕茨瓦尔(Thomas Percival)的《医学伦理学》(《Medicalethics》)一书出版为标志。此时的医学已经超越经验医学阶段,生物医学模式已经确立,医学真正建立在科学的基础之上。实验医学兴起,使医学得到了突飞猛进的发展,医疗卫生发展成为集体和社会性事业。医学中的伦理关系不仅仅是医患关系,而且包括医疗机构与医疗机构之间、相同专业医生之间、不同专业医生之间等复杂的人际关系。医医关系的突出,使医学伦理由过去强调医者的个体自律,转变为医学的行业自律。帕茨瓦尔的《医学伦理学》的意义主要是在医学行业中确立伦理道德规范——医学行业应该如此,才能更好在社会上生存。此阶段的医学伦理学进入了行业自律的新阶段。

（3）生命伦理学。

20世纪60年代末,在美国形成了一门新的学科——生命伦理学(bioethics),生命伦理学的产生与医学新技术的不断出现及其在临床上的应用及医疗卫生保健日益社会化有关,尤其是生殖技术、器官移植、安乐死、基因技术等问题使生命伦理学引起人们的重视,其焦点集中在生与死两端。1971年,波特在《生命伦理学:通向未来的桥梁》一书中,首先使用了"生命伦理学"一词。1978年,美国肯尼迪伦理学研究所组织编写的《生命伦理学百科全书》给生命伦理学下的定义更为人们接受,即"根据道德价值和原则对生命科学和卫生保健领域内的人类行为进行研究"的科学。此时的医学超越了生物医学模式,生物—心理—社会医学模式得以确立,医学发展和医疗卫生实践更加社会化,同时带来的大量社会伦理问题,使人们感到对医学进行伦理学干预迫在眉睫。医学伦理学进入了对于医学进行社会伦理控制的新阶段。

### 3. 现代医学伦理的基本内容

医学伦理学的内容包括医德理论、医德规范、医德实践三个部分:

（1）医德理论。

主要论述医德的起源、作用、本质特点和发展规律等。我国的医德理论应以马克思主义伦理观为指导,继承祖国优秀医德精华,论证社会主义医德的先进性,克服落后的、消极的医德的影响,树立和发扬社会主义医德新风尚。

（2）医德规范。

主要阐述社会主义医德根本原则、规范和范畴,告诫医务人员医德行为的善与恶,使其自觉地选择符合医德规范的医德行为。我国的医德规范是社会主义性质。

（3）医德实践。

主要阐述在医疗实践中按照医德理论对自己、对他人的医学实践活动进行道德评价,同时阐明医德教育的正确途径和方法,提高医务人员的道德水平。同样,我国的医德实践应当是在社会主义医德理论指导下,按照社会主义医德规范要求进行的实践活动。

## 二、医学伦理的历史发展

### （一）我国医学伦理发展概述

**1. 中国古代医德的形成**

在中国医学伟大宝库中，传统医德思想是一颗璀璨的明珠。据《帝王世纪》记载："伏羲画八卦，所以六气、六腑、五脏、五行、阴阳、四时、水火、升降得以有象，百病之理，得以类推；乃尝味百药而制九针，以拯夭枉。"《淮南子·修务训》记载："神农……尝百草之滋味，水泉之甘苦，令民知所避就，一日而遇七十毒。"伏羲制九针、神农尝百草，都是古代传说，但可以说是原始社会劳动人民集体智慧的体现，反映了我们祖先的医疗保健活动的一些史实。而"以拯夭枉""令民知所避就""一日而遇七十毒"就是中国古代医德关系及其观念雏形的生动写照。

医疗职业是随着医疗实践和社会分工的发展而逐步形成的。医学道德作为一种职业道德来说，最初是医务人员在同疾病做斗争的过程中逐步形成的一些实践体验，后来才逐步发展成为一种自觉的认识，一种对医生品德的要求。子曰："南人有言曰：'人而无恒，不可以作巫医。'善夫。"《礼记·曲礼》载有"君有疾饮药，臣先尝之。亲有疾饮药，子先尝之。医不三世，不服其药"的医德论述。汉唐时期，《黄帝内经》使医德思想得到了较大的发展，这是我国现存最早的一部医学著作。其中提出"天覆地载，万物悉备，莫贵于人"和"人之情，莫不恶死而乐生"的医德观念，以及医者必须具备"济众生"的思想。《黄帝内经》还提出了"治未病"的预防道德思想，并有"疏五过论""征四失论"医德规范的专门论述。《征四失论》指出：医生之"所以不十全者，精神不专，志意不理，内外相失，故时疑殆"。《疏五过论》结合整体观念的要求，论述了诊治疾病五种过错的原因，指出在这些过错中，尤以对忽视情志变化的情况更应警戒。《黄帝内经》要求人们要顺应四时气候的变化，预防为主，"不治已病治未病"，要求医生在诊察疾病时全面观察，认真负责，"凡治病必察其下，适其脉，观其志意与其病也"。《黄帝内经》的医德思想，是对漫长历史发展过程中历代医德实践的首次理论性总结和概括，对后世医德思想的发展产生了深远的影响。

**2. 中国古代医德的发展完善**

发展期的医德，其特点之一是与儒家思想的"仁"相结合，并且发展成为医学道德原则与核心；特点之二是在中医理论和临床实践相结合的趋势下，涌现出众多医德高尚的医家和千古流芳的医德文献。

东汉著名医学家张仲景在《伤寒杂病论》一书中，对医学的性质、宗旨、医学道德、医学发展等方面的问题分别作了精辟的论述。他指出，医药方术是"上可疗君亲之疾，下可救贫贱之厄，中要保身长全，以善其生"的一种人类共同需要的科学事业。他痛斥了那些"曾不留神医药，精究方术……但竞逐荣势，企踵权豪，孜孜汲汲，惟名利是务"的居世之士，以及把生命和荣势本末倒置的愚昧行为。同时，他深感于疾病流行造成大批民众死亡的惨状，于是奋发钻研医学，并勤求古训，博采众方，著书《伤寒杂病论》，合 16 卷。在官居长沙太守时，张仲景看到附近百姓缺医少药，便决定每月初一、十五停止公务，在公堂上设立诊所，为百姓提供医疗服务，在中国医史上首开坐堂行医之先河。他创立了富有医学人道精神的"堂文化"，对后世产生了深远的积极影响。张仲景一生的实践，不仅为后世留下了丰富的医学遗产，而且为我们留下了宝贵的精神财富。

三国时的董奉,行医济世的高尚医德被广为称颂,为后人留下了"杏林佳话"。由此,"杏林"成为医学界的美称。

南北朝时期对医德问题也十分重视。南齐杨泉在《物理论·论医》中指出:"夫医者,非仁爱之士,不可托也,非聪明达理,不可任也,非廉洁淳良,不可信也。"

隋唐时期的孙思邈幼年体弱,16岁时遂以张仲景在《伤寒杂病论·自序》中所阐述的"知人爱人"医学人道思想为精神支柱,立志学医。20岁以后,他学成行医,便为乡邻亲友治病,并最终成为一名卓越的医药学家孙思邈在医学巨著《千金要方》一书中,提出"人命至重,有贵干金,一方济之,德愈于此"的思想,并将集中论述医德的《大医精诚论》、《大医习业》等列于该书之首。他强调,作为一名好医生,必须具备精和诚两方面:精是指专业修养水平,即要有渊博的知识和精深的技能;诚是指医德修养,即要忠诚医业,老实为人。在此基础上,他全面论述医生个人修养、专业学习、对病人的态度、与同道的关系等方面的医德准则。孙思邈不但继承了前人的医德传统,把前人较为零碎的医德思想加以系统化、理论化,而且把自己在长期行医过程中的心得体会融合其中,形成了较为完整的医德思想体系。因此,在中国医德发展史上,孙思邈是医德规范的重要开拓者之一。他在中国医学史上首次明确提出、全面设计并深刻阐释了大医风范,还以自己的终生实践为之做出了生动鲜明的诠释,赢得了"苍生大医"这一最有伦理价值的桂冠。

宋金元时期,"儒医"传统开始形成,强调医生应重视医德修养,"无恒德者,不可以作医""医道以济为良,以愈疾为善"。

清代医者喻昌结合临床诊治的经验教训,著有《医门法律》一书。所谓"法"是指望、闻、问、切四诊及辨证论治的法则;"律"是指临床诊治时容易犯的错误,提出禁例。喻昌丰富和完善了传统医德评价理论,确立了医德评价的客观标准,首次提出了医德核心思想:"医,仁术也。仁人君子,必笃于情。笃于情,则视人犹己,问其所苦,自无不到之处。"

中国传统医学道德是在以儒家思想为主、儒道佛思想互补的社会文化背景下逐渐形成的,同时也是历代医家医疗实践的经验总结。

### 3. 我国近代医德概述

鸦片战争以后,在中国既存在着中国传统医德,也存在着半殖民地半封建社会所特有的医德。1926年的《中国医学》刊有中华医学会制定的《医学伦理学法典》,全文共2 339个字,其中涉及到对一般医疗行为的论述,并论及经验不足的中国医生和经验丰富的外国护士之间的关系,这在20世纪早期全世界的医德规范中是少有的,体现了当时中国所特有的医学伦理观。1932年6月上海国光印书局出版了由宋国宾主编的《医业伦理学》,这是我国第一部较系统的医学伦理学专著。他指出:"医业伦理学一言以蔽曰仁义而已矣。博爱之谓仁。行而宜之谓义。不为广告自炫,不授害人之方法。不做无益于病人之试验,不徇私情"等。"仁"的范围主要列有"在绝对必要之时,对于贫苦病人应当免费诊治"等条款。宋国宾把"医师人格"作为第一篇来论述。他把才能、敬业、勤业和良好的仪表言辞作为医师的理想人格。《医业伦理学》一书的出版,表明中国的传统医德学进入了现代医学伦理学阶段。

### (二)外国医学伦理发展概述

### 1. 外国古代医德形成与发展

(1)古希腊医学道德。

古代西方医德是指文艺复兴以前与传统医学相对应的医学道德。古希腊既是西方医学的发源地,也是西方古代医德的发源地,古希腊原始的医疗活动主要是民间的经验医学。传说公元前1134年,阿斯克莱皮斯建了一座庙宇,用以收容香客中的病人,是疾病治疗的代表,他拐杖上蛇的图案被作为医学的标志。他的妻子是减轻痛苦的代表,他的两个女儿,一个被称为卫生女神,一个是被称为健康恢复女神。随着民间经验医学的兴起,医德也随之产生和发展。被称为西方医学之父和圣者的希波克拉底是西方医学史上最著名的古代医学家,既是西方医学的"开山祖师",也是西方医德的奠基人。希波克拉底不但医术高明,而且医德高尚。他在自己的著作中对前人的医德思想进行了概括和总结,对医患之间、同道之间的行为规范作了系统的研究和阐述。他的崇高医德思想集中反映在他的著作《希波克拉底誓言》里。《希被克拉底誓言》不仅明确阐明了处理医患关系的准则,而且提出了同行之间关系的准则,还强调了为病人保密和医生的品德修养等问题。其影响相当深远,就连一些现代国际学术会议和宣言也吸取了《希波克拉底誓言》的基本精神。

(2)古罗马医学道德。

古罗马文献中有许多医学道德规范,如:公元前450年颁布的"十二铜表法"记载:"孕妇死时应取出腹中之活婴"。古罗马著名的医生盖伦(Galen,约130—200)批判地继承了希波克拉底的医学学说,发展了机体的解剖结构和器官生理概念,创立了医学和生物学的知识体系,在解剖生理学方面超过了希波克拉底,被誉为"实验生理学之父",其医学思想的影响长达十几个世纪。在医德方面,他指出"作为医生,不可能一方面赚钱,一方面从事伟大的艺术——医学"。盖伦还认为要做一名好医生,仅仅懂得医学是不够的,"医生应力求掌握哲学及其分科:逻辑学、自然科学和伦理学。"

(3)古印度医学道德。

公元前5世纪名医"印度外科鼻祖"妙闻(Susruta)著有《妙闻集》,公元前1世纪名医"印度内科鼻祖"阇罗迦(Caraka)著有《阇罗迦集》,他们对医学本质、医师职业和医学伦理都做了精辟的论述。

"医生要有一切必要的知识,要洁身自持,要使患者信仰,并尽一切力量为患者服务。""正确的知识,广博的经验,聪明的知觉和对患者的同情,是为医者四德。"——《妙闻集》

"医生治病既不为己,亦不为任何利欲,纯为谋人幸福,所以医业高于一切;凡以治病谋利者,有如专注于沙砾,而忽略金子之人"。——《阇罗迦集》

(4)古阿拉伯的医学道德。

从公元6世纪到13世纪,阿拉伯医学处于强盛时期,医院、医学院、图书馆等设备比较齐全,而且建立了世界第一所药学院,并颁布了第一部药典。公元9世纪的拉雷斯和公元12世纪的迈蒙尼提斯是古代阿拉伯医护的典范。迈蒙尼提斯是阿拉伯最有影响的医生之一。他集阿拉伯医德思想之大成,著述颇多,其中最有代表性的医学著作为《迈蒙尼提斯祷文》。其主要内容是:为人类的生命与健康,要时时刻刻有医德之心,不要为贪婪、虚荣、名利所干扰而忘却了为人类谋幸福的崇高目标。文中还写道:"愿绝名利心,服务一念诚,尽力医病人,无分爱与憎,不问富与贫,凡诸疾病者,一视如同仁。"迈蒙尼提斯强调当一个好医生必须注重学习:"世间医术日新,觉今日是而昨非,至明日而又悟今日之非矣。"《迈蒙尼提斯祷文》在阿拉伯世界影响力极大,堪与《希波克拉底誓言》相媲美。

2. 外国近代医德概述

文艺复兴以后,人道主义思潮涌起,自由、平等、博爱的思想渗透到医学领域,人类伦理思

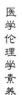

想包括医学伦理思想发展到一个重要时期。

18世纪,德国柏林大学教授、医生胡弗兰(Hufeland,1762—1836年)提出了救死扶伤、治病救人的《医德十二篇》。他提出:"医生活着不是为了自己,而是为了别人,不要追求名誉和个人利益,而要用忘我的工作来救治别人。"医学伦理学作为一门独立的学科,首先产生于英国是由于英国的社会背景和John Gregory、Thomas Percival等人努力的结果。1791年,英国医生帕茨瓦尔(Percival)为曼彻斯特医院起草了《医院及医务人员行动守则》,并于1803年出版了世界上第一部《医学伦理学》。1847年,美国医学会成立,以帕茨瓦尔的《医院及医务人员行动守则》为基础,制订了医道教育标准和医德守则。1864年8月,由瑞士发起在日内瓦召开会议,签订了《日内瓦国际红十字会公约》。1953年7月,国际护士会制定了《护士伦理学国际法》。1964年,在芬兰赫尔辛基召开的第十八届世界医学大会上通过了《赫尔辛基宣言》,制定了关于指导人体实验研究的重要原则。1968年8月,世界医学大会第22次会议,于澳大利亚悉尼召开,通过《悉尼宣言》,确定了死亡的道德责任和器官移植道德原则。

### 三、当前医学伦理学讨论的主要问题

#### 1. 健康和疾病的概念

健康和疾病的概念在规定医疗范围和医务人员的义务中起到重要作用。如果健康的概念比较宽,医疗保健的范围就会更大,医务人员的责任也就会更多。世界卫生组织所下的健康定义包括身体、精神和社会方面的完全良好。许多人认为这个定义过于宽泛,会使医疗卫生的范围过大,社会不胜负担。狭义的健康定义仅包括身体和精神上的良好,或仅限于身体上的良好。另一个健康的定义是没有疾病,据此医疗范围限于消除和控制疾病。

关于疾病,有自然主义定义和规范主义定义之争。自然主义定义强调疾病是偏离物种组织结构中的自然功能,与价值无关。规范主义定义强调疾病是对社会规范的偏离,与价值有关。如同性恋等是否算疾病,与社会规范和价值有关。

#### 2. 医患关系

医患关系涉及医学伦理学许多基本问题,其中最重要的是病人的权利和医生的义务问题。历史上提出过种种医患关系的伦理学模型。传统的医学伦理学强调医务人员所做的一切必须有利于病人,而不管病人的愿望如何,这是家长主义模型。后来在西方,随着民权运动的发展,更强调尊重病人的意见,这是自主模型。现在有人正在设法把两者统一起来。

#### 3. 生殖技术

人工授精、体外授精、代理母亲等生殖技术给人类提供了非自然的生殖方式,引起一系列概念、伦理学和法律问题。生殖技术使人把恋爱、性交与生殖、生育分开,这是否会削弱家庭的神圣纽带?通过人工授精把有第三者参与的合子引入婚姻关系,是否会破坏家庭的基础?供体精子人工授精育成的孩子具有什么样的法律地位?供精是否应该检查、限制次数、保密和商业化?体外受精中胚胎的伦理学和法律地位是什么?对人类胚胎的研究应否控制?是否应该在法律上禁止代理母亲?在人工生殖技术中,一个孩子可能既有提供遗传物质和发育环境的父母,也有养育他的父母,那么谁是他在伦理学上和法律上拥有义务和权利的双亲?是否应该禁止在产前进行性别选择?这些问题的讨论往往要求在政策和法律上作出相应的决定。

#### 4. 生育控制

避孕、人工流产和绝育等也是使恋爱、性交与生殖生育分离的技术,因此遭到宗教或非宗

教权威的反对。另一方面,对智力严重低下者以及严重的精神病人是否应该实行强制绝育,也是一个争论不休的问题。如果认为在伦理上可以为生育控制技术辩护,则又有一个如何辩护的问题:是因为当事人拥有就生殖问题作出自我决定的权利,还是因为婚姻、生育是他人和社会无权干涉的隐私问题? 对人工流产的讨论也引起另一个问题:胎儿是不是人,以及人是从何时开始的问题。人是从受精之时开始,从胎动开始,从出现脑电波开始,从可以在体外存活开始? 只要具备 23 对染色体就是人,还是人必须是有自我意识并与他人发生一定社会关系始? 有些国家规定不准在胎儿进入可存活期后实行人工流产,但如果由于某种原因要求流产是否允许? 在晚期人工流产问题上,胎儿、母亲、家庭、社会、医务人员的价值或利益发生冲突时如何处理,是一个至今仍使医务人员感到为难的问题。

5. 遗传和优生

产前诊断、遗传学检查、遗传学筛选、遗传咨询、基因治疗、基因工程等技术有利于人们及早发现遗传性疾病,但这些技术引起了这种检查和筛选是否可以强制进行、是否应该限制严重遗传病患者的婚育、遗传信息是否应该保密、遗传咨询服务是否应该免费,以及这些技术带来的利害得失如何权衡等伦理问题。应用遗传学技术减少遗传病患者的人数、改进人口质量,又如何在目的和方式上与纳粹德国提倡的所谓优生运动相区别?

6. 死亡标准和安乐死

由于生命维持技术的发展和应用,医务人员可以使不可逆昏迷的脑死亡病人和持续性植物状态的人继续维持其生物学生命,但他们永远失去了意识和运动能力。这使得人们感到有必要重新考虑死亡概念和重新给死亡下定义的问题。许多国家已在法律上认可脑死亡概念,但脑死亡概念是全脑死亡概念。现在热烈争论的问题是:大脑皮质死亡但脑干仍然活着的持续性植物性状态者是否已经死亡? 另一方面,无脑儿是否能算是人? 这里讲的死亡是人的死亡,所以死亡概念又与什么是人的概念密切联系。如果认为脑死亡者、植物人和无脑儿都已死亡,则不对他们进行治疗或采取措施结束其生命都不属于安乐死的范畴。安乐死的伦理学问题是医学伦理学讨论得最活跃和争论得最激烈的一个问题。目前,自愿的被动安乐死,即根据临终病人的要求不给他治疗或撤除治疗,已为许多国家的法律所承认,无行为能力的病人也可由代理人作出决定。但在可以不给或撤除的治疗中是否包括人工给水和喂饲,仍有不同的意见。分歧较大的是主动安乐死问题,这主要是因为对结束病人生命的主动行动与不给、撤除治疗的被动行动之间是否有性质区别,尚存在不同意见。在主动安乐死的情况下,死亡的原因是疾病还是行动,以及采取行动的人是出乎善意还是出乎恶意,这也难以断定。安乐死也涉及对严重残疾新生儿的处理,即应根据哪些标准作出决定以及应该由谁来作出决定等问题。反对安乐死既可从道义论观点出发,也可从后果论观点出发,如认为安乐死是杀死无辜的人,安乐死可能对医务人员的道德责任感和医学的发展起消极作用。

7. 医疗卫生资源分配和卫生政策

资源分配包括宏观资源分配和微观资源分配。医疗卫生资源的宏观分配指在国家能得到的全部资源中应该把多少分配给卫生保健,分配给卫生保健的资源在医疗卫生各部门之间如何分配,如癌症研究应分多少,预防医学应分多少,高技术医学应分多少等。宏观分配还必须解决如下问题:政府是应负责医疗卫生事业还是把其留给市场,如果政府应负责,则应将多少预算用于医疗卫生;如何最有效地使用分配给医疗卫生事业的预算,如预算应集中于肾透析、器官移植、重症监护这些抢救方法还是集中于疾病的预防? 哪些疾病应优先得到资源的分配?

以及为改变个人行为模式和生活方式(如吸烟),政府应投入多少资源?……资源的微观分配,指医务人员和医疗行政单位根据什么原则把卫生资源分配给病人,怎样分配才算公正合理。当涉及稀有资源时,哪些病人可优先获得资源(如有两个病人都需要肾移植,但只有一个肾可供移植时)。为了进行微观分配,首先需要规定一些规则和程序来决定哪些人可以得到这种资源,即根据适应症、年龄、治疗成功的可能和希望、还是依据预期寿命和生命质量等主要医学标准进行初筛;然后再规定一些规则和程序从这范围中最后决定哪些人得到这种资源。这组规则和程序的规定常常要参照社会标准:病人的地位和作用、过去的成就、潜在的贡献等。但对社会标准,争议较多。

卫生政策中最有争论的问题是,一个国家是否应该让医疗卫生社会化,如实行公费医疗或医疗保险,抑或让医疗卫生商品化,抑或采取某种混合折衷的方式(如医疗卫生的基本需要由国家负责,而高技术医学则由病人自己根据收入购买)。

## 四、医务人员加强医学伦理学素养的重要性

医疗卫生工作的职业特点,决定了医学伦理学素养是每一名医务工作者基本的素质。

首先,医疗工作对象的特殊性决定了工作人员必须比其他职业工作人员更加严格地遵守职业伦理规范。因为,医务工作的对象是人,直接与人的生命健康相联系,这决定了医务人员更应具备精湛的技术与高度责任感,以及敬业奉献、团结协作等优良品质。此外,病人既是生物人,又是社会人,除了生命与健康,自由、尊严、隐私等人身权利也必须得到充分保障,医务人员只有具备较强的伦理规范意识,对自己的行为严加约束,才能全面保障患者权益。

其次,医疗工作繁重而复杂,稍有不慎就会出现差错,以至酿成医疗事故,关乎人的生死安危对医务人员提出了更高的医学伦理素质要求。医学工作繁重而复杂,无论是在临床医护,还是药剂管理、医疗技术服务等环节很容易出现这样那样的错误,医务工作又脏又累,工作人员只有达到较高的职业道德水准,和较强的伦理意识,才能胜任本职工作。医务人员必须本着对病人高度负责的态度,耐心、细致、严格地按照医疗规范进行操作,不辞劳苦,甘于奉献,与其他人密切配合,才能最大限度地减少失误。

三是,必须直面和解决医疗卫生实践中出现的伦理问题的需要。医学必须面临价值选择的问题,现代社会生物医学技术的广泛应用和迅速发展,医疗费用的飞涨,对生命价值的认识多元化,故而现代医学伦理学更多地涉及病人、医务人员与社会价值的交叉或冲突,以及由此引起的伦理学难题。这些都成为现代医学实践中无法回避的问题。如果医务人员没有深厚的医学伦理学素养,就会导致在医疗实践中解决伦理问题的能力低下,进而无法体现病人利益第一、尊重病人、公正就医等医学伦理原则。

最后,医患关系的逐年恶化与医疗纠纷的频繁发生,也迫切要求医务人员加强医学伦理学素养。近年来,一些医务人员收受红包、开高价药拿提成等丑恶现象不仅早已经不是新闻,而且存在愈演愈烈之势,导致病人对医院的严重不信任。另外,某些医务人员责任感不强,工作疏忽大意,导致医疗事故时有发生。例如,前几年媒体报道过医生手术时把纱布遗忘在病人体内、做切割手术时切割错了器官部位,给病人带来了生理和精神上的巨大痛苦,也造成了不必要的经济损失。根据2002年各地实行举证责任倒置和颁布实施《医疗责任事故条例》后的总结资料来看,医疗纠纷的数量增加明显,究其原因,真正由医疗技术失误造成医疗缺陷、医疗事故占20%左右,而80%是由医疗服务、医疗设施、医患沟通、工作责任心、职业道德等因素引起

的。在这样的情况下,医患关系恶化,医疗纠纷频繁发生,医院每年都要花费很大的精力与财力处理这些令人头疼的难题。医务人员加强医学伦理学修养,是解决医患关系恶化与医疗纠纷问题的重要环节。

# 第二节　医学伦理学的基本理论原则和规范

患者宋某,男,56岁,农民。因左小腿丹毒复发到某医院就诊,医生给他开了价格较贵的新抗生素,患者要求改用过去治疗有效而便宜的青霉素,为此,医生不耐烦地说:"是你说了算还是我说了算? 难这我还会害你!"患者无奈,只好带着病痛的离去。对此,你的态度如何?

作为一门学科,医学伦理学有其构成学科体系的主要观点和基本理论、规范、范畴,它们都来源于医学实践,是从医学史的真实写照中抽象概括出来的。它们从医学实践中产生,同时又反过来指导医学实践,它们是医学伦理学体系的骨架和要素。

## 一、医学伦理学的基本理论

### (一)功利论(Theory of consequentially)

1. 概念

功利论是伦理学的重要理论,又被称为目的论或效果论,指判定人的行为在伦理上正误的标准是依据该行为的后果的一种伦理理论。它认为确定道德规范的目的是调整人们的利益,道德所规范的就是人们之间的利益关系,以使道德行为取得好的行为结果。

2. 功利论的类型

功利论可分为行为功利论和规则功利论:行为功利论将效用原则直接应用于特定的行为,把行为的价值是否带来有效用的后果作为判定人的行为在伦理上正误的标准。规则功利论认为判定行为的对错要看其是否符合规则,而规则应带来正效用,或正效用大于负效用。规则又可分为积极的规则或要求(如"信守诺言")和消极的规则或禁令(如"不许偷盗")。

功利论又可分为一元功利论和多元功利:边沁和密尔认为效用就是指快乐(幸福)或痛苦(不幸),所以,他们的功利论是一元价值(功利)的,或被称为快乐功利主义。但许多人认为将效用仅仅归结为快乐或痛苦,这是不完善的,效用也应该包括友谊、爱情、物资利好、健康等等,这种观点被称为多元价值论或多元功利主义。

3. 对功利论的评析

(1)关于功利论中的快乐标准。

快乐功利论所说的行为的效用是以该行为能不能带来快乐为标准,能给别人带来快乐的就是利他主义的功利论;否则,就是利己主义的功利论;损人不利己则另当别论。功利论的决策程序是:首先罗列一切可供选择的办法,然后计算每一种办法的后果,对自己和别人产生了多少幸福(快乐)和不幸(痛苦),最后比较这些后果,找出导致最大量幸福(快乐)和最小不幸(痛苦)的办法。按照功利主义的观点,例如杀人那样的行为本身在伦理上不一定是错的,错在后果,如果杀某个人给社会带来的不幸少于不杀这个人,那么杀某个人就是对的。再例如若医生可以给临终病人实施安乐死,只要它使临终病人感到舒服,不那么痛苦,就是对的、好的。

(2)行为功利论在实践中的理论难题。

实践中,行为功利论有理论上的困难。例如一个人杀了人,不留丝毫痕迹,结果这个人未遭逮捕和惩罚,另一个人杀了人则被捕判了刑。一般认为两者都有罪,而按照行为功利论的观点,前者带来的不幸要比后者带来的少。但按常识的伦理判断,前者比后者更坏。而规则功利论可以摆脱行为功利论的困难。若按规则功利论的观点,则认为这两者都有罪,因为他们都破坏了"我们应该尊重他人的生命"的规则,而破坏这条规则会带来极大的负效用。再如我们能不能杀掉一个身体健康、智商只有20的青年,并将它的器官移植给5个分别因心脏、肺脏、肝脏、右肾、左肾衰竭的对国家已经做出巨大贡献的院士? 按照功利论的算法其效用肯定大,此事可以干,但直觉告诉我们不能这样做。当然,也可以这样说,杀掉一个残疾人带来的负效用会大大小于救活五个院士的正效用。但这种结果是难以计算出来的。若按照道义论的观点,则可以说这样做就破坏了"不能杀死无辜的人"这一规则,这一规则的破坏可带来严重的、具有深远意义的负效用。

(3) 规则功利论在实践中的理论难题。

关于规则功利论,规则有没有例外? 即某一行为破坏了正确的伦理学规则,但它却是合乎伦理的。这里有两种情况:①当两条规则发生冲突时,就必须使一条规则成为例外。例如日本侵略军来搜查抗日志士藏在何处,"防止伤害无辜的人"与"讲真话"这两条规则发生矛盾,但遵循第一条规则更为重要;②在特定情况下,例外的后果比遵循规则好。例如一家快要饿死的穷人捡到一个百万富翁的大钱包,难道饿死一家人的不幸不比你捡了钱包不还而使百万富翁感到的不幸更大?

事实上,在实践中我们广泛应用功利论来评价我们的行为,成本/效益分析、风险/效益评估等的发展和应用都体现了这一点。例如医生抢救一个重病的孕妇的生命,在要救孕妇的命就不得不牺牲胎儿的生命时,通常是要大人而舍弃小孩,"留得青山在,不愁没柴烧"。在这一难题中做出选择是困难的,人们又称这种选择为"悲剧性选择",因为,任何一种选择都会有一定消极后果,于是人们只能"两害相比较择其轻"。对效用主义或功利论的批评主要集中在两个方面:一是后果或效用难以定量和计算,也难以预测。种种不同的后果和效用如何能还原为一个单位进行计算呢? 也几乎是不可能的。二是有可能导致社会不公正。如果我们选择一个我们认为能导致"最大多数最大幸福"的行为,那么对没有从这种行为中得益的处于弱势地位的少数人就是不公正的了。例如我们说现行生育政策能给大多数人带来福利,那么对少数人实施这个政策而受的损失应该怎么办呢? 此时我们必须考虑公正原则,对这些少数人给予必要的补偿。这说明,虽然功利论是我们广泛应用的理论,但也要看到和避免其中的不足之处。

(二)道义论(Deontology)

1. 概念

道义论是关于道德义务和责任的理论体系,又被称为非结果论或义务论。它以道德义务和责任为中心,研究和探讨人应该做什么,不应该做什么,即人应该遵守怎样的道德规范,并对人的行为动机和意向进行研究,以保证人的行为合乎道德。道义论对一个行为正、误的评价不在于诉诸行为的后果,而在于规定伦理道德的原则或规则,而有些原则或规则是不管后果如何都必须贯彻的。比较极端的道义论认为伦理评价与行为后果无关,评价一个行为的对、错,要看它是否符合规定了义务的伦理道德原则与规范;不那么极端的道义论认为行为的对、错,只是部分与行为的后果有关。

2. 道义论的类型及其理论的基本原则

道义论可以分为行为道义论和(Act deontology)规则道义论(Rule deontology)。所谓行为道义论,是说不一定有什么规则,只要行为本身是合乎道德的,那么行为就是正当的。规则道义论是说行为遵循的规则必须是合乎道德的,否则便不是道德的。

道义论最大代表是康德(Kant)。康德伦理学理论的基本原则是绝对至上命令。绝对至上命令有两种形式:

(1) 一个行为在伦理上是对的,当且仅当这个行为准则可以普遍化。例如自杀这个行为不可能是对的,因为它不能普遍化,即使它对某个特定的个人可能是个比较好的选择。

(2) 一个行为在伦理上是对的,当且仅当行为者在完成这个行为时不把任何人或物仅当作手段。因为人有尊严、"人为贵",人不能像对待汽车、花草一样"利用"人。康德认为这两条原则是绝对的,无论行为后果如何。

3. 道义论的观点

(1) 道义论的基本观点。

道义论认为体现在伦理原则或规则中的我们对他人的义务来自一些特殊的关系,如亲子关系、医患关系。在这种关系中一方对对方负有义务,这些义务来自效用或后果,而道义论也认为功利主义没有考虑过去行为会造成今天的义务。如果一个人签了约,他就有义务践约,不管后果如何。如果医生伤害了患者,后者就应该得到赔偿,不管后果如何。

例如在偏僻山区搞基因与疾病关系调查时,有的遗传学家主张不必做什么知情同意,农民也搞不懂什么DNA,向他们说明情况是白费口舌。告诉农民查肝炎就行,这样工作效率高,研究项目很快完成,其结果对全人类有利,对这些山区农民也有利。这是功利论的思考方式。但另一些遗传学家认为不能这样做,即使我们工作做得慢一点,甚至不能完成,我们也应花费充分时间向农民交代清楚,因为知情原则是必要的,是丝毫不能马虎的。这就是道义论的重要观点。

道义论坚持行为动机的重要性,他们认为一个人的动机本身不能根据行为后果来判断。例如有人从事医疗是为了治病救人,道义论认为即使在医疗中出现一些问题,也应受到表扬;而功利论认为由于出现一些问题,说明他的行为有错。如果一个人为了名利从事医疗,但取得了成就,道义论认为由于他动机不好,不应发奖,还应批评他的动机;而功利论认为,即使动机不好,只要获得成果,就应给他发奖。这是道义论的另一重要观点。

(2) 行为道义论和规则道义论的主要观点。

行为道义论认为,个人无需伦理规则就能直接把握应该做什么,具体讲,唯有良心、直觉和信念能最后决定做什么。但是什么是一个人的良心、直觉和信念呢,如何保证这些都达到一个人应该做什么的伦理判断呢?行为道义论难以解决这个问题。而规则道义论认为,判定行为的正、误,要视它是否符合伦理原则或规范。这些原则与规范的指引作用远比过去的经验重要。规则道义论也分一元规则道义论和多元规则道义论。一元论认为只有一条基本的伦理原则,即你要善待病人,正如你希望别人善待你一样,其他原则都是从这条基本原则衍生出来的。而多元论认为行为道义论有许多优点,而规则道义论有利于决策。人们可以根据明确表明的伦理原则做出决策,但根据模糊的多义的良心、直觉和信念,就很难有效地做出决策。规则道义论便于不同学科之间的合作和信任,因此他们虽然专业不同,但对为数不多的伦理原则容易有共同语言,但不同专业的良心、直觉和信念可就大相径庭了,这很像"聋子与瞎子"之间的对话。

### 4. 医学道义论

医学道义论是规范医学伦理学的理论体系，它以医德义务和责任为中心，研究和探讨医务人员应该做什么，不应该做什么，即医务人员应该遵守怎样的医学道德规范，并对医务人员的行为动机和意向进行研究，以保证医务人员的行为合乎道德。医学道义论在医学伦理学中占有重要地位，它非常明确地提出对医学界的道德要求，有利于医务人员明确自己的职业责任，非常直接地明确自己应该作什么，不应该作什么，一个合乎道德的医务人员应该遵循哪些医学道德规范，直接明了，便于把握，对医学界的医学行为具有道德指导意义。

人们曾经以"医德义务"为中心建构自己的医学伦理体系，但仅仅依靠医学道义论建构医学伦理学体系，就显示出其局限性。医学道义论注重提出社会医学道德要求，但认为这些道德要求是绝对的，而往往不管行为的结果对社会、对病人、对自己是祸还是福，其精神实质一言蔽之，就是"即使天塌下来，也要行'正义'之事"。不注重这些道德要求是怎样提出、形成、论证和研究，不注重这些规范在丰富复杂的现实医学实际中的灵活运用。尤其是当今，在进行医学伦理决策的时候，所依据的道德规范（医德义务）之间本身会发生矛盾；在对许多医学行为进行道德评价的时候，已有的道德规范（医德义务）之间本身发生矛盾。此时医学道义论的缺陷就暴露得更加突出。

### （三）医学美德论

#### 1. 概述

美德论是美德伦理学的理论体系，又被称为德行论或品德论。它以品德、美德和行为者为中心，研究和探讨人应该成为一个什么样的人，有道德的人是什么样的人，人应该具有什么样的品德或品格。

医学美德论是传统的医德学的理论，它以医学品德、医学美德和医务人员为中心，研究和探讨医务人员应该成为一个什么样的人，有道德的医务人员是什么样的人，医务人员应该具有什么样的品德或品格。

#### 2. 医学美德论的内容

在批判地继承古今中外医德品质的基础上，人们形成了在当今社会和医学背景之下的优良医学美德。在这里我们主要阐述五个方面的内容：仁慈、诚挚、严谨、公正和节操。

（1）仁慈。

仁慈，就是仁爱慈善，具体说来就是医务人员具有人道精神的品德。医务人员是仁慈的化身，仁慈是医务人员的人格特征，仁慈最能体现医学人道主义思想和道德要求，仁慈是长期一贯遵守"医学人道"道德要求所形成的医德品质。

（2）诚挚。

诚挚，就是医务人员具有的坚持真理、忠诚医学科学、诚心诚意对待病人的品德。

（3）严谨。

严谨就是医务人员具有的对待医学和医术严肃谨慎的品德。

（4）公正。

公正就是医务人员具有的公平合理地协调医学伦理关系的品德。具体地讲，主要是具有的按照社会医学道德要求合情合理地对待服务对象、人己关系、公私关系的品德。

（5）节操。

节操是医务人员扬善抑恶、坚定遵循医学道德规范的品德。

在医学史上，涌现出许多"富贵不能淫、贫富不能移、威武不能屈"的具有节操的医德典范。如三国时期的名医华佗，不为权贵所屈服，一心为民除疾，宁死不屈；宋代名医何澄医不贪色；明代名医严乐善见利思义，坚决制止利用医学害人。

张杲《医说论》记载，宋代何澄为人疗病，被人妻引入密室告之：家业典当殆尽，无以供汤药之资，愿以身相许。澄正色曰：娘子何以此言，切勿以此相污！当为调治取效。可谓"君子慎独，不欺暗室"。

医务人员的完美人格应当是德才兼备：一方面，具有精湛的医术，另一方面，具有高尚的医德。"大医精诚"、"医乃仁术"，古人早已认识到这一点。医学美德论为医学界提出的优良美德的德目，就成为医务人员医德修养的目标和方向。医学美德论有利于医务人员塑造自己的完美人格。

医学美德论是医学伦理学理论的重要组成部分，但仅仅反映美德医学伦理，它是医学伦理学发展的初始的知识积累阶段，人们首先认识到的是医学美德这样直观的具体的医学道德现象，并对此进行了理论概括。但是，如上所述，医学道德规范是医学美德的前提和基础，对人类医学道德需要进一步认识，需要对医学美德背后的医学道德规范进行揭示和研究，研究医学道德规范的内容，并使之发挥作用。

3. 医学美德论、医学道义论（义务论）和医学功利论之间的关系

医学美德论是有关医学美德（医品品质）的理论体系；医学道义论是关于医学界道德义务和责任（这些义务和责任是绝对的）的理论；医学功利论是以医学行为后果作为医学行为道德与否标准的理论。人们往往过分强调绝对地从某一理论出发，阐述其医学伦理思想，建构其医学伦理学体系。实际上，三个理论是医学伦理学的有机组成部分，共同构成医学伦理学的完整体系。

医学美德论揭示了医学界应该养成良好医学品德，使医务人员养成良好的医学品德，是医学伦理学的归宿。但良好医学品德养成的前提，是社会制定了良好的令医学界认可的医学道德规范，医务人员自觉遵循这些，并一贯地按照这些道德规范去实践，以致于养成一种习惯，就形成了心理自我——医学品德。因此，仅仅由医学美德论不能独立成为医学伦理学的完整体系，医学伦理学必须有"提出医学道德规范"的理论——医学道义论。

医学道义论通过"义务和责任"的形式提出医学界的医学道德规范——医学道德原则和规则，这些规范反映了人类对道德生活的认识，为人们解决医学道德难题提供依据。医学道义论的意义在于非常明确地提出医务人员遵循的医学道德规范的内容，使医务人员每一次医学行为都能够有"矩"可循，不必在每次行为前都要重新思考、确定"应该怎样做？"的规范问题，大大提高了医学道德行为的效率。可见，医学道义论也与医学美德论一样，不能独立成为医学伦理学完整体系，医学伦理学必须有"确定、论证、辩护医学义务——医学道德规范——医学道德原则和准则"的理论——医学功利论。

医学功利论把"医学行为后果的效用"，作为制定医学道德规范的依据和判断具体医学行为道德与否的标准。医学道德是社会制定的，其目的在于规范人们医学伦理行为的，使人们的医学伦理行为产生好的功利。

所以，最根本的医学伦理学理论是医学功利论；根据医学功利论论证、辩护医学道义论提出

的医学道德规范;医务人员一贯地遵循医学道德规范,以致于形成心理自我,就是医学美德论的内容——医学品德。

### (四)生命论

#### 1. 生命神圣论

生命神圣论是认为人的生命具有最高道德价值的伦理观,认为人的生命是神圣不可侵犯、至高无上、极其重要的。在人类社会早期,人们意识到生存的艰难,产生了生命极其宝贵的生命神圣思想。生命对于人是第一重要的,生命与世界上的其他事物相比具有至高无上性,离开了生命,世界上万事万物就失去了存在的意义。

生命神圣论是医学科学和医学职业产生的基础。生命宝贵,所以当生命受到伤害、受到疾病折磨的时候,就需要一种学问予以研究和解决,就需要有一种职业、一部分人专门为这些受到伤害和疾病折磨的人们提供帮助。这门学问就是医学,这种职业就是医疗卫生职业,这些专业人员就是医务人员。生命神圣思想,激励人们探索生命的奥秘,发现诊治疾病的新方法,建立维护人类健康的完善医疗卫生制度,也大大促进医学科学的发展和医疗技术的进步。

生命神圣论有其局限性,缺乏辩证性。无论从历史上,还是在现实生活中,都不难发现人的生命并不是绝对神圣不可侵犯的。生命神圣论在现实中导致大量医学伦理难题。比如:能否控制人口数量;能否实施生育控制措施;能否停止对病人的抢救;能否对生命进行研究;能否摘取人体器官进行移植等等。

#### 2. 生命质量论和生命价值论

(1)生命质量论。

所谓生命质量论,是指根据人的自然素质的优劣,而采取不同对待的生命伦理观。"生命质量"有三种层次:主要质量、根本质量和操作质量。主要质量指个体生命的身体或智力状态。根据这一生命质量标准,生命质量论认为,诸如严重的先天心脏畸形和无脑儿,其主要质量已经非常低,因此,已经没有必要进行生命维持。根本质量是与他人在社会和道德上相互作用上的生命的意义和目的。根据这一生命质量标准,生命质量论认为,诸如极度痛苦的晚期肿瘤病人、不可逆的昏迷病人已经失去了与他人在社会和道德上的关系,失去了生命的意义和目的,因此,已经没有必要进行生命维持。操作质量是利用智商或诊断学的标准来测定智力和生理状况。根据这一生命质量标准,有的生命质量论者认为,智商高于 140 的人是高生命质量的天才,智商在 70 以下的人属于心理缺陷,智商在 30 以下者是智力缺陷较为严重的人,智商在 20以下的就不算是人。

(2)生命价值论。

所谓生命价值论,是指根据生命对自身和他人、社会的效用如何,而采取不同对待的生命伦理观。"生命价值"有三种分类方式:①根据生命价值主体的不同,生命价值分为内在价值和外在价值:内在价值就是生命具有的对自身具有的效用;外在价值就是生命具有的对他人、社会的效用;②根据生命价值是否已经体现出来,生命价值分为现实的生命价值(现实价值)和潜在的生命价值(潜在价值):现实价值指已经显现出生命对自身、他人和社会具有效用;潜在价值指生命目前尚未显现、将来才能显现出对自身、他人和社会的效用;③根据生命价值的性质,生命价值分为正生命价值、负生命价值和零生命价值:正生命价值是指生命有利于自身、他人和社会的效用的实现,即对自身、他人和社会有积极效用;负生命价值是指生命有害于自身、他人和社会的效用的实现,即对自身、他人和社会有消极效用;零生命价值(无生命价值)是指生命无利无害于自身、他人和社会的效用的实现,即对自身、他人和社会既没有积极效用又没有消极效用。

在生命神圣论的基础上,人们提出了生命质量论和生命价值论,形成了人类对自身生命的完善认识——生命神圣、质量、价值论。所谓生命神圣、质量、价值论,是指人的生命是极其宝贵的、具有一定的质量、能够创造价值。所以,人类应该珍重、救治、完善自身生命,但在一定的条件下,可以根据其生命质量和价值,采取相应的措施分别对待。

### (五)公益论及公正论

**1. 含义**

从医学的角度看,公益论(Theory of public interest)就是一种强调以社会公众利益为原则,是社会公益与个人健康利益相统一的医学伦理理论。公正论(Theory of justice)是一种强调医疗卫生领域内体现公平对待、均衡、效益等的医学伦理理论。

**2. 公益论及公正论的产生之历史背景**

公益论与公正论是20世纪以来,现代医学及医患关系发生的深刻变化在医学伦理理论上表现出的必然结果,其产生的历史原因是:

(1)是医学社会化趋势的必然结果。20世纪以来,社会形成了庞大的医疗体系,医学的服务对象也由个体扩展到社会及人群,医学越来越社会化。医德关系也从单纯的医患关系、医际关系扩展到包括医务人员在内的医疗部门与社会的关系。而对这些变化,单纯的道义论已显得无能为力。特别是在调整与社会整体利益和长远利益的关系时,如何选择正确的行为,这是传统医学伦理理论回答不好的。此时,新的医学伦理理论就产生了。

(2)是为了解决现代医疗的道德冲突的必然结果。生命质量与价值论的产生并与道义论互补,为解决现代医疗道德冲突提供了理论武器,但它仍然不是万能的。在医学日趋社会化、医学社会价值越来越大、涉及群体及社会利益越来越大和越来越深刻时,公益及公正问题就突出来了,而这类矛盾单靠生命质量与价值论是解决不好的。而且,就是在医学活动中,生命质量及价值的精神的贯彻和实施,也需要解决社会公益与个人利益,以及两者与社会公正的关系问题;卫生决策、卫生资源的宏观及微观分配、临床价值与预防价值的平衡、人类当前利益与长远利益的平衡都凸现出来。这些问题都需要新的理论来加以解决,公益及公正论的出现就是必然的。

**3. 公益论与公正论的主要内容**

(1)公益论的主要内容:

① 兼容观。我国医疗卫生工作的根本目的有两个:一是满足广大人民群众日益增长的健康和保健需要;二是提高全社会,即中华民族的整体健康水平。而这两种目标没有根本的矛盾冲突。公益论主张社会和集体公益与个人利益相统一,三者兼容,以人为本。

② 兼顾观。该观点认为,任何医疗行为都应当兼顾到社会、集体、个人的利益。当三者发生冲突时,如果冲突不是以"非此即彼"的形式导致排斥性利益冲突,那么社会、集体无权作出否定个人正当利益的抉择,应尽量满足和实现个人利益。当冲突是以排斥方式产生时,应当从整体利益出发,贯彻社会优先的原则。个人无权损害社会、集体利益。

③ 社会效益观。医疗卫生服务的效果好坏、大小,是通过医疗服务的经济效益和社会效

益体现出来的。经济效益与社会效益是辩证统一的关系。公益论强调在医疗服务中,坚持经济效益与社会效益并重、社会效益优先的原则。

(2) 公正论的主要内容:

① 坚持按照道义论的基本精神,从最高意义上肯定人人享有健康的基本权利,主张人人平等。这样可以避免造成政策上对人群中某些个体的歧视,把握具体分配的合理性。

② 在具体分配(资源和利益的分配)时,按照需要来处理分配,相同需要相同处理和对待,不同需要不同处理,即坚持合理差等享权的原则。"人人平等"不等于"人人平均"。合理的差等分配是按照需要来进行的,可以有效的防止浪费,提高资源的使用效益,这才是真正的相对公正。

③ 福利性与商品性相结合的原则。公正分配资源不等于无偿分配资源。我国还处于小康前阶段,除国家财政支持卫生事业外,还要求医业谋求自身发展。国家财力重点保障国民基本医疗,公民从经济角度上也应当为医疗发展承担一定义务。这并不与公正论相矛盾,而是相容的。

4. 对公益、公正论的评析

最近 20 多年来,公益、公正论的主要代表是罗尔斯(Rawls)。他指出,只关心社会总体效用的功利论不关心效用在个人之间的分布,即效用最大化所产生的社会分配,可造成对应该得到保证的基本个人自由和权利的破坏。基于此,罗尔斯提出了若干非功利论的公正原则。但罗尔斯反对极端平均主义,他指出,不平等分配不是唯一的道德原则。如果不平等使每一个人比原来的平等更好,这种不平等就是好的,只要他们与平等自由和公平机会一致。罗尔斯的公正原理、原则同样也适用于医学领域。

## 二、医学伦理学的基本原则

医学伦理学基本原则是指医学的最基础道德原则,是构建医学道德规范的最根本、最一般的道德依据,贯穿在医学道德体系的始终,是统帅一系列医学伦理准则的基本原则。

当前,比彻姆和查尔瑞斯在《生物医学伦理学原则》中提出的"行善、不伤害、公正与尊重自主"四条原则,是被国际广泛接受推广的最核心的医学伦理学基本原则。

(一) 行善原则

行善原则是医学伦理学的根本规范、最高原则。

1. 行善原则概述

"行善"按字义解释是仁慈或做善事。行善原则是指医护人员对病人实行仁慈、善良和有利的行为。此原则看似简单,却不易执行,因为利益与伤害经常交织在一起、仔细评估、分析利益与伤害之后的净额,然后慎重地做伦理决策,避免因决策错误造成对病人之伤害。医护人员在运用行善原则时,亦应注意如何使行善远超过对第三者之伤害。所谓行善原则,就是要求医学界的医学行为符合善的医学道德目的。

2. 行善原则的基本要求:

(1) 树立全面利益观(客观利益和主观利益)。

(2) 提供最优化服务,努力使病人受益。

(3) 努力预防或减少难以避免的伤害。

（4）对利害得失全面权衡,选择受益最大、伤害最小的医学决策。

（5）坚持公益原则,将有利于病人同有利于社会健康公益有机统一起来。

3. 遵循行善原则的意义

行善原则调整的是整个医学界医学行为引起的一切伦理关系,它是医学伦理学总的根本的道德原则,具有管辖全面、贯彻始终、纲举目张的纲领统帅性,而其他原则是它的派生和延伸。这里特别指出何时可停止行善? 为病人提供医疗照顾是医护人员的责任,但我们试想这样的情况:如果尽可能做所有事情以维持一永久性昏迷病人的生命,将对谁有益处? 这个问题使我们联想到何时医护人员可停止行善的问题。当治疗徒劳无益,或负担远多于收益时,医护人员是否可停止治疗? 对此,我国尚无具体规定,多数依家属的意见而定。1973 年美国医学会认为医师有停止治疗病人的权利,这说明医生在这个问题上有一定的自主性,但需符合下列三个条件:病人的生命需靠非常性的方法维持;病人已被证实是生物性死亡;病人以及（或是）家属同意。

我国临床实际情况多受经济因素制约,即便医护人员想为病人行善,尤其对那些继续治疗有很大的希望的病人,希望家属能继续治,但可能因为经济的原因,家庭无法支付费用,医护人员只能停止行善,否则科室的经济效益受到影响,继而影响到医护人员自己的利益。现实中也存在患者不想治,但家属本着尽孝或其他原因,不惜一切代价治疗的情况。如果治疗后好转的希望大,倒也未尝不可,但对那些治疗后患者更痛苦,只是延长了生命时间的情况,医护人员往往也无法违背家属的意愿,即使知道这样做对病人不是在行善。其实从社会公正角度说,这是制度问题引起的不公正,需要国家对医疗制度进行改革,不要让医护人员陷于这种非技术和非伦理的矛盾之中。

（二）不伤害原则

1. 不伤害原则概述

所谓不伤害指不使病人的身体、心灵或精神受到伤害,包括不可杀害在内。不伤害原则也可称无伤原则。就是要求医护人员医疗行为,其动机与结果均应该避免对病人的伤害,不做伤害病人的事,如造成病人疼痛或能力的丧失、剥夺病人自由或机会等事宜。不伤害原则也包括不对他人施加伤害,特别是无能力保护自己的人,如精神病患者、智障者、昏迷的病人、幼童或老年人等。不伤害除指不伤害他人,亦指不将他人置于可能受伤害的危险情况中。

不伤害原则不是绝对的,这是因为医疗技术本身存在两重性。不伤害原则中有一个概念,叫做双重效应,系指某一个行动的有害效应并不是直接的、有意的效应,而是间接的、可预见的。在目前的医疗实践活动中,任何医疗措施都是与病人的健康利益及医疗伤害相伴而来的。这是因为很多检查、治疗和护理措施,即使符合适应症,大多也会给病人带来生理上或心理上的伤害。如肿瘤的化疗,既能抑制肿瘤,又对造血和免疫系统有不良影响,但其目的是使病人获得较多的益处或预防较大的伤害。又如当妊娠危及胎儿母亲的生命时、可允许人工流产或引产,这种挽救母亲的生命是直接的、有意的效应,而胎儿死亡是间接的、可预见的效应。再如,面对一位肺癌晚期、呼吸缓慢、疼痛的病人,此时减轻病人的痛苦是首要的职责。但若想减轻病人疼痛,医务人员应给予注射止痛剂,如吗啡,但吗啡会产生抑制呼吸的作用。在这种情况下,给予病人止痛剂是出于善意且希望产生好的结果（减轻病人的疼痛）。因而对此肺癌晚期病人而言,给予注射吗啡达到止痛之目的,按双重效应原则可判断为是合乎道德的行为。

医务人员在医疗实践活动中应该树立不伤害的医疗理念,恪守不伤害的道德原则,一切考虑是否对病人有利,把医疗的伤害性降低到最小限度,做到以最小的损伤代价获取病人最大的利益。符合下列四种情况时,其所引起的伤害在道德上可接受:①行动本身必须是善意的,或至少是应是无所谓道德或不道德;②行动者必须仅希望好的结果而非坏的结果,坏的结果也许可事先预知且被许可不是故意的;③坏的结果并非是达成好的结果之手段,且好的与坏的结果系出自同一行动所产生的;④在一行动的好与坏的结果间,应有一适当的平衡点,即好的结果应多于坏的结果。

**2. 不伤害原则的基本要求**

不伤害原则的基本要求是指对技术的运用和医疗行为的选择必须恪守不伤害原则。不伤害原则对医方的要求是:①强化以患者为中心的动机和意识,坚决杜绝有意和责任伤害;②恪尽职守,千方百计防范无意但却可知的伤害以及意外伤害的出现,不给患者造成本可避免的身体上、精神上的伤害和经济上的损失;③正确处理审慎与胆识的关系,经过风险/治疗、伤害/受益的比较评价,选择最佳诊治方案,并在实施中尽最大努力,把不可避免但可控伤害控制在最低限度之内。

不伤害原则对医方的实践具体要求有:①不滥施辅助检查。不伤害原则要求医务人员努力做到:不做无关的辅助检查,不做弊大于利的辅助检查;②不滥用药物。在药物治疗中,要杜绝滥用药物给病人造成伤害;③不滥施手术。医务人员必须权衡手术治疗与非手术治疗的利弊及其界线,掌握手术治疗的适应症,防止滥施手术给病人带来不必要的伤害。

**3. 遵循不伤害原则的意义**

不伤害原则是善待病人的基本体现,同样成为应该如何对待病人的其它伦理原则的前提和基础。

**(三)公正原则**

行善原则要求平等合理分配卫生资源,使每一个社会公众得到平等合理的医学对待,这就是公正原则的要求。

**1. 公正原则概述**

一般意义的公正,就是"等利(害)交换的行为","等利(害)交换"是衡量一切行为是否公正的原则。

根据公正行为交换的对象分为分配公正和报复公正:前者等利交换,后者是等害交换;根据公正行为的性质分为根本公正和非根本公正:前者是权利和义务相交换的公正,后者是非权利和义务交换的公正;根据行为者的性质分为个人公正和社会公正:前者是个人为行为主体的公正,后者是社会为行为主体的公正。

每个人因为对社会的最基本贡献完全相等——每个人一生下来都同样是缔结、创造社会的一个股东——而应该完全相等地享有基本权利(基本权利完全平等),即形式公正;每个人因为具体贡献的不平等而应该享有相应不平等的非基本权利,但比例应该完全相等(非基本权利比例平等),即内容公正。

所谓公正原则,就是要求医学界平等合理地分配卫生资源。这包括两个涵义:一是完全平等——健康权、医疗保健权是基本的人权,根据"基本权利完全平等"的公正原则,对于医疗卫生保健权完全平等的是初级卫生保健领域,即"人人享有初级卫生保健";二是合理差等——目前,人们认为至少应该考虑以下因素:生命质量、需求的迫切程度、社会价值。

2. 公正原则的基本要求

这里主要是指卫生资源分配上的公正,强调社会上的每一个人都具有平等享受卫生资源合理或公平分配的权利,而且对卫生资源的使用和分配,也具有参与决定的权利,具体说主要有以下几条基本要求:①底线保障;②机会平等;③贡献分配;④调剂分配。

3. 遵循公正原则的意义

公正原则是医学界对行善原则的贯彻,是由医学界来协调服务对象之间的关系。

### (四)尊重自主原则

1. 尊重自主原则概述

尊重自主原则又可称尊重原则,狭义的尊重原则——医务人员尊重患者及其家属的独立而平等的人格与尊严。广义的尊重原则——除尊重患者人格外,还包括对患者自主性的尊重。

内容包括尊重病人的人格和尊严,尊重病人的生命和生命价值,尊重病人的权利等。尊重原则可以延伸为被广泛使用的自主原则或病人自主原则,宽容原则也源于尊重自主原则。

2. 尊重自主原则的基本要求

一般要求有:

(1)尊重患者的人格权,主要包括了患者的生命权、健康权、肖像权、隐私权等。

(2)尊重患者的自主权,主要是指自主知情、自主同意、自主选择权等。

基本要求有:

(1)尊重人的自主性,即就自己的事情做出自我决定的能力。

(2)尊重自主性,就要尊重人的知情同意权利,贯彻知情同意原则。

(3)尊重人的隐私,履行保密义务。

(4)尊重人就要将人看作目的本身,不能将人仅仅当作手段。

(5)尊重人就保护脆弱人群。

尊重自主观念已经深入人心,但要在现实中,贯彻尊重自主原则确是非常复杂的。尊重病人的自主权,并没有降低医务人员的积极性和主动性,相反,给医务人员提出了更高的要求:医患之间对医疗信息把握的不对称性,决定着医务人员既要尊重病人的自主权,又不应该无所作为,这就要求为病人的自主选择提供充分条件,即:向病人详细解释病情;告诉病人治疗或不治疗会出现的情况;告诉病人各种可能的治疗方案;提出医务人员自己认为的最佳治疗方案;告诉病人要实施的治疗方案中的注意事项和如何配合治疗。

以下情形是医方做主的合理性情况,医生可以正确使用医疗干涉权。

(1)患者昏迷,病情十分危急,需要立即进行处置和抢救,来不及获取患者家属知情同意者。

(2)患者患"不治之症",本人或其家属将治疗权全权授予医生。

(3)"无主"(身边没有任何人代行其自主权)患者需要急诊急救,而本人不能行使自主权。

(4)患者患有对他人、社会有危害的疾病而又有不合理要求和做法。

3. 遵循尊重原则的意义

尊重自主原则从根本上体现和保障病人的健康权益,在理论上推进医学人道主义的深化和拓展,在实践上有利于各方面正当利益的合理兼顾和调节。

医学道德原则之间是相互联系的。在整个医学道德原则体系中,行善原则是最高的医学

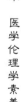

道德原则。行善原则、无伤原则和公正原则是善待病人（服务对象）的总原则。医学道德原则之间时常会发生矛盾和冲突。在各医学道德原则之间的冲突中，由于根本性的医学道德原则决定和产生其它非根本性的医学道德原则，一方面，根本性的和非根本性的医学道德原则之间发生冲突，应该首先考虑根本性的医学道德原则，来协调它们之间的矛盾；另一方面，通过根本性的医学道德原则可以调整相互之间不存在决定与被决定的医学道德原则之间的矛盾。

【案例】患者王某，男，76岁，离休干部。因与家人争吵过度激愤而突然昏迷，迅速送至某医院急诊。经医生检查仅有不规则的微弱心跳，瞳孔对光反应、角膜反射均已迟钝或消失，血压200/150 mmHg，大小便失禁，面色通红，口角歪斜，诊断为脑溢血、中风昏迷。经三天两夜抢救，病人仍昏迷不醒，且自主呼吸困难，各种反射几乎消失。

面对病人是否继续抢救，医护人员和家属有不同看法和意见。医生甲说："只要病人有一口气就要尽职尽责，履行人道主义的义务。"医生乙说："病情这么重，又是高龄，抢救仅是对家属的安慰。"医生丙说："即使抢救过来，生活也不能自理，对家属和社会都是一个沉重的负担。"但是病人长女说："老人苦了大半辈子，好不容易才有几年的好日子，若能抢救成功再过上几年好日子，作儿女的也是个安慰。"表示不惜一切代价地抢救，尽到孝心。儿子说："有希望抢救过来固然很好，如果确实没有希望，也不必不惜一切代价地抢救。"并对医护人员抢救工作是否尽职尽责提出一些疑议。

分析：①医护人员履行了治病救人的职责，毫不懈怠地为这位高龄患者抢救了三天两夜，分明已尽到了责任。至于病情未见好转反而加重，这表明在现有医疗条件下，病情难以逆转；②哈佛大学医学院特设委员会提出了脑死亡标准即病人自主呼吸停止、无感受性和反应性、诱导反射消失、脑电波平坦、进入不可逆转的深度昏迷状态，并在24小时内反复测试结果无变化者，就可宣布死亡。这位患者基本符合上述标准。因此，医护人员如实告诉病人家属不能再改善其生命质量，取得家属知情同意，仅采取支持疗法或撤消救护措施而放弃对病人的抢救，是符合生命伦理学观点，因而也是道德的。但在谈话中应注意方式，切忌简单、生硬；③如果医护人员向病人家属讲明真实病情、表明态度后，而家属执意坚持继续抢救，医护人员仍应以认真负责的态度对待，因为人们的传统习俗和心理状态不是一朝一夕能改变的，需要长期努力。

## 三、社会主义医德的基本原则

社会主义医德的基本原则是指在社会主义社会中调节医务人员与患者、医务人员之间、医务人员与社会关系所必须遵守的根本指导原则，是衡量医务人员的个人行为和品质的最高的道德标准。社会主义医德原则的明确提出和确立，是我国社会主义医学伦理学理论建设上的一个重大突破，标志着医学伦理学整体建设开始了划时代的发展。

1981年，上海举行的全国第一次医德学术讨论会上首次明确提出了我国的社会主义医德原则，其表述为："防病治病，救死扶伤，实行革命的人道主义，全心全意为人民服务。"为使表述内容更加科学严谨，突出医学服务特点，医学伦理学界经进一步研讨，在上世纪80年代中期把上述提法修改确定为："防病治病，救死扶伤，实行社会主义人道主义，全心全意为人民身心健康服务。"简而言之，现行医德原则就是社会主义医学人道主义。

社会主义医德原则包含着丰富的内容和深邃的思想。医学生应该克服望文生义及肤浅、片面的认识，真正领悟和努力践行社会主义医德原则的精神实质。

"防病治病"这一层次指明的是医学服务完整的医德责任，即无论医务人员在哪一个工作岗位,无论医疗卫生单位属于何种服务性质,都必须肩负起防病与治病的医疗保健使命,尽管具体工作职责有种种差别,医德责任各有侧重点。这就要求医务人员克服狭医的传统义务论,形成由传统义务论与现代公益论整合而成的全新的医德义务观,从而能够正确认识和处理对病人个人、对健康人群、对生态环境、对每个社会成员全面健康需求等方面应尽的多重义务之间的关系,能够彻底实现医学目的。社会主义医德原则把全面的医德责任作为首要的内容,这是社会主义制度和现代医学发展等多因素综合作用的必然结果。社会主义卫生事业要为全体社会成员服务,就必须制定和实施"预防为主,防治结合"的方针,这反映到医德原则中就成为全方位的医德责任。同时,人类疾病谱和死亡谱的变化以及人类对生命和健康认识的深化,引导现代医学不断扩展其功能,涉及到与人的健康密切相关的诊断、治疗、护理、康复、预防、心理、行为、环境等所有方面。这样,大医学观就要求大医德义务观与之相适应。因此,在理论学习和医学实践中逐步树立现代大医德义务观,是非常重要的任务。

"救死扶伤"这一层次指明的是临床医学服务中的首要医德职责,即所有临床医务人员都应具有把患者的生命和健康放在第一位的理念,恪守为病人谋利益的信条。"救死扶伤是临床医务人员的天职"这一医德思想,可以说是古今中外医家的共识。我国医界从"医乃活人之术"出发,以"医之使之生"的涵义来命名医生,并以一代又一代医家的实践立下了"仁爱救人"的光辉医德传统。西医之父希波克拉底,以"为病家谋利益"和"不伤害"准则阐述着同一个伟大思想。而社会主义医德楷模白求恩、赵雪芳等,集救死扶伤的思想精华于一身,从理论与实践的结合上,对救死扶伤做出了最有分量、最为精彩的诠释。

"实行社会主义人道主义"这一层次是社会主义医德原则的基本内容,指明了协调医学人际关系的现实准则。社会主义医学人道主义集古今中外医学人道精神之大成。继承和超越了革命医学人道主义传统,是在医学实践中不断完善着的社会主义医德基本思想。与历史上的医学人道思想相比,它的最大特点是:关照最广大的人民群众,体现医学博爱和社会公正,已不再仅仅是空洞的一纸社会宣言,或者仅仅是个别先进医家孤独的努力,它正在逐步变成所有医务人员的角色要求、自觉行为和普遍的社会现实。社会主义医学人道主义在人类历史上第一次给予医学人道观念以鲜明的人民性,自觉地把人民大众视为健康利益关系中的主体,主张从有利于提高全民族健康素质出发去处理种种医学利益矛盾。我国政府所制定的卫生工作方针政策、医疗卫生资源分配原则、医学践务的根本宗旨以及当前进行卫生改革的指导思想等,都充分体现了社会主义医学人道主义思想。

"全心全意为人民身心健康服务"这一层次是社会主义医德原则中的最高层次,它指出了社会主义医德理想人格。为人民服务是社会主义道德的核心内容,为人民身心健康服务是社会主义医德的核心内容。无论学医,还是从医,都应该把帮助人民大众实现健康利益追求、维护人民大众健康权益作为自己终生为之奋斗的根本宗旨和价值目标。

社会主义医德原则的这四个层次是相互支撑、相互作用的,实践中应该全面掌握和彻底实现它。

## 四、医学伦理学的基本规范

### (一)医学伦理规范的含义

医学伦理学规范是指依据一定的医学道德理论和原则而制定的,医务人员在医疗实践活

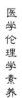

动中应遵守的行为标准或准则。医德规范是社会对医务人员的基本道德要求,是医学伦理学原则的具体体现和补充。

### (二)医学伦理规范的形式和种类

多采用简明扼要,易于记忆、理解和接受的"戒律"、"宣言"、"誓言"、"誓词"、"法典"、"守则"等形式,有医德一般规范和医德特殊规范两种类型,由国家和医疗行政管理部门颁行。常见的戒律有:《黄帝内经》:"疏五过论"、"征四失论"、明代陈实功"五戒十要"中的"五戒"等;誓言(誓词)有:《希波克拉底誓言》《中国医学生誓词》等;宣言有:《日内瓦宣言》、《赫尔辛基宣言》、《夏威夷宣言》、《医师宣言》等;法典(守则)有:《纽伦堡法典》、美国《病人权利法案》等。

### (三)我国社会主义医学伦理规范的基本内容

我国社会主义医学伦理规范的基本内容包括:救死扶伤,忠于职守;钻研医术,精益求精;平等交往,一视同仁;举止端庄,语言文明;廉洁行医,遵纪守法;诚实守信,保守"医密";互尊互学,团结协作。

附:1988年12月15日卫生部颁布《医务人员医德规范》

- 救死扶伤,实行社会主义人道主义。时刻为病人着想,千方百计为病人解除病痛。
- 尊重病人的人格与权利。对待病人,不分民族、性别、职业、地位、财产状况,都应一视同仁。
- 文明礼貌服务。举止端庄,语言文明,态度和蔼,同情、关心和体贴病人。
- 廉洁奉公。自觉遵纪守法,不以医谋私。
- 为病人保守医密,实行保护性医疗,不泄露病人隐私与秘密。
- 互学互尊,团结协作。正确处理同行、同事间的关系。
- 严谨求实,奋发进取,钻研医术,精益求精,不断更新知识,提高技术水平。

# 第三节　医学伦理实践

## 一、医德评价

### (一)医学道德评价的涵义

医学道德评价是人们对医学伦理行为的道德价值的判断。这种判断包括对医学伦理行为的"认知评价""情感评价"、"意志评价":分别是对医学伦理行为的道德价值的认识、心理体验和意志反应。

### (二)医学道德评价的依据

解决医疗行为善恶的客观标准问题对医德评价来说十分重要。但与此同时,我们还必须解决两个评价依据的问题即动机与效果、目的与手段两个问题。

1. 医学行为动机和医学行为效果

(1)历史上两种典型理论:动机论和效果论。动机论,是认为道德评价只能看行为动机,只能以行为动机为依据的理论。动机论的代表主要是义务论者,如康德、布拉德雷、儒家以及基督教伦理学家们。效果论,是认为道德评价只能看行为效果,只能以行为效果为依据的理论。效果论的代表是功利主义者,如边沁、约翰·穆勒、西季威克、摩尔等。

(2) 医学行为动机与效果之间的关系:两者是统一的,两者共同构成一个整体行为,两者在一定条件下可相互转化。两者又是对立的,两者的本质属性不同。医学行为动机是医学行为中的主观因素,是行为中的思想、意识、心理因素;而医学行为效果是医学行为中的客观因素,是实际的行为过程和行为结果。两者的善恶表现时常表现出不一致。由于医学行为受复杂的主、客观条件的影响,对于同一医学行为,有着好的医学动机,不一定出现好的医学效果;好的医学效果,不一定意味着有好的医学动机。

(3) 依据医学行为动机和医学效果正确地进行医学道德评价。总体上,注重两者的统一性;对具体医学伦理行为进行道德评价时侧重效果;对医务人员的医德品质进行评价侧重动机;坚持长期的观点,对医务人员的医德品质进行公正评价。

2. 医学行为手段和医学行为目的

(1) 历史上两种典型理论:目的决定论和手段决定论。目的决定论认为评价人们行为的善恶,只需依据行为目的。手段决定论认为评价人们行为的善恶,只需依据行为手段。

(2) 行为目的和手段之间的辩证关系。

医学行为是医务人员有意识地"为了什么"而进行的活动,由此可知,医学行为是由医学行为动机和医学行为目的组成。所谓医学行为目的,就是医务人员有意识地用来达到的医学行为结果;所谓医学行为手段,就是医务人员有意识地用来达到行为结果的行为过程。医学行为目的和手段之间存在着辩证统一关系。

①两者是统一的。一方面,医学行为目的和手段是相互联系、相互依存的。手段离不开目的,医务人员选择的任何手段,总是为了达到一定的目的;同样,目的也离不开手段,医务人员为了达到某种目的,离开了一定的手段就会变成了空洞的、无法实现的遐想。另一方面,医学行为目的和手段是相对的,相对于一定的行为,行为过程是手段,行为结果是目的;但在更大的行为中,包括上述行为手段和目的的整个行为,又是该更大行为的手段;②两者又是对立的。一方面,在具体的医学行为中,行为目的和手段总是确定的,手段是过程,目的是结果,不可混淆。另一方面,在具体行为中,医学行为目的和手段的善恶表现有时会不一致。

总体上,注意两者的统一性;医学行为目的合乎道德是医学行为合乎道德的必要条件。

(3) 正确认识医学行为手段的道德性。

道德的医学行为有时需要"必要害"的手段,在实际工作中,还要求注意以下两点:首先,医务人员选择的医学手段应该是经过医学实践证明是最佳的。所谓"最佳的",是指在当时的医学条件下,该诊治手段的效果是最好的;防治对象所付出的代价是最小的。其次,医务人员选择医学手段应该是实事求是。医务人员选择医学手段应该至少考虑当时的医学发展水平、医院和医务人员的设备和技术水平以及病人的疾病的性质诸要素,综合考虑、慎重选择。

(三) 医德评价的作用

医德评价的作用主要有:对医疗行为的善恶起裁决作用;对医德行为起调节作用;对医务人员具有深刻的道德教育作用;对医学科技的发展起促进作用。

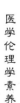

### （四）医学道德评价的方式

医德评价是医德实践活动中的一个重要组成部分。医德评价有两种类型：一种是社会评价，即服务对象乃至整个社会的非自我评价，是医务行为当事人外的组织或个人通过各种形式对医务人员的职业行为进行善恶判断和表明倾向性态度。另一种是医学界的自我评价，即医务人员对自己的行为在内心深层进行善恶判断。社会评价即是名誉，自我评价就是良心。

1. 良心和名誉概述

良心是医务人员进行自我道德评价的方式，名誉是医务人员对其他医务人员进行道德评价的方式。

（1）良心。

良心就是一种道德价值意识，而且是一种自我道德价值意识。良心是医务人员自身内部的道德评价，是自己对自己的医学伦理行为的道德价值的意识，简言之就是自我道德评价：这种心理活动如果是对自己的医学伦理行为所具有的正道德价值的肯定性评价，便叫做良心满足；如果是对自己的医学伦理行为所具有的负道德价值的否定性评价，便叫做良心谴责。

（2）名誉。

名誉就是非自我道德评价或外在道德评价。每个医务人员因名誉而在自己身上形成的心理体验，就是名誉心。这种心理活动如果是对医务人员的医学伦理行为所具有的正道德价值的肯定性评价，便叫做荣誉；如果是对医务人员的医学伦理行为所具有的负道德价值的否定性评价，便叫做舆论谴责。

良心与名誉之间存在着辩证统一关系。两者是对立的，又是统一的。

2. 良心和名誉的形成

（1）良心的形成。

医务人员为什么会有良心？直接说来，在于每一个医务人员都或多或少地都有道德需要——遵守医学道德规范，从而做一个合乎道德的人，做一个好人的需要。

（2）名誉的形成。

名誉产生的内部根源，直接说来在于医务人员的社会性；最终说来在于名誉攸关自己最为根本的利害。

3. 良心和名誉的作用

（1）良心发挥作用的机制。

需要是引发一切行为的原动力，一切行为都是为了满足某种需要。一个有良心的医务人员，如果看到自己的行为符合医学道德规范，便会因自己做一个好人的道德需要和目的得到满足、实现而感到快乐，沉浸在良心满足的喜悦之中；相反，如果看到自己的行为不符合医学道德规范，他的做一个好人的道德需要和目的就没有满足、实现而感到内疚，而且会遭受良心谴责。那么，良心是怎样在整个医学行为过程中，促使医务人员遵守道德呢？在医学行为前，良心具有选择检查作用；在医学行为中，良心具有监督和调整作用；在行为后，良心具有总结和反省作用。

（2）名誉发挥作用的机制。

一个医务人员如果遵守医学道德规范，他人就会因满足和实现了自己希望成为一个医德崇高和医术精湛的好评和赞许，医务人员也会因自己的极为深重的名誉心得到满足而体验到巨大的快乐;相反,一个医务人员如果违背医学道德规范,受到批评和社会舆论谴责,也会深深自责,身心感到巨大的痛苦。

（3）良心和名誉发挥作用后果的不同。

良心和名誉使医务人员遵守医学道德作用的后果可能不同,良心是一种没有负作用的力量,而名誉是一种有负作用的力量。

（五）医学道德评价的真假对错

1. 医学道德评价的真假对错之概述

医学道德评价包括对医学伦理行为的"认知道德评价""情感道德评价""意志道德评价"。认知道德评价是对医学伦理行为的道德价值的认识;情感道德评价是对医学伦理行为的道德价值的心理体验;意志道德评价是对医学伦理行为的道德价值的意志反应。情感道德评价和意志道德评价只具有效用性,具有是否满足主体的需要或是否实现主体的目的问题,即对错问题;而认知道德评价不仅具有效用性,而且具有真理性,具有是否与客观实际相符的问题,即真假问题。

2. 医学道德评价的真假对错之判断

医学道德评价的真假对错,一方面,取决于评价标准——所信奉的医学道德规范的对错;另一方面,取决于对评价对象——医务人员的行为事实的认识之真假。两者都是对的和真的,医学道德评价就是真的或对的;其中一条是错的或假的,医学道德评价必是假的或错的。

## 二、医学伦理决策与医学伦理困境

（一）医学伦理决策

1. 决策

所谓决策（Decision-making）,即抉择（choice）,是根据行为的目标,拟订多个可行的方案,然后从中选出达到目标的最佳方案。

2. 医学伦理决策

医学伦理决策是医务人员根据确定的医学行为目标,拟订多个诊疗方案,然后从中选出达到最佳诊疗效果的方案。根据决策的主体情况可分为个人决策（individual decision-making）和团体决策（group decision-making）。

（二）医学伦理困境

1. 医学伦理困境的涵义和类型

医务人员在进行伦理决策时,如果出现两种或多种相互矛盾的行为方案,而每种行为方案都有合理的医学伦理理由,使医务人员行为决策发生了困难。这种两难或多难问题,就是医学伦理困境。医学伦理困境不仅仅是"两难"选择,而且可能是三难以上的"多难"选择。医学伦理困境不同于一般困境,也不同于一般伦理困境。

根据发生的领域,医学伦理困境主要包括医学科学研究中和医疗卫生实践中的医学伦理困境两类;根据医学伦理困境的性质可以分为具体和抽象的医学伦理困境两类。

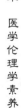

2. 引起医学伦理困境的具体原因

(1) 生命科技的迅猛发展。

由于知识的增加,我们可以预测原来不可预测的行为后果,迫使我们做出道德决定。

(2) 医学伦理观念的急剧变化。

随着社会的进步,人们的医学伦理观念发生了很大的变化,对于很多医学伦理问题看法的改变亦相当大,以至于甚至与过去的看法截然相反、相互矛盾,于是出现许多医学伦理难题。

(3) 医学伦理理论的多样化。

一方面根据不同的医学伦理理论,会得出不同的结论,另一方面,根据不同的医学伦理原则,也会提出相反的观点。

(4) 医疗卫生体制的不完善。

由于医疗卫生体制的不完善,在医疗卫生实践中就发生了大量的医学伦理难题。例如,旧的医疗保障体制已经不适应新的形势,新的医疗保障制度尚未建立,就发生了"见死不救"和"见死难救"的医学伦理难题。

(5) 医学伦理文化的国际化和多元化。

由于各个国家和地区的社会政治、经济、思想、文化、宗教信仰等的差异,医学伦理文化又不同程度地呈现出多元化,一个国家、地区、民族的人们认为合乎道德的医学行为,另一国家、地区和民族的人们不一定认为是合乎道德的。

(6) 传统医学文化对医务人员行为的影响。

中国传统中医的许多医德思想,如对病人仁慈、友好、一视同仁、诚挚,对医术严谨、精益求精,对自己严格要求、讲究节操等影响着今天的医学伦理学。重视传统医学美德,是古今中外医学界的共识。

(7) 卫生法制建设的相对滞后。

从根本上,一个国家的法律与其主导伦理价值观是一致的,合法的一定是道德的,合乎道德的也一定会得到法律的保护。但道德既有"保守"的一面——对传统道德的继承,又有"超前"的一面——对于一些新问题,道德首先确立"应该怎么做"(但并没有上升到法律这种国家意志)。这样,在复杂的医疗卫生实践中,时常会发生矛盾和难题。

3. 正确进行医学伦理决策的手段

把握基本的医学伦理知识;熟悉医学专业知识技能;了解病人及其家属的价值观;熟悉法律法规和政策;遵守规章制度;求助、参加医学伦理委员会;确立一定的医学伦理决策模式。

4. 进行医学伦理决策的考虑因素。

进行医学伦理决策,至少应考虑以下因素:确定是否为伦理问题,并区分其伦理道德上与非伦理道德上的成分;取得与该情境有关的事实资料;列出各种可能可行的方案,并分析各种方案的优、缺点,或可能导致的结果;考虑各项基本伦理原则和伦理规范,并以此作为伦理决策的依据;依据个人判断或伦理委员会审议结果做伦理决策;依据所做的伦理决策采取行动;评价具体结果。

5. 解决医学伦理困境的具体途径。

注重医学伦理教育,特别是对对医学生和医务人员的医德教育,使其树立高尚的道德情操和职业精神。加强卫生法制建设,加强医务工作者的法律意识,树立法制观念。努力确定伦理程序,明确伦理程序是解决伦理困境的切实有效手段方法。全面建立医学伦理委员会,成立专门的组织和人员进行医疗伦理困境和伦理决策的规范化管理;大力推进医疗卫生事业的改革和发展。

# 第四节　医学道德修养

## 一、医学道德修养的涵义

医学道德修养是指医务人员自觉遵守医学道德规范,将社会的医学道德规范要求转化为自己内在医德品质的活动。理解医学道德修养,应注意医学道德修养的目标和境界。道德意义上的境界,是指人们道德修养过程中所形成的高低不同的道德觉悟水平。医德境界是医务人员在医德修养过程中所形成的不同层次的医德觉悟水平。

医德境界的三种不同层次:大公无私的医德境界,是共产主义道德境界在医务领域的体现,是人类社会最高级的道德境界;先公后私的医德境界,是在社会主义条件下大多数医务人员所要达到的医德境界;自私自利的医德观,是自私自利道德行为在医务领域的表现,虽然具有这种医德观的医务人员为数不多,但影响极坏。

## 二、医学道德修养的意义

只有加强医德修养,才能使医德原则规范转化为医务人员的内心信念,才能树立科学的人生观,才能形成良好的医德医风。

## 三、医学道德修养的基本途径

医德境界的提高,并不是自发产生的,它必须遵循正确的途径,否则就会迷失方向,达不到修养的目的。医学道德修养的途径,是以辩证唯物主义认识论为指导,以马克思主义伦理学的科学原理为依据,自觉能动地进行改造主观世界的过程。

### (一)医学道德教育

这里的医学道德教育,主要是指学校、医院及社会有关部门针对医学生或医务人员有计划、有组织、有系统、有目的地医学道德知识、医学道德规范以及良好医德品质的教育培养活动。理解医学道德教育,应注意以下三点:①医学道德教育的对象是医学生及医务人员;②医学道德教育的内容是一定社会的医学道德规范体系;③医学道德教育的特点是有目的性、有计划性、有组织性。有目的性是指医学道德教育的目的明确,即将社会的医学道德规范要求传授给医学界,并使医务人员真诚接受和遵循。有计划性是指有关教育主体进行的这种医学道德影响要制定一定的计划。有组织性是指教育主体的有组织性。

医德教育是引导和实施医学生和医务人员医德修养的重要渠道,医学生和医务人员应当认真学习社会主义医德理论的基本原则和规范,并将其转化为内在的医德信念、高尚的思想品质和道德行为,从而成长为德艺双馨的医务工作者。

### (二)学习医德模范

从古至今,一代又一代的医务工作者以高尚的医德、精湛的医技、无私的奉献,奏响了一曲

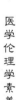

曲救死扶伤的颂歌,如古代的医圣先贤扁鹊、华佗、张仲景……现代的白求恩、林巧稚……当代的钟南山、华益慰……还有生活中无数的兢兢业业工作在医务岗位上的白衣战士,得到了人民群众的赞誉。这些都是广大医学生和医务人员学习的楷模,通过学习他们鲜明的医德理想人格和坚定的医德修养目标,我们应当以他们的言行和精神为榜样,努力提高自己的医德修养。

### 大医有魂——记著名医学专家华益慰

作为一名外科医生,在半个世纪的军医生涯中,他以高超的医术和崇高的医德享誉军旅内外。

1993年,42岁的克拉玛依油田工人刘树河被当地医院诊断为胃癌,靠朋友辗转介绍,他奔着华益慰来到了北京军区总医院。胃镜检查,必须马上手术。当时华益慰正在休假,刘树河的心悬了起来:那么有名的大专家,能为咱这个从新疆来的普通工人放弃休假吗? 没想到,华益慰得知情况后随即赶到病房,微笑着拍了拍他的肩膀:"小伙子,别着急,马上给你做手术!"刘树河几乎愣住了。

手术非常成功。这位曾经当过兵的汉子萌生了与华主任终生交友的愿望,他想让更多的油田人获得同样的幸运。从此,华益慰的名字传遍了大油田,他成了克拉玛依人的好朋友。

华益慰对待病人,无论是将军还是士兵,干部还是农民,在他眼里一律平等。

1991年,河北省一位82岁的农民在肠梗阻手术后发生严重感染,跑了多家医院,都因风险太大不肯收治,当他被家人送到北京军区总医院时,已经奄奄一息。华益慰说:"风险的确大,但我们不能眼看着病人憋死啊!"那是一次异常艰难的手术,病人的肠子粘连得就像"坨了的面条"一样,每剥离一分都不容易。整整7个小时后,老人得救了。

出院那天,老人紧紧拉住华益慰的手:"大夫,是你救了我的命啊! 不知怎么报答你,就让我给你磕个头吧!"华益慰急忙扶住他:"您能健康地回家,就是对我最好的报答了!"

对于家住唐山的农村姑娘王文亚来说,同样是华益慰给了她第二次生命。从6岁起,王文亚就患有小儿门脉高压症,多次因胃部大出血生命垂危,在当地医院先后做过两次手术、切除了脾脏,花费上万元,也未见起色。她20岁那年,再次犯病,鲜血吐了整整一脸盆,县城医院的医生摇摇头说:"准备后事吧。"悲伤欲绝的母亲横下心,要带女儿上北京大医院。乡亲们说:"去北京瞧病,还不得背上一书包的钱!"她想,那就去找解放军的医院,解放军最爱老百姓,兴许能少花点。

这个以玉米作为口粮的家庭东拼西凑了5 000元钱,来到北京军区总医院,找到了华益慰。经检查,王文亚的血色素只剩下3克,不具备手术条件。但华益慰望着病入膏肓的女孩,没有犹豫,立刻安排她住下来进行调养。

14年前的那次手术从早晨7点半一直进行到下午4点半。整整9个小时,华益慰滴水未进。在制订手术方案时,华益慰想到女孩已做过两次手术,为了避免给她增加新的刀痕,他选择从原有的刀口切进去。这大大增加了手术的难度,因为陈旧的刀痕处组织已经粘连,要一层一层地分离开。手术中,为了给这个农村家庭省些钱,他没有用省时省力但花费却要一两万元的吻合器,而是用手一针一线密密缝好。王文亚终于得救了。出院时结账全部费用不到3 000元。两年后,姑娘结婚生子,过上了幸福日子。

华益慰一生曾把多少病人从"死神"的手里夺回,已无法一一数清,留在许多人记忆中的是,他做一台手术拯救一个患者,收一个病人交一个朋友。

翻开华益慰的手术记录可以看到,95%是患者点名找他的,其中有的病人一家两代、三代都是华益慰做的手术,他们保持着几十年的友谊。对这位从医56年、手术几千例、从没出过一次事故的医生,病人们口口相传:"得了病,能让华主任治,那是福气!"

1998年,华益慰退休返聘为医院专家组成员,依然给病人看病,每年仍要做100多例手术。当他看到一些慕名而来的外地患者错过了他的门诊时间,他就利用早晚休息的时间在家里接待病人。

在医院里存放的关于华益慰的一份材料里,人们读到了他曾经说过的一段话:"做医生,没有一个到什么时候就不能做了,除非你是身体顶不住了,才能停下来。否则,总要做这个事,这就是医生的天职。"

这段朴素的话语,让人们感受到了他内心的阳光。一个以治病救人为天职的人,他的爱是发自灵魂的。正是这种炽热的爱,灿烂地燃烧了一生。

作为一个医生,华益慰有着良好的职业习惯:

——每天早晨上班,他总是提前半小时赶到,查看病房,准备医嘱;

——每次查房,他都稳稳地站在病床前,微笑着与病人交谈;

——冬天为病人查体,他总要先搓热双手、焐热听诊器;

——手术前,他会提前到手术室等候病人,帮助摆体位,让病人在麻醉前看到医生;

——手术中,他都要亲自开腹关腹,直到缝好最后一针;

——手术后,他总是和护士一起把病人抬上车,送回病房,交代注意事项;

——无论从哪里出差回来,他第一个要去的地方不是家,而是病房……

这些感人的细节,他坚持了一辈子。他常对医护人员说:"百姓是我们的衣食父母,医生应该用'心'为病人治病,处处尊重他们,为他们着想。"

华益慰对病人发自内心的尊重,使得每一个病人第一眼见到他,都感觉到亲切:这是一个值得信赖的医生,是一个可以把生命托付的人。

75岁的张虎宝老人,2004年因为脑出血导致半身瘫痪失语,同时伴有严重的吞咽障碍。老伴带着他走了几家医院,最后来到北京军区总医院,华益慰决定为他做肠造瘘术。手术前,华益慰一天三次到他的病床前看望,反复向他讲解这个手术大致的步骤方法,直到病人终于明白点头同意;手术后,华益慰仍然是一天三次到他的病床前,与他说话,交代注意事项。

一直陪伴在旁的老伴感动得落泪了:"走了这么多地儿,都是例行公事的查体,从没人跟他打招呼,只有华主任把老张当成有血有肉的人!"

最终,华益慰成为张虎宝一家最亲近的人,手术后身体恢复中,他学会发的音是从"华"字开始的,说出的第一句话是"华主任好"。……

——摘自新华网通讯

### 孔娟:守护病患写大爱

32年的护士生涯,她遵医德、守宗旨、献真情,把爱心倾注在病人身上,直到生命最后一刻。2月20日,是孔娟32年护士经历中普通的一天,也是她在岗位上的最后一天。早上7时30分,离白班和夜班交班还有10分钟,孔娟走进办公室的第一件事情,就是掌握前一夜危重病人的情况。下午6时30分,在同事们的催促下,孔娟终于换下护士服下班了。然而,不到一个小时,她就被救护车送了回来——高血压引起脑出血,此后直至3月19日停止呼吸,孔娟再也没有醒来。

"我70多岁都治好了，娟子还不到50岁，怎么就走了呢？"亳州市退休教师高振英，去年6月患脑溢血住院，用老人的话说，孔护士长的护理比自己的孩子还细致。如今，高振英老人已经可以自由走动，病症一天好过一天。

根据科室老人多的特点，孔娟推出女儿式护理、感动性服务，把患者当成自己的父母对待。87岁的脑梗塞病人牛应龙，在住院仅10天后，就恢复出院了。"真心感谢孔护士长，她不是我的女儿却胜似女儿。"老人感激地说，喂饭、擦洗、聊天，没少给繁忙的孔娟添麻烦，可她每次都微笑着陪护老人。一个冬天的晚上，"120"送来一位醉酒后颅脑外伤的病人，孔娟在输液中发现患者烦躁乱语，血压下降，腹部膨隆明显，她即刻仔细检查，断定患者极可能发生内出血。她立刻向医生汇报并请外科会诊，最后患者被确诊为脾破裂，并立刻施行了脾切除术。由于发现及时，病人转危为安。

对待病人一丝不苟的服务态度，源于孔娟发自内心的爱。"神经内科的病人基本无法自理，护理工作是各科室中最繁重的。"护理部主任夏玲霞说，孔娟每天看似细微的工作，其实需要耗费大量精力和体力。为了提高护理质量，她积极学习新知识、新技能，还带领团队经常展开理论探讨和操作训炼，成功应用了"深静脉留置术"，为重症脑出血患者实施"亚低温治疗"及相关抢救措施。

——摘自安徽日报

### （三）自励自省

首先，医务人员要树立做一个合乎医学道德人的愿望，能够不断地进行自省、内省，对自己的品行是否合乎医学道德进行自我检查，要能够自觉地进行自我批评。古人的"洁身""省身""正身""澡身"等讲的都是自我激励和自我批评，实践证明，只有经常进行自我要求、自我批评，才能自觉地揭露矛盾，开展积极的思想斗争。因为，医德修养不可能在风平浪静中前行，善的、美的观念总是在同恶的、丑的观念的斗争中展现的。目前我国存在的医德医风存在的问题是不可回避的，问题在于我们如何去对待它，在于我们在医德修养的过程中能不能通过自我批评，自觉地坚决地对不良影响进行抵制。对医学生和医务人员来说，应当不断自励自省，进而一步一步地达到高尚的医德境界。

### （四）躬行实践

医德修养必须与实践相结合。一方面，医德修养的内容来源于实践，只有在实践中，才能真正把握医德规范体系的要求，才能把这些要求同自己的主观实际结合起来，有的放矢的进行修养；另一方面，医德修养的结果即形成的道德品质只有在实践中不断地验证，才能知道自己的品行是否符合医德规范的要求，才能自觉地取长补短，达到不断提高的目的。因此，医学生和医务人员应当按照医学道德规范的要求而从事社会实践和医学行为，努力使自己的行为合乎医学道德要求。

### （五）努力做到"慎独"

"慎独"，语出《礼记·中庸》："莫见于隐，莫显于微，故君子慎其独也。"其意是当独自一人无别人监视时，也要高度自觉，按照一定的道德规范行动，不做任何有违道德信念、做人原则之事。自古以来,"慎独"就是人格修养的有效形式和最高境界。刘少奇同志在《论共产党员的修养》中将其作为共产党员党性修养的标准之一,"即使在他个人独立工作、无人监督、有做各种坏事的可能的时候,他能够'慎独',不做任何坏事。"那么,医学生和医务人员如何努力做到"慎独"呢?

第一,要提高"慎独"的自觉性。医务工作在许多情况下是"个人单独工作",医务质量依赖医务人员的责任感,如检查是否准确、用药是否安全、抢救是否及时、治疗是否得当、收费是否合理等,一般来说是很难监督的,病人也不易了解。这就形成了"慎独"是对医务人员的必然要求。

第二,要在"隐""微"之处下功夫。医德主要是通过社会舆论和内心信念起作用的。社会舆论是对人们的行为所起的外在的社会监督作用,只有人们的思想和行为是公开的或者已经造成某种社会后果的情况才能发挥作用,面对那些看不见、听不到的思想和行为,主要是靠"慎独",靠高度的自觉性,靠内心信念的作用。为此,要求医学生和医务人员在自己的思想和行为的隐蔽和微小之处下功夫,防微杜渐,勿因善小而不为,勿因恶小而为之,积小善而成大德。

第三,向更高的医德境界努力。慎独,不仅只从防微杜渐着手,而且要向更高境界努力。医学生和医务人员只要能自觉地、坚持不懈地加强修养,时时处处能做到"慎独",那么,经过长期的艰苦锻炼,就一定能够达到更高的医德境界。

思考题:

1. 什么是医学伦理学? 为什么要学习医学伦理学?
2. 医学伦理学的基本原则是什么?
3. 结合思想实际谈谈你打算做一个什么样的医务工作者,怎样才能成为医德高尚的医务工作者。

# 第三章　医务语言学修养

俗话说"良言一句三冬暖、恶语伤人六月寒""一句话说得好,让人笑,说不好,让人跳"。例如,发生过这样一件事情:一位患晚期肝脏肿瘤的病人化疗一个疗程后,准备出院了。张护士和病人家属一直相处得不错,可临别时突然一句"出院后要好好休息,欢迎你们再来"激怒了病人。"再来"对一个患肝脏肿瘤病人来说意味着什么? 病人最后为这一句话还闹到了院长那里。可见,作为医务人员,重视和加强医务语言艺术修养是多么重要的。

## 第一节　医务语言修养概述

近年来,随着医学模式的转变以及人文医学的长足发展,医务工作的观念已经发生了深刻的变化,医疗工作的对象是一个完整的人,一个兼具生物属性和社会属性的人;在疾病诊疗过程中,医生面对的不仅仅是一具生物学意义上的病体,同时要兼顾患者及家属的心理状态。但是我国的医学教育仍然更加重视医学专业技术的培养,对人文学、社会学等知识培养缺失或不完善。这种医学模式、健康观念的发展和医学教育发展的不同步、不和谐作为当下医患关系日益紧张的原因之一,已被越来越多的医学教育和社会学专家所重视。其中就包括忽略了诸如语言修养等人文素质的教育,或者说教育程度还远远不足,导致我们的医学毕业生走上临床以后,成为了"哑巴医生"。我们说,导致当前国内医患关系日益紧张的原因是多方面的,而其中最直接的原因之一就是医患间未能达成及时有效的沟通和交流。

在医疗服务过程中,语言是医患双方沟通和交流信息的载体,也是医疗服务最直接的工具和手段。医务工作者运用语言工具,向患者解释疾病诊疗过程,消除患者对疾病的紧张和恐慌情绪,更好地治病救人,服务病人,从而进一步拉近医患距离,密切医患关系。

因而,医学生和医务人员要有意识地加强沟通知识、技能的培养,切实提高医务语言表达能力,以能够适应当前医疗卫生事业发展的时代要求。

### 一、医务语言定义

（一）语言的定义

古往今来,随着科学的发展,社会的进步,关于语言的定义,在不断的得到补充和完善,不同研究领域的专家学者们也有着不同的解读,如人类学家认为,语言是文化行为的形式;社会学家认为,语言是社会成员之间的相互交流的工具;哲学家认为,语言是解释人类经验的工具;语言教师认为,语言是一套技能,认为学习本族语和外语,都是学习会话与书写的技能和技巧。综合以上观点,结合语言的本质特征、功能特征和结构特征,语言可被认为具有物质属性的特殊的社会现象,是人类作为必不可少的思维工具和最重要的交际工具而使用的音义结合的符号系统。

## （二）医务语言的定义

简单来说，在医疗实践过程中，使用具有医学专业特色的语言，可以称为医务语言。

语言的产生是随着交流主体和客体之间信息和情感的交互而产生的，在医务工作中，以医生为核心的医方和以病人为核心的患方构成了医务语言的主体和客体。由于医务工作的特殊性，决定了医务语言的特殊性，从而也确定了研究与掌握医务语言的必要性。

患方自进入医院开始，从咨询、挂号、诊断、住院、治疗、出院、随访，都需要医患双方以语言为主要形式的交流沟通，从而达到相应的告知、解释、明确诊断等目的，所以，医患沟通中语言是最直接、最常用、最便捷、最灵活也是最特殊的一种交流形式，它贯穿于医疗实践的全过程。

# 二、医务语言的分类

在医疗活动中，医务人员与患者之间沟通的主要工具是语言。医务语言从不同的角度进行分类，通常有以下两种方式：

## （一）根据医务语言的目的进行分类

### 1. 询问性语言

询问性语言是指医务人员在医疗活动中为采集病史，了解病情进展情况，以及病人对症状的主观描述而采用的问话交流式语言。只有良好地运用询问性语言，医务人员才能详细掌握病人的病史、发病过程和现病史，才能对病人所患的疾病的确诊及治疗方案的确定做出正确的判断。

当然，询问性语言也包括当对疾病的处置有疑惑或存在其他相关问题时，患者及家属向医务人员做出的咨询和询问。

医患双方在存在咨询性语言交流时，应本着治病救人、适度保护、耐心细致的原则，提供真实、可靠、完整的资料和信息。

### 2. 处置性语言

当医务人员对患者的病情有了较为清晰的了解，并经过必要的实验室检查和仪器检查以后，运用专业知识，结合诊疗经验，进行分析、推理和判断，对病情做出的结论性语言，称为诊断。例如，在医院门诊，医生对患者说"你得了肺炎，需要住院治疗。"或者"你的病情现在还没有确定，需要进一步检查"等。

另一种处置性语言称之为医嘱。医嘱指的是医务人员在医疗活动中，根据病情需要，辅助治疗所做出的指令性语言。医嘱的对象可以是病人，可以是护士。例如："门诊随访""建议休息三周"（对病人）"常规护理""半流质饮食""血常规和肝功能检查"（对护士）。

需要一提的是，指令性语言不是命令性语言，不能以生硬的命令方式进行。医务人员在实际工作中要考虑到患者及同行的感受，在表达清楚的前提下，语气要亲切、平和，让病人感受到体贴和关心，让同行感到被尊重。

### 3. 记录性语言

记录性语言从形式上讲属于书面语。包括医务人员记录的病历、病程记录、诊断、医嘱、出

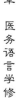

院记录、死亡记录、护理记录等和患者的各类治疗同意书签字等。一般用于记录患者的病情进展、转归和治疗过程。

### 4. 抚慰性语言

抚慰性语言是医务人员为减轻病人思想包袱,使其配合治疗而说的安抚鼓励性语言。由于医生职业的的专业性和权威性特点,从医生口里说出的话,一般患者会更容易相信。所以当遇到思想负担较重的病人和家属,医生的抚慰性、鼓励性语言,往往可以很大程度上缓解病人的紧张情绪和心理压力。有专家指出,医生的适当的语言对病情有一定的治疗作用。

### 5. 说明性语言

说明性语言,顾名思义就是医务人员在诊疗过程中,就疾病相关的医学专业知识包括疾病严重程度、治疗方案、治疗过程和其他问题向病人及家属进行介绍和说明。在介绍和说明的过程中要把握通俗易懂的原则,要将医学专业术语转化为病人及家属容易听懂的语言,进行耐心地解释和说明。

### 6. 交际性语言

医生治病救人的过程,既是专业技术过程,也是人与人之间的交际过程。有交际的地方,就有交际语言的存在。比如有的医生看到病人恢复的不错,胃口不错,会关心地说一句"恢复的不错嘛,多吃点,很快就可以出院了!"病人看到医生值夜班,也会关心的问一句"张医生,又值夜班啊,要注意休息啊!"总之,交际性语言对建立温馨、和谐的医院环境、密切医患关系、缩短医患距离、增强医疗效果都具有非常重要的作用。但不可否认的是,现实中有部分医务工作者认为跟病人进行交际性语言沟通没有必要,每天都以冷面孔示人,对病人缺乏必要的热情和关心,搞到医患关系很紧张。

## (二)从语言形态进行分类

从形态意义上,可以将语言分为口头语言、体态语言、书面语言三种类型。相应的医务语言也可以分为医务口语、医务体态语、医务书面语。其中体态语作为口语的辅助形式,有学者将其合并到口语范畴一并阐述。

### 1. 医务口语

医务口语,是医务人员在诊疗活动过程中运用付诸听觉的有声语言与病人及家属进行交流的语言形式。医务口语既然是口语,就要遵守口语表达的一些特点和原则,例如,要求使用的是约定俗成的标准口语,而不是只有少数人才听得懂的专业术语,这也要求医务工作者在与患者和家属交流的时候,将专业性很强的医务术语尽量转化成患方易于听懂和理解的语言。口语表达要遵守语法、构词和造句规则,而不是零碎、断续、词不答意的胡编乱诌。

此外,口语表达时交流双方是面对面的,所以交流时还要注意对方情感、情绪的变化以及交流场合、交流环境是否适宜等因素。

掌握医务语言口语表达的方法和技巧,讲究和病人谈话的艺术,是医务人员的一项基本素质,是促进医患交往顺利进行的重要前提和保证。正因为如此,医务人员和医学教育工作者越来越认识到医务语言学教育和医患沟通教育的重要性和必要性。在医学院校的人文素质教育课程和医务工作者的继续教育课程里面已经逐步加入了相关的内容。

### 2. 医务体态语

体态语是口语的辅助手段,一般人与人交流时,一个表情、一个手势往往直接反映了交流双方的情绪、态度。就医务人员和患者这一特殊的群体和诊疗工作的特殊性来看,医务人员的体态语是对诊疗过程中的口语表达起到补充作用、配合作用、阐明作用和深化作用的一种"伴随语言"。

例如,一个病人得了很严重的疾病,医生为了照顾患者的情绪,采用了一种保护性的表述,"不严重,配合治疗会好的。"可是患者并没有相信这位医生的话,因为他通过这位医生严肃的表情已经对自己的病情有了基本的判断。

患者的体态语对于诊疗过程更为重要。坦普尔大学人类学基础研究教授伯德惠斯特尔博士曾经说过:"病人身体的每一个活动部分几乎都在向医生传递一种信息。"这里可以解读出两层意思:其一,从一般交际意义来讲,患者的体态语表达了患者的内心想法和态度。例如,当患者对医生关于病情的解答很期待时,会露出期待的眼神;当患者对手术或其他诊疗存在畏惧时,虽然嘴上说不怕,但表情和动作已经出卖了自己;当患者在被问及私密问题时,如果回答的闪烁其词或吞吞吐吐时,采集病史的医生要对病史的可靠性和真实性打个问号。其二,病人的体态语传递了病人的疾病信息,医学专业称之为"体征",对于疾病的诊断有着不能忽视的作用。一个正确诊断的形成,要结合病人的病史、症状、体征,结合实验室检查和仪器检查才可以作出判断。当然对于一些常见病、多发病,经验丰富的医生往往根据体征就基本能够作出正确的诊断,例如,骨折病人的强迫体位。

3. 医务书面语

医务书面语大致可以分为以下几类:记述性医务书面语、结论性医务书面语、处置性医务书面语和科研性医务书面语。

记述性医务书面语是医务人员记述患者疾病病史、发病过程、治疗经过使用的语言,从患者到门诊看病到住院治疗,门诊病历、入院记录、病程记录、护理记录、出院记录基本都属于记述性医务书面语。

结论性医务书面语是指医务工作者对疾病性质所作出的判断性意见。常见的结论性医务书面语主要有医生的诊断、辅助检查报告、病理报告、其他医学鉴定等。

处置性医务书面语是指医务人员下达给病人或者护士、同行遵照执行的医嘱和处方。

科研性医务书面语是指梳理医学基础实验结果、总结临床诊断治疗经验、进行学术研讨交流的科学研究成果。正是有了科研性医务书面语的存在,医学科学才得以在不断总结、研究、交流的基础上发展和进步。

# 三、提高医务语言修养的意义

## (一)提高语言修养是医务人员提高自身素质的需要

在新医学模式的导向下,医学不能只求了解病体,同时必须了解患者。台湾大学医学院前院长谢博生教授在他的文章《医业执行的人文基础》中明确提出"全人医疗"的概念,"医学的对象是整个人,必须考虑人的整体性,人具有尊严性及个性,人的心与身彼此互相影响。人的尊严性是人的整体性不可缺少的一个部分。医业的执行必须超越患者的身体,尊重患者的尊严性,了解患者的心理与情绪而不能只针对疾病。"

医亦人学,这使得医疗语言的语境系统十分复杂,从学科知识来说可能涉及心理学、交际学、社会学、语言学和伦理学等知识。从医者的能力来说,可能涉及个人的观察能力、交际能

第三章 医务语言学修养

力、领悟能力和语言表达能力等，而这些归结起来仍旧是医学的最本质问题——医者的自身的人格力量和医学的人文特点。

**（二）提高语言修养是医务工作者进行诊断和治疗的需要**

希波克拉底曾说过：医生看病有三大武器，一是药物，二是手术刀，三是语言。这充分说明了语言对于医务工作者进行疾病诊断和治疗的重要作用。对医务语言的重视是医学作为一种仁术的根本性质决定的，也是医学存在和不断发展的本质需要。

医生接待一位患者，从开始的问诊到接下来的治疗，无处不在使用着医务语言。只有运用恰当得体的语言进行问诊，才能得到患者的信任和配合，才能获得全面真实的的病史，才有可能对疾病做出正确的诊断。

随着医学模式的转变，心理因素和社会因素在疾病的发病和治疗过程中扮演着愈来愈重要的角色。医务人员恰当的语言可以减轻患者的心理压力、思想负担进而对疾病的转归起到良好的作用。语言甚至成为临床治疗的一个不可或缺的常用工具。特别是对于临床心理学而言，语言的作用更为重要，如心理咨询与心理治疗。

**（三）提高语言修养有利于增进医患沟通，建立和谐的医患关系**

医患关系是医疗人际关系中最主要的一种关系，是以医疗职业为基础、道德为核心、法律为准绳，并在医疗实践活动中产生与发展的一种人际关系。医患沟通属于医患关系中的非技术层面范畴，是医患关系的重要内容之一，包含了医患双方交往中社会、心理、法律的关系，成为当前卫生改革的一个突出问题，越来越受到重视。中华医院管理学会的数据显示，由于医患沟通不够、医患关系不和谐导致的医疗纠纷约占总量的 2/3。提高语言修养，学习与患者沟通的艺术，是建立良好医患关系，减少医疗纠纷的关键。

**（四）提高语言修养是医学伦理学对医务工作者提出的道德要求**

20 世纪 80 年代，基于对日常临床诊疗中出现的各种各样的伦理问题的解决，以芝加哥大学内科教授 Siegler 为代表的美国学者提出了临床伦理（Clinical Ethics）这一概念。从临床伦理的视角看，在临床判断和决定中，对患者最好的判断不仅是医学上的妥当性、适当性，还需要站在患者生活的角度，考虑到患者自身的意向、个人的状况以及患者周围的状况，征求患者的理解和承诺。这要求医生首先要充分掌握患者的信息，在收集患者信息时不但要掌握有关患者疾病的信息，还要充分了解患者的期望、忧虑、不安、家庭及经济等有关患者生活背景的信息。因此，伴随临床伦理的医患语言沟通的过程也是医生与患者从信息共有到达成共识的过程，它要求医生不仅要具备能使患者充分理解的信息说明技能，而且需要具备能与患者共感、引导患者主动、自由倾诉的技能。

**（五）提高语言修养是医学美学的客观要求**

从医学美学角度来讲，医学口语审美要求有朴实性、礼貌性、准确性、简明性等。意思就是说要达到医学美学的审美要求，医务工作者在与患者进行口语交流的时候要注意运用通俗易懂的语言，在准确传递疾病及治疗相关信息的前提下，尽量简明扼要，要根据患者的具体情况，比如文化程度、年龄、职业等选择恰当的语言，做到礼貌待人。

对于医务体态语的审美要求有微笑自信的表情、肯定果断的手势和娴熟流畅的检查手法，这些都能增加患者对医者的信任、减轻患者对疾病的焦虑、增加患者对治疗的配合，加之热情的服务、真诚的关心和及时的帮助都无疑可以进一步增进医患关系、促进疾病治疗。

# 第二节　医务口语

## 一、医务口语表达的原则

医患之间的交流，内容丰富、主题广泛，但交流双方的最终目的都是如何尽快尽好的解除患者的病痛。双方围绕治病救人、和谐医患关系开展的交流，对医务人员来说，口语表达主要应该把握以下几个原则。

（一）礼貌性原则

医务人员不能因为病人的职业、文化程度、经济状况等因素对其有冷漠、轻视等情绪，更不能将自己在生活中的不良情绪带到工作中来，要亲切和蔼的对待每一位患者。一个面带笑容、言语亲切的医生可以消除患者对医院环境的紧张情绪和对疾病的焦虑心理，可以初步建立良好的医患关系，为患者对医生的充分信任和配合治疗打下好的基础。

不能否认的是现在有些医生自认为医术了得，高高在上，对患者态度生硬，丝毫不顾及人与人之间交流的基本的相互尊重，根本不知道对待病人礼貌为何物。这些大概也是当前医患关系紧张的情感因素之一了。事实上这种自认为医术高超的人，连基本的何者为医都搞不清楚。医者，医的不仅仅是患者的身，还有患者的心。

（二）适度性原则

适度性原则指的是在与患者进行交流时，要把握分寸，适时有度。例如，跟患者解释病情的时候，既要让患者听懂且满意，还要把握分寸，因病而异。对于病情较轻者不可超越病情，漫无边际的闲扯，显得不庄重；对病情较重者不可直接告诉患者本人，或者存在夸大和恐吓的成分，打击患者治疗积极性和治疗信心。一般对于危重病人的病情应本着适度保密的原则，不宜直接告诉患者本人，而是告知患者亲属。

（三）针对性原则

针对性原则有三层意思：一是针对患者，二是针对病情，三是针对交谈目的。

首先，跟不同患者进行交流时，要能够根据患者的年龄、性别、职业、文化水平、性格特点等选择合适的谈话方式。如向一个知识分子解释病情和向一个目不识丁的人解释病情，使用的语言和篇幅肯定是不一样的。前者可以直接下"门诊随访"这样的医嘱，相同的医嘱，后者可能就不一定能听的懂了，需要进一步的解释。

二是要根据患者患病的种类以及病情严重程度选择合适的谈话方式。如对一个癌症晚期的病人，要充分照顾到患者的情感需要，多用抚慰和鼓励性语言。

三是谈话方式的选择要针对交谈的目的。医生和患者进行交谈的目的有时是为了采集病史，有时是为了解释病情，有时是为了人际交流。在采集病史和解释病情的时候，应该适当严肃,给患者透露专业性、权威性的信息。而在日常人际交流时,应尽量放松,面带微笑,让患者在忍受病痛折磨的时候,能感受到来自医生的关爱和温暖。

（四）抚慰、鼓励性原则

在医疗过程中,医务人员应多用抚慰和鼓励性语言。目前,在临床上广泛应用的支持性心理疗法和安慰剂疗法都是医务口语表达和患者心理因素共同作用而起到治疗作用的良好体现。俗话说:"良言一语三冬暖,恶言一句六月寒",就是这个意思。

（五）专业性原则

医生的职业是一个知识性、技术性很强的职业,医生在患者眼中是一个权威性很强的专家。在和患者交流的时候,除寒暄、问候以外,医生在问诊、治疗、解释病情等情境下,应使用规范的医务语言。这样可以使患者充分信任医生的专业性,更放心、安心的配合诊治。

## 二、医务口语的特点

1. 应用最直接

医务口语是医生、护士和患者及家属接触交流最直接的方式之一,俗话说"张嘴就来",口语交流说白了就是说话、聊天,当然要把这话说好、聊好是需要不断学习、不断积累的。

2. 应用最便捷

还是那句"张嘴就来",只要交流双方都在,双方都有交流意愿,随时随地都可以进行交流,这就是口语表达最便捷的表现。

3. 应用最广泛

医疗工作从某种意义上来讲就是人的工作,在诊疗过程中,到处充斥着人的因素,有人存在的地方,就少不了交流,就少不了语言。医生、护士、患者、家属、医技人员,他们之间的交流无处不在,而且以口语交流应用的最广泛。

4. 情感最丰富

相对于医务书面语而言,医务口语是交流双方面对面的信息交流方式。在交流时,传递的不仅仅是信息,更多的是情感。比如亲切的问候、感同身受的同情、细致诚恳的劝解等。

5. 信息量最大

口语交流因为交流起来最直接、最便捷,所以在相同的时间内,可以传递更多的信息量。

6. 内容最丰富

医务口语有很多的表达方式和表达目的,可以嘘寒问暖、可以亲切问候、可以采集病史、可以解释病情、可以征求意见、可以下达医嘱……所以,从这个意义上而言,医务口语是内容最丰富的交流方式。

## 三、医务口语的作用

1. 医务口语的治病和致病作用

医务口语也是医患面谈,贯穿了对病人诊断和治疗的全过程,是临床核心技术之一。通过与病人良好的融洽的面谈,医生不仅能正确诊断疾病,还可以与病人建立良好的合作治疗关系,使病人参与治疗的能动性增加。以往的研究也表明,成功有效的面谈与病人的满意度、治疗依从性、治疗结果呈显著正相关。现代医疗实践业已证明,医务人员对病人的开导和劝慰具有明确的治疗作用。

好的语言可以促进疾病的好转,具有治病作用;相反,恶的语言可以导致病情的恶化或直接导致疾病的发生。我们经常在影视情节中看到这样的情景,一位老人家,在猛然受到刺激后,忽然手捂胸口,倒了下去。这是突然刺激导致的心脏病发作。医务人员温暖的抚慰、真诚的鼓励可以唤起患者战胜病魔的信心和毅力。相反的,医务人员冷漠的言语、恶意的打击以及用词不当等可以使患者丧失治疗的信心。

2. 医务口语的目标指向作用

根据交流的目的不同,医务口语有着不同的目标指向。如询问性语言,是为了采集病史等对疾病诊治有价值的信息;处置性语言是为了给患者下达医嘱;说明性语言是为了向患者说明病情进展、解释治疗经过等等;抚慰性语言是为了解除患者紧张、焦虑状态而做的医患沟通。

3. 医务语言的交际作用

(1) 树立医务人员和医院的文明形象。

医院的形象很大程度上是通过医生的形象树立的,要在社会上树立良好的形象,获得群众的口碑,不仅靠医生的技术水平和诊疗效果,也要靠医务人员的文明形象和服务质量。医务人员与病人的人际沟通是医院公共关系的主要传播方式之一,提高医务人员的语言表达能力和语言艺术,有利于融洽医患关系,树立文明的、良好的社会形象。

(2) 传播社会文明风尚。

医务人员是社会成员的一部分,而且每一位社会成员都与医务工作者存在或多或少的接触,医务人员语言修养的提高,可以直接影响或导向社会文明风尚。每一位医务工作者应以此为己任,在治病救人的同时,让文明之风吹拂到每一位患者和社会的每一个角落。

(3) 医患双方相互学习的媒介。

每一个人身上都有值得学习的长处。医务语言是医患双方相互学习的媒介。患者可以从医生这里学到一些简单的医学知识,文明的语言修养。医生也可以从患者那里学到与病魔作斗争的坚强的意志,甚至是优秀的人格魅力或其他优秀品质。

## 四、医务口语表达的艺术

1. 善于倾听

倾听也是一种艺术,倾听是获取患者相关信息的主要来源。现代社会快节奏的工作、生活,很少有人愿意花时间来听别人说话。包括某些医生也不例外。有的医生在听患者描述病情的时候,缺乏耐心,随便听几句就武断地作出结论,更别提跟患者谈心、交流。

"聽"是听的繁体字,从这个字的结构上,不难看出,听不仅仅用耳朵,还要有目光交流,用心灵去倾听。医务人员要学会主动倾听、认真倾听。

2. 用语得体

在与患者交流时,要注意礼貌原则,运用得体的称呼语,对患者表示尊重。在向患者解释病情的时候,特别是与重病患者交流疾病情况时,要多用肯定、激励的语言,安抚患者的情绪,拉近与患者的距离。

3. 规范表达

医务人员职业的特殊性,很多医学专业术语患者未必能听的懂和理解的到。在与患者进行交流谈话时要表达准确,通俗易懂的前提下,规范化使用医务语言。多用保护性语言,避免尴尬性语言,切忌伤害性语言。同时应摈弃粗言秽语或者不文明语言,维护医生文明社会形象。

4. 适时反馈

在与患者进行交流的过程中,要适时、恰当地给予患者反馈信息,鼓励和引导医患沟通。

5. 注意语境的影响

语境即是说话时的环境,包括时间环境和空间环境。与患者和家属进行医务口语交流时,要选择合适的时间和适宜的地点。例如,谈话时碰到患者情绪不佳,可以换个时间再谈;谈话的内容涉及病人的隐私,可以考虑到医生办公室等人员相对少的地方谈等。有的医院为了解决病人的谈话问题,专门设有病人谈话室,这是一个值得借鉴的做法。

6. 注意根据谈话对象的背景选择谈话方式

在与患者和家属进行口语交流时,要充分考虑到患者及家属的社会背景、文化背景,有针对性地选择交流方式。

社会背景:患者的性别、年龄、职业、社会阶层等都是谈话时需要考虑的因素。跟老年人交流时,要注意使用敬语,如"老大爷""老先生""您老"等。

文化背景:患者的文化水平、职业、社会阅历、生活习俗等。例如,与一个文化水平不高的患者交流时,要充分考虑到患者的理解能力和接受能力。对一个回民进行糖尿病饮食教育时,要充分考虑到民族饮食习惯等。

7. 让医患交流充满微笑

微笑是世间最美的表情,微笑是化解一切矛盾的润滑剂。真诚的微笑没有人会讨厌。俗语讲"见面三分笑",虽然不能要求深受病痛折磨的患者和家属笑容满面,甚至有时他们会因为对疾病的焦虑和着急展现出愁容和怒气,但医务人员可以用真诚的微笑迎接病人,用真诚的微笑化解病人的痛苦和怒气,用真诚的微笑溶解医患关系的寒冰,让医患交流更加融洽、和谐,充满微笑。

关于医患沟通,重庆医科大学附属儿童医院总结出的"三个层面""六种沟通方式"值得借鉴。"三个层面"是:①对普通患者,主治医师查房时在床旁将病情、预后、治疗方案与患者(家属)进行沟通;②对疑难、危重患者,由医疗小组直接与家属进行沟通;③对常见病、多发病患者,进行集中沟通。"六种沟通方式"是:①一个要求:要求医务人员诚信、尊重、同情、耐心;②两个技巧:即倾听、介绍技巧;③三个掌握:掌握病情、掌握费用情况、掌握患者(家属)心理;④四个留意:留意患者(家属)感受、留意患者(家属)期望值、留意患者(家属)沟通反应、留意患者(家属)情绪状态;⑤五个避免:避免强求、避免刺激、避免深奥、避免刻意、避免压抑;⑥六种方式:预防为主方式、交换沟通方式、集体沟通方式、书面沟通方式、协调统一沟通方式、实物对照沟通方式。通过五年多的实践,重庆医科大学附属儿童医院的医务人员逐渐形成了一项共识:在成功的沟通交流中,患者、家属需要的不仅是医学知识、医疗技术,更多的是需要医院的人性化关怀。医院在每一个医疗程序中都体现出关爱,体现出心灵的沟通,体现出生命的价值,其成功的医患沟通制也为创造和谐的医患关系,构建社会主义和谐社会做出了积极贡献。

# 第三节 医务体态语

## 一、体态语的特性

### (一)体态语对口语存在依附性

体态语可以作为口语表达的一种辅助手段存在,也可以独立存在。作为口语辅助手段时,具有口语表达的广泛性和直接性等特点,用来辅助或增强口语表达时信息的传递和情感的传达。口语表达时如果没有体态语的辅助,形式上会显得单调,内容上会显得单薄,相反,如果配合体态语,就会更容易将思想感情表达出来,形象且生动。有时,体态与也可以单独作为表达情感和传递信息使用,例如,人一皱眉,就表示生气,一点头,就表示同意。这时候往往不需要有声语言的存在,同样可以将意思表达出来。

### (二)体态语表达意思具有模糊性

前已述及,体态语有时候可以独立于有声语言之外传情达意,但有其局限性。一般情况下,体态语表达意思是明确的,例如,作为一般交际使用的握手、点头、微笑表示礼貌和问好。但有时候,体态语又不像有声语言表达意思那么明确,那么容易理解。例如,单手抬起的动作在不同语境可以表达多重意思,课堂上或会议上,单手抬起,常规意义上我们理解为有发言要求;外出路上,碰到熟人,单手抬起,可以表示打招呼、示好的意思;两人交谈,一人喋喋不休,另一人中途作了一个单手抬起的动作,我们理解为打断对方或有意终止谈话的意思。这时候,理解体态语的含义要结合语境。

再举个例子,有时,我们可能会碰到用手势多过言语的领导。假设这样一个场景,一位新入职的员工,应召进入领导办公室,惴惴不安、惶恐万分。刚进门,看到领导冲自己抬了抬头,努了努嘴,心想这意思是让我坐下?是让我汇报工作计划?是让我自我介绍?还是……刚坐下,清了清嗓子,准备自我介绍,领导来了一句"把门关上"。这虽然是个笑话,但在生活中,因为一个没有明确说明的动作引发的误会或笑话估计也不在少数。

### (三)体态语往往透露真实心理

有时候,人们在交际中,可能会避免不了的说一些所谓的善意的谎言或言不由衷的话,但,言语上可以遣词造句、造假敷衍,但往往一个表情、一个动作早将真实的情感悉数表达。比如,一个嘴上说着"不怕不怕"的手术病人,恐惧的眼神和签字时颤抖的双手已经能够充分说明了对手术的惧怕。当谈话医生注意到这一情况后,立刻将手术的成熟度、风险系数、大致操作过程给患者重新做了一次介绍,同时加以适当的抚慰,才适当缓和了患者的紧张和害怕情绪。

有部电视剧,介绍的是一组侦探专家靠观察犯罪嫌疑人的微表情和不自觉的动作,读出嫌疑人的真实心理,从而破获一个又一个案件的故事。虽然电视剧说的是犯罪心理学和侦探学所探讨的内容,但说明的问题是,一个人在说话时会有一些下意识的表情和动作,特别是说谎话的时候,这些表情和动作往往透漏了真实的心理。

（四）体态语具有多种表现类型

体态语大致可以分为表情语、眼神语、手势语、体姿语和首语。人们有什么样的心理反应和情绪体验,就会相应的用适当的体态语形式表现出来,例如,手舞足蹈表达的是欢快和兴奋;愁眉苦脸表达的是担忧、苦恼;暴跳如雷表达的是愤怒异常等。各种体态语常可以协同使用。例如,高兴的时候,面带笑容配合手舞足蹈,甚至轻盈的步伐和欢快的吟唱;愤怒的时候怒目圆睁、青筋突暴、顿足、暴跳等。

## 二、医务体态语的作用

（一）医务体态语可以直观指示疾病

临床医生诊断疾病除了依赖患者自述的症状以外,患者身体直观表现出来的状况也是依据之一,医学上称之为体征。体征就是病人的体态语直接作用于医生的视觉和触觉来传递病人疾病状况信息,辅助医生作出临床诊断的姿势、表情、动作等。体征对于疾病的指示作用具有直观性,例如,医学上的"强迫体位"。

（二）医务体态语辅助或增强口语信息和情感的表达

医务体态语作为一种辅助手段,对口语表达时的信息和情感表达起到一定的放大或增强作用。从这个意义上来讲,这既是体态语的作用,也是体态语的特点之一。

（三）医务人员体态语可以诠释职业权威

医务人员解释病情时笃定的眼神和神态,为病人查体或其他技术操作时娴熟的手法,甚至是在察看病历或检查报告时,蹙眉沉思,阻止病人不当行为的一个手势,无不在诠释着职业权威。

（四）医务人员体态语可以树立文明职业形象

医务人员文明的体态语可以树立医生良好职业形象,甚至可以引领社会文明风气。医务人员不同于社会其他职业形象,应保持严谨、文明的职业形象。使用体态语时动作幅度不应过大、夸张,同时,应摈弃不良体态语言,例如,人前抠眼、挖鼻、挤眉弄眼、耸肩抖腿。特别是在查房或诊疗时,轻者给人以不雅观的观感,重者使病人丧失对医务人员的信任感,影响疾病诊疗,有损医生形象的社会评价。

## 三、病人特殊体态语的临床意义

前已述及,病人特殊体态语对疾病诊断有重要作用,有些表情、姿态、步态经过临床验证和总结,已经成为一些疾病据有诊断意义的体征而指导此类疾病的诊断。下面选择临床常见的病人体态语举例说明。

（一）发育状态

人体的生长发育在每一阶段都有每一阶段的参考状态,即在一定的年龄范围内,不同性别的身高该达到多少为正常,体重该达到多少为正常,智力该达到多少为正常等。否则,就是异常,异常就意味着可能是病态。比如,侏儒症、巨人症、肥胖症、呆小症等。

（二）面容和表情

（1）急性病容:病人面颊潮红、兴奋不安、呼吸急促、痛苦呻吟等,见于急性感染性疾病。

（2）慢性病容:病人面容憔悴、面色苍白或灰暗、精神萎靡、瘦弱无力,见于慢性消耗性疾病。

（3）病危面容:病人面容枯槁、面色灰白或发绀、表情淡漠、眼眶凹陷、目光无神、皮肤湿冷,甚至大汗淋漓,见于严重脱水、出血、休克等病人。

（4）二尖瓣面容:病人面容晦暗、口唇微绀、两面颊呈淤血性的发红,见于风湿性心脏病二尖瓣狭窄病人。

（5）甲状腺功能亢进面容:病人面容惊愕、眼裂增宽、眼球凸出、目光闪烁、表情兴奋激动易变。

（6）满月面容:病人面容圆如满月、皮肤发红、常伴痤疮和毳毛。见于肾上腺皮质增生和长期应用糖皮质激素的病人。

（7）肢端肥大症面容:病人头颅增大、面部变长、眉弓及两侧颧部隆起、耳鼻增大、唇舌肥厚、下颌增大向前突出。

（三）体位

病人可因疾病性质或意识状态的不同,而采取不同的体位。常见的有自动体位、被动体位及强迫体位等。

（四）四肢、脊柱与步态

健康人躯干端正、脊柱无畸形、肢体动作自如、步态稳健协调。某些疾病可使患者步态异常或姿势改变,如小脑疾病时呈醉酒步态;震颤麻痹症患者呈慌张步态;四肢畸形或脊柱疾病,可引起姿势和步态的异常。

# 第四节　医务书面语

## 一、医务书面语的特点

以病历为例,医务书面语的特点主要有七个方面。

（一）专业性

每个行业都有行业的专用词语和固有的专业术语,特别对于医疗行业技术性、专业性比较强的行业而言,医务人员无论在口语表达还是书面语记述时均要采用专业术语,当然在口语表达中,由于考虑到患者的理解力和领悟力问题,常将专业术语尽可能转化为大众语言来和患者交流。

例如,口语"第二天清早"病历中应说"次日晨";口语"心慌""拉肚子"在病历中得写"心悸"

"腹泻";口语"吊水""打吊针"在病历中只能说"静脉输液",口语中说"上气不接下气",医学术语中则说"气短"或"呼吸困难"等。

### （二）准确性

病历是医务人员用来记录患者的病史、发病过程、症状、体征、诊断、治疗经过等内容的专业文体,是医生用来诊断和观察病人病情发展变化的依据,是病人出院后,作为档案留存供同行研究的医学资源以及发生医疗纠纷和医疗事故时的法律证据。所以,必须要保证病历的准确性,失去了准确性的病历不仅失去了存在的意义,更可怕的是它往往成为误导医生错误诊断的罪魁祸首。

例如,"骨软骨瘤"和"软骨瘤"是两种完全不同的疾病,也是两种不同的治疗方法,"软骨瘤"病必须实施手术刮除,而"骨软骨瘤"病可以长期观察不用采取手术疗,一字之差就会造成无法挽回的损失,甚至会严重威胁到病人的生命。由此可见,病历准确性的重要性可见一斑。

### （三）真实性

举个反面例子来说,如果医务人员不能按规则进行查体和问诊,不了解真实的病情,靠凭空想象被动完成病历的书写任务,这样的病历失去了真实性,那么,这样不真实的病历有什么不良后果呢?其一,它严重影响了对病情的诊断和治疗,对患者的生命危害极大;其二,它为医患纠纷的发生埋下了隐患,或者说这种行为对患者而言是极其不负责任的,患者的合法权益将无从得到保护。其三,病历作为宝贵医学资源的作用将不复存在,甚至起到反作用。因此必须确保病历的真实性。

### （四）完整性

应用文的写作要求讲究叙述的完整性,即记叙六要素要齐全,包括事件发生的时间、地点、人物、原因、经过和结果。病历的记录要参考此完整性的要求,把病史、疾病的发生、发展、转归的过程、治疗的经过和结果详细地描述出来,这样有利于医生据此做出准确的诊断。完整性表现在病历材料的各个方面中,如在病历首页中患者的基本情况,每一项都有其重要作用,要填写齐全,做到不缺项、不漏项。假如患者的联系人电话漏填,一旦出现危急情况则无法与其取得联系;如果患者的血型不填,一旦出现生命危险时则无法在第一时间内找到相应的血型。病历中的每一项都是治疗过程中的重要信息,所以必须要保持病历的完整性。

### （五）及时性

病历书写的及时性是指病历书写要在可能的情况下尽早完成。按规定,一般情况下,首次病程记录是指患者入院后由经治医师或值班医师书写的第一次病程记录,应当在患者入院8小时内完成。急诊病人要立即写出病历,如确因抢救不能完成时,应及时书写首次病程记录,待病情允许时再完成住院病历。因为患者的病情是在不断进展、变化着的,特别是危重病人的病情进展可以说是瞬息万变,及时将病情变化及相应的处置记录下来,一是方便上级医生或会诊医生了解病程及治疗经过,在最短的时间内找到最好的治疗方法。二是规避医疗纠纷。例如,一个上消化道溃疡穿孔的病人急诊入院,值班医生及时的完成了病历书写和术前谈话。在请病人家属在手术同意书上签字时,家属表示要和家里其他成员商量后才能做出决定。待决定签字时，已是 4 个小时之后的事了。术后第二天，病人家属无理取闹投诉值班医生"故意拖延"手术时间，使得患者没能得到及时有效的治疗。幸好，我们的值班医生在患者入院后，及时完成了病历书写，详细记录了病人的入院时间、术前谈话时间以及家属同意签字的时间，有效的规避了一起医疗纠纷。从某种意义上来讲，这也是医生无奈的自我保护的一种方式，试想如果值班医生没有及时的记录下这一系列的时间，后果可是不堪设想的。

（六）精炼性

一般患者在就医时，迫切的想让医生完整、详细的了解自己患病的经过，生怕漏了哪个细枝末节，就会导致医生诊断的偏差，所以通常患者自己介绍病情的时候，主述会比较冗长、烦琐。碰到这种情况，医生应根据患者的描述，结合患者的症状、体征，运用专业知识和医学逻辑进行初步的判断，然后再对病人的病史进行有针对性的询问，进一步验证初步判断（之后还可以结合辅助检查作出最后的诊断）。病历记录时要在准确描述患者病情的前提下，对患者的描述进行概括与提炼，变成具有简洁、清晰、明了的医学专业描述。一方面使病历看起来精练、整洁，更重要的这也是医务书面语专业性和规范性基本的要求。

（七）层次性

层次是写作内容逻辑以及作者思维顺序的反映。人们通常说的先写什么、后写什么，就是层次。因为任何事物的发展过程有其阶段性，人们认识事物也有渐进性，所以任何写作都要讲究思路清晰，要符合逻辑顺序。病历书写也不例外，层次分明即是对病情的描述、诊断及治疗要按照一定的逻辑顺序清楚明确地叙述出来。安排好层次有助于阅读病历的人准确获得患者的病情和治疗过程及结果，对于所有的医务书面语而言，基本都是一个规定的结构、层次。

就病历中的入院记录而言，主要内容和层次如下：

（1）患者一般情况，包括姓名、性别、年龄、民族、婚姻状况、出生地、职业、入院时间、记录时间、病史陈述者。

（2）主诉，是指促使患者就诊的主要症状（或体征）及持续时间。

（3）现病史，是指患者本次疾病的发生、演变、诊疗等方面的详细情况，应当按时间顺序书写。内容包括发病情况、主要症状特点及其发展变化情况、伴随症状、发病后诊疗经过及结果、睡眠和饮食等一般情况的变化，以及与鉴别诊断有关的阳性或阴性资料等。①发病情况：记录发病的时间、地点、起病缓急、前驱症状、可能的原因或诱因；②主要症状特点及其发展变化情况：按发生的先后顺序描述主要症状的部位、性质、持续时间、程度、缓解或加剧因素，以及演变发展情况；③伴随症状：记录伴随症状，描述伴随症状与主要症状之间的相互关系；④发病以来诊治经过及结果：记录患者发病后到入院前，在院内、外接受检查与治疗的详细经过及效果。对患者提供的药名、诊断和手术名称需加引号（""）以示区别；⑤发病以来一般情况：简要记录患者发病后的精神状态、睡眠、食欲、大小便、体重等情况与本次疾病虽无紧密关系、但仍需治疗的其他疾病情况，可在现病史后另起一段予以记录。

（4）既往史，指患者过去的健康和疾病情况。内容包括既往一般健康状况、疾病史、传染病史、预防接种史、手术外伤史、输血史、食物或药物过敏史等。

（5）个人史、婚育史、月经史、家族史。①个人史：记录出生地及长期居留地，生活习惯及有无烟、酒、药物等嗜好，职业与工作条件及有无工业毒物、粉尘、放射性物质接触史，有无冶游史;②婚育史、月经史:婚姻状况、结婚年龄、配偶健康状况、有无子女等。女性患者记录初潮年龄、行经期天数、间隔天数、末次月经时间(或闭经年龄),月经量、痛经及生育等情况;③家族史:父母、兄弟、姐妹健康状况,有无与患者类似疾病,有无家族遗传倾向的疾病。

(6) 体格检查应当按照系统循序进行书写。内容包括体温、脉搏、呼吸、血压,一般情况,皮肤、粘膜、全身浅表淋巴结,头部及其器官,颈部,胸部(胸廓、肺部、心脏、血管),腹部(肝、脾等),直肠肛门,外生殖器,脊柱,四肢,神经系统等。

(7) 专科情况应当根据专科需要记录专科特殊情况。

(8) 辅助检查指入院前所作的与本次疾病相关的主要检查及其结果。应分类按检查时间顺序记录检查结果,如系在其他医疗机构所作检查,应当写明该机构名称及检查号。

(9) 初步诊断是指经治医师根据患者入院时情况,综合分析所作出的诊断。如初步诊断为多项时,应当主次分明。对待查病例应列出可能性较大的诊断。

(10) 书写入院记录的医师签名。

## 二、医务书面语的作用

### (一) 医务书面语是诊疗活动的客观记录

医务书面语具有档案作用。一份标准病历能够反映出医务人员对患者疾病诊断和治疗的全过程,一般病人入院后,要作为档案报送病历室保存。一方面,作为一旦发生医疗纠纷时,查看原始记录之用,另一方面,特别是一些疑难杂症的病,更是一份不可多得的医学财富。病历的内容来源于实际的诊疗活动,记录了患者疾病的发病原因、症状体征、辅助检查表现、诊断、治疗过程、治疗结果等,这种记录应该实事求是,具有客观性。

### (二) 医务书面语是医务工作的真实反映

医务书面语一般由具有执业医师(护士)资格的医务人员记录(如系实习医生或护士记录,必须有上级医生、护士签字确认),直接而全面的反映了医务人员的整个医疗行为,包括医学基础理论水平、语言文字功底、诊断思维的科学性、辅助诊疗技术使用的合理性、治疗的有效性,甚至能反映出记录者对病人和工作的责任心(查房、检诊、交班的落实情况等)。

### (三) 医务书面语是医疗质量评价的载体

前已述及,病人出院以后,病历等医务书面语是要报送病历室,作为档案长期保留。这些病历记录与反映了患者住院时医务人员个人乃至整个医院的医疗质量和服务质量,是一种评价载体。

### (四) 医务书面语是临床科研的宝贵资料

一份高质量的病历,可以反映疾病的发生、发展、变化、转归的过程和规律,对于疑难杂症和罕见病、危重病具有宝贵的参考和研究价值,为临床科研做贡献。临床科研的研究成果终究应用于临床实践,这样良性循环、循序渐进,使得医学事业不断攻克一个又一个难关,迎来不断发展、日新月异的医学明天。

（五）医务书面语是处理纠纷的法律依据

一旦产生了医患纠纷,病历就成为了法律证据。因为医疗纠纷处理时,特别是对医疗事故的责任进行认定时,要评价医务人员的医疗行为有否过错、医疗技术有无过失,必须以医疗文书为依据。医务人员、患者和医院三方都可以以原始病历为依托,维护自身合法权益。

（六）医务书面语是医务人员的特殊名片

对一名医生进行评价的尺度或方式可以有很多,但医务书面语的书写绝对称得上是一名医生的特殊名片。评价指标可以有格式的规范性、内容的完整性、思路的条理性等。一个医学基础知识不扎实、文学功底浅薄、工作责任心不强的医生是写不出一份好的病历的。这也是为什么在对实习生实习工作进行考核时,病历书写是必考项目的原因之一了。

## 三、医务书面语的书写规范和要求

### （一）一般要求

1. 严格医务书面语的书写规范

严格遵循《病历书写基本规范》的要求的进行书写,注意把握医务书面语的几个特点,即在书写中体现准确性、真实性、及时性、精炼性、完整性、专业性、层次性。

2. 兼顾语言功底和审美要求

医务书面语不仅仅是纯医学专业词语的堆砌,在书写过程中,要注意准确的构词、准确的造句、准确的使用标点符号,注意行文的逻辑性和层次性。从审美角度来讲,字迹规范、页面整洁都是书写者应该追求的。

### （二）病历写作内容和规范

这里简要介绍门诊病历和住院病历的主要写作内容和规范。

门(急)诊病历记录分为初诊病历记录和复诊病历记录。初诊病历记录书写内容应当包括就诊时间、科别、主诉、现病史、既往史、阳性体征、必要的阴性体征和辅助检查结果、诊断及治疗意见和医师签名等。复诊病历记录书写内容应当包括就诊时间、科别、主诉、病史、必要的体格检查和辅助检查结果、诊断、治疗处理意见和医师签名等。

门(急)诊病历记录应当由接诊医师在患者就诊时及时完成。急诊留观记录是急诊患者因病情需要留院观察期间的记录,重点记录观察期间病情变化和诊疗措施,记录简明扼要,并注明患者去向。抢救危重患者时,应当书写抢救记录。门(急)诊抢救记录书写内容及要求按照住院病历抢救记录书写内容及要求执行。

住院病历内容包括住院病历首页、入院记录、病程记录、手术同意书、麻醉同意书、输血治疗知情同意书、特殊检查(特殊治疗)同意书、病危(重)通知书、医嘱单、辅助检查报告单、体温单、医学影像检查资料、病理资料等。

病历书写规范在卫生部制定的全国统一使用的《病历书写基本规范》中已有详尽的描述,这里摘录基本要求如下:

第一条病历是指医务人员在医疗活动过程中形成的文字、符号、图表、影像、切片等资料的总和，包括门(急)诊病历和住院病历。

第二条病历书写是指医务人员通过问诊、查体、辅助检查、诊断、治疗、护理等医疗活动获得有关资料，并进行归纳、分析、整理形成医疗活动记录的行为。

第三条病历书写应当客观、真实、准确、及时、完整、规范。

第四条病历书写应当使用蓝黑墨水、碳素墨水，需复写的病历资料可以使用蓝或黑色油水的圆珠笔。计算机打印的病历应当符合病历保存的要求。

第五条病历书写应当使用中文，通用的外文缩写和无正式中文译名的症状、体征、疾病名称等可以使用外文。

第六条病历书写应规范使用医学术语，文字工整，字迹清晰，表述准确，语句通顺，标点正确。

第七条病历书写过程中出现错字时，应当用双线划在错字上，保留原记录清楚、可辨，并注明修改时间，修改人签名。不得采用刮、粘、涂等方法掩盖或去除原来的字迹。上级医务人员有审查修改下级医务人员书写的病历的责任。

第八条病历应当按照规定的内容书写，并由相应医务人员签名。实习医务人员、试用期医务人员书写的病历，应当经过本医疗机构注册的医务人员审阅、修改并签名。进修医务人员由医疗机构根据其胜任本专业工作实际情况认定后书写病历。

第九条病历书写一律使用阿拉伯数字书写日期和时间，采用24小时制记录。

第十条对需取得患者书面同意方可进行的医疗活动，应当由患者本人签署知情同意书。患者不具备完全民事行为能力时，应当由其法定代理人签字；患者因病无法签字时，应当由其授权的人员签字；为抢救患者，在法定代理人或被授权人无法及时签字的情况下，可由医疗机构负责人或者授权的负责人签字。

因实施保护性医疗措施不宜向患者说明情况的，应当将有关情况告知患者近亲属，由患者近亲属签署知情同意书，并及时记录。患者无近亲属的或者患者近亲属无法签署同意书的，由患者的法定代理人或者关系人签署同意书。

### (三)处方写作内容和规范

处方，是指由注册的执业医师和执业助理医师(以下简称医师)在诊疗活动中为患者开具的、由取得药学专业技术职务任职资格的药学专业技术人员(以下简称药师)审核、调配、核对，并作为患者用药凭证的医疗文书。医师必须严肃认真的对待处方的书写，绝不可粗心大意、草率行事。在书写处方和调剂处方时必需严肃认真、一丝不苟，掌握处方书写原则、技巧，做到选药正确、剂量适当、给药途径适宜、配伍用药合理，以保证处方准确、完整、整洁、无误。

处方的内容主要包括一般项目、处方上记"R"或"RP"、(来源于拉丁文"recipe"，表示"取药"的意思)、处方中记(即处方正文)、处方下记(即配置法)、标记"sig"(用法)、医师签名。

根据《处方管理办法》要求，处方书写应当符合下列规则：

(1) 患者一般情况、临床诊断填写清晰、完整，并与病历记载相一致。

(2) 每张处方限于一名患者的用药。

(3) 字迹清楚，不得涂改；如需修改，应当在修改处签名并注明修改日期。

(4) 药品名称应当使用规范的中文名称书写，没有中文名称的可以使用规范的英文名称书写；医疗机构或者医师、药师不得自行编制药品缩写名称或者使用代号；书写药品名称、剂量、规格、用法、用量要准确规范，药品用法可用规范的中文、英文、拉丁文或者缩写体书写，但不得使用"遵医嘱"、"自用"等含糊不清字句。

（5）患者年龄应当填写实足年龄，新生儿、婴幼儿写日、月龄，必要时要注明体重。

（6）西药和中成药可以分别开具处方，也可以开具一张处方，中药饮片应当单独开具处方。

（7）开具西药、中成药处方，每一种药品应当另起一行，每张处方不得超过5种药品。

（8）中药饮片处方的书写，一般应当按照"君、臣、佐、使"的顺序排列；调剂、煎煮的特殊要求注明在药品右上方，并加括号，如布包、先煎、后下等；对饮片的产地、炮制有特殊要求的，应当在药品名称之前写明。

（9）药品用法用量应当按照药品说明书规定的常规用法用量使用，特殊情况需要超剂量使用时，应当注明原因并再次签名。

（10）除特殊情况外，应当注明临床诊断。

（11）开具处方后的空白处划一斜线以示处方完毕。

（12）处方医师的签名式样和专用签章应当与院内药学部门留样备查的式样相一致，不得任意改动，否则应当重新登记留样备案。

（四）医学论文写作内容和规范

医学论文是传播精神文明、推进科学发展的载体，是医学科研和临床的书面总结，是进行工作总结、交流和提高医疗技术水平的重要工具。医学论文的质量高低是反映医学科学水平和动向的重要标志。一篇好的医学论文，要求具备两个方面：其一是论文内容的科学性、先进性、实用性；其二是写作技巧上要文字简洁、观点鲜明、图表恰当。

1. 医学论文的类型

一般医学刊物中刊用的文章，大致可分为以下几种类型：述评、论著（论著摘要、实验研究、诊断技术等）、病（例）现报告、临床病（例）理讨论、学术交流、综述、专题笔谈、经验介绍、讲座、简讯等。

2. 医学论文的基础结构和写作内容

医学论文（论著）的具体撰写，一般可分为题目、摘要、序言、材料与方法、结果、讨论、参考文献等项。①题目：论文的题目必须切合内容而简明扼要、突出重点，能够明确表达论文的性质和目的。题目一般采用主要由名词组成的词组来表达，且不宜过长（一般少于20字）；②摘要：全文通过什么方法，得到什么结果，资料数据，提出有意义的结论（包括阳性及阴性）。具体按四要素来书写中、英文摘要：目的（Objectives）、方法（Methods）、结果（Results）、结论（Results）、结论（Conclusions），中英文内容要一致。字数控制在200字左右。关键词或主题词3～5条。英文摘要尚应包括文题、作者姓名（汉语拼音）、单位名称、所在城市名及邮政编码。作者应列出前3位，3位以上加"etal"；③序言：过去研究的情况、方法、目的和所获得的主要成果或特点。这段文字不宜超过200字；④材料和方法：这是执行科研的关键部分，对于要进行的研究工作，必须按照实际情况，选择好合适的（合乎一定条件、一定数量）研究对象；采用一定的实验、诊断或治疗方法（包括实验步骤、方法、器材试剂、药品）；经过一定时期的观察，相同条件下的对照组，与他人结果比较并综合分析。这部分内容要求简明准确、材料完整及可信；⑤结果：把全部原始资料集中起来，在处理这些原始资料时，应是随机、客观地加以分析，不应有意无意地加以挑选。对于一些阴性结果，不必一一列出。尽量组织严密，符合逻辑，进行对比观察;⑥讨论:论文中很重要的部分,其主要任务是探讨"结果"的意义。主要内容包括:主要的原理和概念;实验条件的优缺点;本人结果与他人结果的异同,突出新发现、新发明;解释因果关系,说明偶然性与必然性;尚未定论之处,相反的理论;急需研究的方向和存在的主要问题;⑦参考文献:列出参考文献的目的,在于引证资料(包括观点、方法等)的来源,不可从别人的论文中转抄过来。

3. 医学论文的产生过程

(1) 选题阶段:论文的选题,也即是科研的选题,有时一项科研可产生多篇论文。选题过程一般可分为三步。

① 初拟题目:在这项工作之前必须手中有信息、资料和设想,当然可以是前瞻性研究或回顾性总结,大致可有以下几个方面:临床遇到的罕见病和疑难病例;危重病人的诊治经验;阅读国内外文献、参加学术会议受到的启发,进行技术和方法的移植研究;新药、新仪器的临床应用,新的诊断方法及治疗经验;上级布置或招标的题目。

② 全面检索:在初步考虑拟选题目之后,应进行全面的文献检索,避免题目类同、结论陈旧和不符合客观事实。

③ 确定题目:在别人研究成果基础上寻找尚未解决的问题作为自己的研究题目。

(2) 实验研究阶段:这包括应用国外或国内的先进手段、药物、手术方法、检测等进行临床试用、观察和随访调查,并用动物或正常人作对照试验,要求详细记录各种数据及资料,作为论证和评价成果的依据。

(3) 整理、分析资料和总结阶段:对以上资料进行统计分析,绘制图表,临床分析和比较,得出显效、有效和生存率、死亡率、发病率等结论,并分析其相互关系,引证文献作对比。分析成功和失败的原因及制约因素,并对病因学、流行病学、发病机制进行论证,包括预后的估价。最后对论文作出自我评价,提出有待进一步探讨的问题。

(4) 撰写论文阶段:该详则详,该简则简,文字简练,用语准确,恰如其氛,切忌浮夸和虚构。当然,在产生论文以前,每位作者必须学会文献检索,统计学的基础知识和方法,努力阅读医学情报信息和文献积累,在实践中不断总结,逐步提高写作水平,这样才能水到渠成写出真正好的论文。

# 第五节 医务语言修养途径

医务语言在医疗活动过程中承担着重要的作用,作为医务人员职业的工具之一,是医患之间传递疾病相关信息的媒介。所以,医务人员的语言修养不仅仅局限于语言学范畴。还要靠扎实的医学专业知识和人文知识修养,高尚的职业道德修养,坚持不断学习和积累。具体来说可以从以下几个方面入手。

## 一、加强理论修养是提高医务语言修养的基础保证

我们常说从一个人的谈吐就能看出一个人的学识和修养。的确,没有丰富的知识储备和理论水平,没有敏锐的观察能力和善于思考、善于分析的能力,是不可能口若悬河、妙笔生花的。医务人员要熟练的掌握医务用语、清晰的表达自己的临床思维和诊断技术、深入浅出的解答病人的疑惑、良好的进行医患沟通,必须以渊博的综合知识储备为基础。

（一）人文知识

学者们一致认为，临床医学的知识体系由医学人文社会科学知识、医学自然科学知识和医学临床知识构成，三者缺一不可。这三者中，往往容易受到忽视的是人文社会科学知识。人文知识不是修饰，而是医学知识体系的必要组成部分。

医学是研究人的健康和疾病及其相互转化的规律的学科，首先必须从人的本性出发，人的本性包括生物属性、心理属性和社会属性，它们相互依赖、相互制约、相互包涵、相互渗透并转化。医学是人的科学，医学的人性化决定了医学的人文属性。人类对疾病的征服过程不仅仅是纯粹的生物过程、技术过程，而是处处体现着人文性的过程。没有人文性的医学必定是失败的医学、非人的医学。

随着医学技术的发展，医药卫生界人士必须对于医学作为人的科学的合理性和医学的目的进行深入的思考。现代医疗方式越来越"非人化"、"仪器化"。现代的医生不在触摸病人，也不在有兴趣和工夫与病人交谈。医生和病人直接的亲密接触被横在他们之间的各种仪器阻断。医学技术"非人性"发展伴随而来的道德、伦理问题必须得到重视。举例来说，现代医疗技术完全可以将濒死的病人从死亡线上拖住并尽可能的让他活下去；完全可以让一个有缺陷的新生儿存活；以及"克隆人"的研究、"安乐死"的争议等，医学的飞速进步，人们有没有为此做好相应的人文学、社会学方面的应对？

已故美国著名医生托马斯在他的《最年轻科学——观察科学的札记》中提出，医疗技术再发达，病人仍需要医生给以希望的温柔式触摸和无所不包的从容的长谈。爱心和医德是在深厚的土壤里培育出来的，医生必须是一个人性丰满的人，这样才可以把病人看成是一个人，而非一副生物意义上的躯体。因此，医学生和医务人员必须加强人文知识的学习，只有这样才能在以后的医疗实践中为医学的高境界发展与生命文化学建设提供理性基础，才能使医务语言表达能力更加完满。

（二）哲学知识

哲学是人们对自然、社会等客体的思维主体知识的概括与总结，是关于世界观的学问。辩证唯物主义世界观要求人们一切从实际出发，不凭主观臆想，要用全面的、发展的、变化的、系统的观点来观察和处理问题。

医务工作的对象是不同的、具体的病人和变化多端的疾病，以及作为病因的纷乱复杂的外界因素。

张孝骞教授曾经说过："疾病是一个变化多端的过程，临床工作的基点要放在观察每一个具体的病人上，而不是硬套书本上的描述，辩证唯物主义的认识论和方法论，包括毛主席的实践论与矛盾论是完全适用于临床医学的。"

因此，医学生和医务人员要认真学习马克思列宁主义哲学，以辩证唯物主义指导思想树立科学的世界观，学会全面地分析、处理问题，正确的接待病人，学会与病人交谈。

（三）心理学知识

心理学是研究人的心理现象及其规律的一门科学。人的任何实践活动都是在心理调节下进行的。因此，与病人交谈需要用心理学的知识和原理进行指导。心理因素可以治病也可以致病,医务工作者务必科学地运用心理学的知识、技能辅助疾病的治疗和规避疾病的恶化。同时,医务人员自身也会存在这样那样的心理问题,医务人员可以运用心理学知识不断的改善自身的心理品质,做一个出色的医生。总之,医务人员可以通过加强心理知识学习,了解疾病、了解病人,以心理学知识为辅助,培养良好的语言艺术修养,进行良好的医患沟通,提高医疗服务水平。

### (四)社会学知识

社会学是从变动着的社会系统的整体出发,通过人们的社会关系和社会行为来研究社会的结构、功能、发生、发展规律的科学。

病人这个复杂的社会群体,来自社会的各个阶层,社会学知识有助于医务人员分析病人所处的社会环境、所处的社会关系以及扮演的社会角色,对于分析疾病的社会影响和环境影响因素,分析病人的心理障碍,尤其是影响医患交流的语言障碍十分有益。

医生所处的工作环境是一个社会缩影,丰富的社会学知识,为医务人员处理医院与社会的关系、医务人员与社会的关系、医务人员与病人及家属的关系、医务人员与医务人员的关系、提供了有力的理论武器。

### (五)法律知识

随着社会法治化进程的推进,医学与法律的关系越来越密切。医务人员在与患者及家属交流过程的一言一行、一举一动都可能会涉及法律问题。医务人员通过法律知识的学习可以更有效地规避医患纠纷的发生。

特别是医务书面语,已经成为医患纠纷司法处理必须要提取的物证。医务人员在书写医务书面语的时候,务必以严肃认真的态度,及时真实的进行记录和书写。

### (六)教育学知识

教育学是研究教育现象及其规律的一门科学。在医务工作过程中,经常会遇到诸如对没有医学知识的人解释疾病的相关知识;指导家长对患病儿童的照顾;对社会人群进行公共卫生知识宣传教育;对康复病人康复训练的指导和教育等。如何讲的清楚,讲的病人爱听,讲的别人信服,这些都要求医务人员具有教育学的相关知识,因材施教,悉心指导。

### (七)医学知识

身为一名医务人员,掌握扎实的医学知识,包括基础理论、操作技能、临床经验和学科内各系统疾病的交叉融合以及学科与学科之间知识的交叉融合等是基本的要求。医学知识是医务人员进行诊疗活动的基本知识、主要知识。医务人员对医学知识的掌握程度,直接影响医患交谈的效果。医学和其他科学一样,处在不断的发展、进步中,随着人类对医学难题的不断攻克,医学知识也在不断地更新和进步,医学生在成为医务人员后还应保持长足的学习热情,不断积累,不断进步。

## 二、加强医德修养是提高医务语言修养的本质要求

医德是医务人员在医疗工作中,处理医务人员与病人、医务人员与其他医务人员、医务人

员与社会之间关系的行为规范总和。作为职业道德的医德是整个社会道德的组成部分,它受社会道德规范、原则的制约和影响。

人们常说"言由心生"。语言是思想表达的窗口,在医患交际过程中,医务人员的思想、气质、胆识、思维品质等都是借助于语言这个工具表达出来的。医务人员只有在不断提升个人医德品质的过程中,把社会主义医德理论、原则与规范内化为自己的思想道德品质,使高尚的医德和精湛的医术有机的结合起来,才能最终用良好的语言表达能力向患者表达自己的"医者之仁心",才能用娴熟的诊疗技术向患者传递自己的"医者之仁术"。有一个医学院校的校训很好的诠释了这一思想,"笃学、精业以成仁术,修德、厚生以成仁心"。

具有不同医德修养境界的医务人员的语言修养、语言表达不尽相同。

低级的医德境界以利己为最终目标,追求个人利益最大化,不惜损害国家利益、集体利益、他人利益。在与病人交际过程中,语言的特点表现为极端的利己主义,弄虚作假,恐吓、敲诈病人,索取钱财等。正是这少部分医德境界低下的医务人员,对医务人员的整体社会形象造成了极大的损害。

一般的医德境界表现为"主观利己,客观利他"。意思是想以个人利益为目的,但在追求个人利益的同时不损害集体和他人利益。这种医务人员的语言表达特点是单刀直入,有一说一,缺乏情感。

良好的医德境界表现为以病人的利益为重,关心病人疾苦,服务热情,工作认真,作风正派。语言表达特点是温和亲切,关注病人的情感,礼貌待人,尊重病人。

崇高的医德境界表现为毫不利己、专门利人、乐于奉献、公而忘私,是医德境界的最高表现形式。在任何情况下,都能自觉地按照医德原则和规范去做,毫无自私自利之心。语言表达特点是情感真挚、平易近人、关心体贴,一切为病人利益着想。

总之,医务人员医德品质是在自我修养过程中,将医德意识(医德认识、医德情感、医德意志、医德信念)内化为自己的思想品质,体现在医德行为(语言、行为、习惯)等各个方面。只有达到良好的医德修养境界,才能言由心生,有更高的语言修养。

## 三、加强医患沟通教育是提高医务语言修养的长效保障

受传统医学模式的影响,在现阶段的医学教育中,往往更加重视医学专业知识的培养,而忽略了诸如语言修养等人文素质的教育,或者说教育程度还远远不足。导致许多的医学毕业生走上临床以后,成为了"哑巴医生",不知道如何跟患者沟通,更不知道如何利用沟通这一有效手段缩短医患距离,和谐医患关系。

医生的工作性质实质就是为人服务,工作对象是患者和家属,是活生生的、有感情、有思想的人,我们的工作既要减轻患者的躯体病痛,也要兼顾病患的情感需求。工作过程中自然少不了要跟人沟通。如何沟通得好,沟通得有效,这要从低年级在校医学生抓起,注重在医学生的课程设置中及实习医生、见习医生的岗前培训和临床带教中增加相关内容教育教学的比重,不断强化语言修养等人文素质的学习和积累。医学人文提倡的是一种热爱生命,坚持对人的尊重、理解、关心,维护人类权益和一切以病人为中心的医学道德观和价值观。只有既具有扎实的医学专业知识和技能,兼具良好的人文素质修养的医务工作者才是大医、上医、仁医。

## 四、加强自我学习和实践是提高医务语言修养的必经之路

修养是不断学习、磨练和陶冶的过程。语言修养也不例外,要在日常学习、工作和进修的过程中,坚持学习、日渐积累。

（一）医务口语表达的学习和积累

医务人员口语交流,一般有两种情况:一是医务人员与患者之间的交流,一是医务人员与医务人员之间的交流。因此,从向交流对象学习的角度而言,医务人员口语交流学习可以向患者、向同行学习,另外还可以向书本学习。

1. 向患者学习

对医学知识掌握方面,医务人员明显比大部分患者要优秀,但对于其他方面如口语表达能力、待人接物的礼仪、甚至人格魅力等方面,很多时候,医务人员可以从患者身上学到很多知识和技巧。俗语说"三人行,必有我师焉",要善于向在某些品质优于自己的人学习。

2. 向同行学习

在平时的日常交流中,在病历集中讨论中,在教学查房中,要善于抓住一切机会向老师、前辈、同行学习。特别对于新人,或者是口语表达方面欠缺的医务工作者,要虚心向前辈和老师们请教,要善于观察学习,才能不断提高自己的语言表达能力。

3. 向书本学习

向书本学习包含两方面含义:一方面是学习口语表达、语言修养方面的专业知识;另一方面是要学习医学知识,特别是国内外先进的医疗经验和技术。这样做的目的一是从专业语言训练角度提高自己的语言修养,二是充实自己的知识储存,丰富自己语言交流的素材库,日渐积累才能做到敢说、会说、爱说、说的清楚、说的精彩、说的艺术。

医务人员在加强语言修养的过程中,要注意摈弃几点常见的弊病:一是使用不文明用语;二是不注意场合和对象不当开玩笑,讲不文明段子;三是专业用语过多,晦涩难懂;四是表达不符合医学规范;五是形象欠佳,失态失礼的行为举止。

（二）医务书面语的学习和积累

就病历等医务书面语而言,要写好一份病历,除了要严格遵守《病历书写规范》的相关要求,符合病历文体的特点和要求外,还要做到有效的练习和思索才能提高病历的写作水平。

1. 多阅读优秀病历,多参与病历集中讨论

和语言学习的道理是一样的,只有多读多看,才能增加语感,增加经验,俗语"熟能生巧"讲的就是这个道理。

2. 加强医学专业理论知识和写作基础知识的学习

病历的书写需要将患者的病情用医学理论知识的专用术语叙述出来,这里有一个知识的运用和语言的转换问题,如果不具备一定的医学理论知识的储备,医生就不会将患者的病情和医学上的病症联系起来,不会运用医学术语进行语言的转换,更谈不上准确性了。相反,具备较高水平医学理论知识而没有相应的基础写作基本功,如语句不通、该交代的叙述不明白等都成为病历写作的一大缺陷。所以具有医学理论知识和写作基础知识都是写好病历的必要条件。

思考题：

1. 提高语言修养对医务工作者有何重要意义？
2. 简述医务口语表达的艺术。
3. 举例说明特殊医务体态语的临床意义。
3. 医务书面语的作用有哪些？
4. 医务人员如何提高语言修养？

# 第四章　医学心理学素养

大家听过"杯弓蛇影"的故事吗？传说晋朝有个当官的名叫乐广，性情恬淡，非常好客。他有个朋友常到他家来喝酒、聊天。可是之后有很长时间，不见那个朋友来家作客了。乐广很思念他，便前去看望。登门后，只见朋友卧在病床上，样子很憔悴，便关心地问道："你怎么病成这样？好些了么？"那朋友有气无力地回答说："前次去你家作客，刚端着酒杯喝酒时，见杯中有条蛇，心中十分厌恶。可是当时有好几个朋友在座，不便说出，也不好不喝，只得硬着头皮把酒喝了下去。回家之后，总觉得恶心，不知怎么就病倒了。"乐广觉得奇怪，想来想去，终于记起在他家墙上挂有一张弓。他料想这位朋友所说的蛇一定是弓的影子倒映在酒杯中了。看罢朋友，乐广回家。为了医治朋友的病，便在原地置酒招待那位朋友。当他把那位朋友请来时，乐广便扶他坐在那天喝酒的位置上，斟上满满的一杯酒，恭敬地请客人喝。那朋友连连摆手说："杯里有蛇，我不喝！"这时乐广哈哈大笑，指着墙上的弓说明原委，那朋友豁然明白，眉头舒展，"疾病"顿时痊愈。

可见，心理因素不仅能致病，而且"心病还须心药医"。因此，作为医务人员，具备心理学素养具有重要意义。

## 第一节　医学心理学与医学模式关系概述

### 一、医学心理学发展与医学模式的演变

医学模式（Medical model）是人类对疾病和健康总的特点与本质的概括，它集中体现了一定时期内医学研究的对象、方法和范围以及指导实践的基本准则。迄今为止，人类医学模式的发展和变化主要经历了早期的神灵模式、自然哲学的医学模式、生物医学模式和正在确立的生物—心理—社会医学模式。医学模式不仅反映了人类的科学和医疗技术水平，而且也体现了人们对于心理的认识水平和身心关系的理解程度。

神灵主义的医学模式（Spiritualism medical model）起源于原始社会，由于当时生产力水平极为低下，人们相信万物有灵，将疾病看成是神灵的惩罚或恶魔的作祟所致。所以，常常通过祈祷神灵保佑和宽恕的方式或采用驱鬼避邪的手段解除病痛、免除灾害。神灵模式反映了人类对生命本质和疾病规律的认识不清，以及迷信崇拜大自然和鬼神的心理现象。

随着社会生产力的发展，人们对自然界的规律和人类社会的认识能力逐步提高，在中外历史发展过程中都出现了极为丰富的哲学思想文化现象。哲学作为人们对整个世界及人类社会的根本看法和总体认识，对人类社会各个方面的认识和发展都发挥着巨大的作用和影响，其中就包括对人的心理现象和身心相互作用关系的进一步认识与把握。早在公元前 1100 年，我国的《周易》就明确提出了阴阳对立理论及八卦相生相克的变化规律，形成了对自然界和人类社会比较朴素的哲学思想和辨证观。此后，中医典籍《黄帝内经》充分应用了中国古代的阴阳五

行学说和相生相克规律理论,以当时比较先进的哲学思想系统地阐述了人体的生老病死和疾病的发生、发展及变化规律,提出了"阴阳平衡""阴阳转化""辨证论治""天人合一"以及五行的"相生相克"等治疗方法和原则。这些哲学思想和理论对当时人们认识及防治疾病、促进健康起到了积极的推动作用。在原始社会后期出现了自然哲学医学模式。这种医学模式又被称为"小宇宙"医学模式或心身一元论,无论中国、外国,都是以身心相统一的观念来对待病人,如中医强调治病必先治神,希波克拉底认为医师所医的不是病而是病人。公元前400年,古希腊医学家希波克拉底就提出,医生治病,一靠语言,二靠药物和治病先知人的治疗观。他把语言所代表的心理疗法放在药物治疗之前是有深刻含义的。自然哲学医学模式反映了人类对于心理现象朴素辨证的理解,认为人的心灵和肉体是不可分割的。只治疗躯体而忽视心理或只注重躯体治疗而忽视心理因素在疾病过程中的作用,都是不可取的。

随着技术科学的发展和技术手段的进步,医学的重点转向于集中研究生物学的改变,形成了生物医学模式。生物医学模式尽管在认识疾病、治疗疾病、预防疾病等方面非常成功,为现代医学奠定了基础,但是生物医学模式是在科技与心理学不对称发展的基础上形成的,具有心身二元论的特点。近代自然科学和医疗技术发生了飞速的发展,例如细菌和病毒等微生物的发现,化学药品、抗生素、精神与麻醉药物的大量开发和广泛应用,基因与生物技术的迅速发展以及预防医学的普及等。这些医学和生物技术,使人类对自身结构的物质性、自然性、生物性都有了极为深刻的了解,极大地提高了人类对疾病的认识能力和诊疗水平。而与此同时心理学的发展却相对落后。为此,医学片面强调了人的生物性和现代科技对人的控制与影响,从而逐渐形成了日益牢固的生物医学模式。在相当长的时期内,生物医学模式一直占据着支配地位。总之,生物医学模式所形成的医学框架中,没有给心理社会因素的作用以相应的位置,偏离了医学对象"人"的完整性,一定程度上说阻碍了医疗保健事业的发展。

现代科技文化的进步,特别是现代心理学的发展,大大提高了人类对疾病及人本身的认识。现代心理学的建立,是以1879年德国的冯特(W. Wundt)建立了世界上第一个心理物理实验室为标志的。此后,心理学开始成为一门独立的现代科学,并逐步发展成为拥有众多分支学科的学科体系,其中就包括心理学与医学相结合产生的"医学心理学"。目前,许多国家都在医学院校开设"医学心理学"及其相关课程,有些西方国家如美国、加拿大等,都非常重视医学心理学的临床实践地位。我国于1985年成立了中国心理卫生协会,有关心理学的杂志也不断创刊,在很多综合性的医院都设立了心理科,许多地方还开设了独立的心理咨询门诊,医学心理学的临床实践已逐步扩展到内、外、妇、儿及康复等各个领域。另外,由于心理社会因素对人类健康和疾病具有重要影响,特别是随着人们的生活节奏不断加快,竞争和紧张程度日益增强,心理社会因素引起的心身紊乱、社会适应能力降低和由此导致的各类心理生理疾病的发病率也有不断上升的趋势。这些现象都进一步提示出"只看病、不看人"的生物医学模式存在着严重的弊端。当前,迅速发展的医学心理学正在与医学发生着深刻的结合,一种全新的现代化的生物—心理—社会医学模式正在逐步形成,这不仅从理论上丰富和发展了医学的基础理论,而且推动了医学模式的转变,为人类的疾病防治工作做出了重要的贡献。

新医学模式与以往的生物医学模式相比,内容上发生了以下几方面的变化:①提高了健康的标准。新的医学模式对健康的标准由原来的"无生理、躯体疾病"扩展为"一种身体上、心理上和社会适应功能上的完好状态"。这样就必须从生理、心理、社会适应功能三个方面共同来界定健康的状况,而不仅仅是没有疾病;②改变了医患关系。原有的医学模式强调的是医生的技术权威和主导作用,患者必须严格地遵循医生的指令和无条件地配合医生的治疗,医患之间是一种简单的"命令——服从型"关系。新的医疗模式将医患之间的关系建立在平等合作的基础上,强调了患者自身的潜能发挥和自我的调节作用,推行"以患者为中心"的人本主义疗法,双方是一种"平等——合作型"关系;③深化了对疾病的认识。这种将心理、社会因素作为健康的一个重要因素的观点,早在1948年世界卫生组织(WHO)对"健康"一词的定义中就已经有了明确的表述,其定义为:"健康乃是一种身体上、心理上和社会适应功能上的完好状态,而不仅仅是没有疾病。"这就说明,在心理、社会与疾病的关系上,我们早就已经有了十分明确的认识。但是,将生物、心理、社会三个因素结合起来作为一种新的医学模式专门提出来并加以充分的论述,是以美国的医生恩格尔于1977年在《科学》杂志上发表的《需要一种新的医学模式——对生物医学模式的挑战》为标志的。此后,这种观点受到了越来越多的专家和学者的认同,逐步得到了医学界和心理学界接受。

## 二、新医学模式下医务人员心理学素养的基本要求

在新的医学模式下,人类健康观和医学观发生了重大改变,特别是心理学在医学中的地位和作用重新得到重视。生物—心理—社会医学模式是把生物、心理和社会科学结合,拓宽视野,不仅从局部,也从整体、群体及社会生态系统各方面综合考虑人的健康问题。新模式指导全面了解和把握生物、心理和社会因素及其相互作用,并帮助回答:为什么某人在某时某地患某种疾病? 对确诊某种病的患者如何处理? 在临床诊断和治疗中,不容置疑的是,医生必须具有生理和病理的专业知识和技能素养,但同时应该具备基本的心理学素养。具体来说,医学心理学素养主要包括以下三个方面:

1. 高尚的人格、健康的心理是医务人员心理素质的基本要求

作为医生这一特殊职业,面对的是各种各样的人,各种各样的疾病,工作压力较大,同时也是社会精神文明的重要载体。所以,一名合格的医生不仅要有高尚的医德,还需要较强的环境适应能力、团结协作能力、人际交往能力等,这些能力也是医生心理健康的重要体现。

医务人员的职业道德和普通职业从业人员的职业道德有着很大的不同,因为医生面对的是疾病和患者。对于疾病,医生可以用自己的知识,借用现代科技仪器设备的检查,用生化指标来确定其原因,这是医生必须具备的能力;但是对于患者,医生则需要有广博的爱心,同情、理解、帮助他们。中国医学有"医乃仁术"的传统观点,如东汉医学家张仲景在《伤寒论·原序》中就提出医生应"救贫贱之厄""留神医药、精究方术",批评那些"唯名利是务"的人;唐代医学家孙思邈在《千金要方》一书中立专卷"大医精诚"论述了医德修养对于医生的重要性。特别是新医学模式下,作为医务人员只有树立崇高的人生观、价值观和职业观,才能够抵御形形色色的诱惑,处处为病人着想,自觉遵守道德规范,真正做到对患者的人文关爱,从而无愧于救死扶伤的"白衣天使"的光荣称号。

另外,医务人员还要拥有培养和维护自身健康的心理素质。因为医生本人不健康的心理因素不仅会影响与病人的沟通和交流,还会影响对疾病的诊断以及对用药的合理掌握,而且这种不健康的心理因素及情绪也会感染给病人,对病人的心理和生理产生不良影响。

医疗卫生行业是一项服务性、实践性很强的行业,它要求医务人员要做到热爱医学事业,很好地与人交流,诊疗、护理行为要对患者有利,不仅有利于恢复患者的健康,而且有利于减轻患者的经济负担;不仅有利于患者体质的恢复,而且有利于患者精神的愉悦;不仅有利于医学

科学的发展,而且有利于促进人类的健康。特别是,在当前市场经济条件下,医务人员面对社会上各种权、名、色、利的诱惑而能"坐怀不乱",如果没有高尚的人格和健康的心理素质是绝对做不到的。

大学时期是大学生由青年向成年转变的重要时期,有的心理学家将其称为第三次断乳期。由于个体心理发展尚未成熟,自我调节和自我控制能力还不强,又缺乏社会经验,心理比较脆弱,适应能力比较差等,使大学生在面临学习、竞争、交友、恋爱、就业等压力时,易产生心理问题,甚至引发心理障碍。部分大学生因为心理问题,被迫停止学业,甚至产生轻生的念头。这些都不利于大学生良好人格的培养和心理的健康发展,乃至于专业学习的深入。所以,大学生能够运用有关心理学的知识,努力提高心理承受能力,优化心理素质,促进心理健康,是医学心理学素养的基本要求和重要体现。

2. 分析掌握患者心理,运用心理学的知识和技能更好地为人民健康服务

人不是一般的生命体,而是由高度发达的神经系统统一主宰的精密协调的有机体,人体的各个部分是互相联系、互相制约、互相影响的。更重要的是人具有社会性,这种社会性使人们具有十分复杂的思维、情感、语言以及个性特征等精神活动。心理—社会因素和情绪紧张刺激,对人的精神和躯体健康具有重要的影响甚至是决定作用。而每个人都有其特定的生活环境、知识结构、生活经历,这些又决定了他们自己的世界观,因此说每个人都是一本书,是个很准确的概括。医务人员应当了解病人的心理需要:

(1) 希望自己被了解和认识。

病人无不希望医护人员了解自己的疾病、症状、痛苦,以及他们的心情和主观愿望。当医护人员耐心地与病人交流,认真了解病人的情况时,病人会大大增加对治疗的信心。医护人员应当耐心地倾听病人的主诉,使之感到能够畅所欲言,从而使病人愉快地配合治疗,治疗效果也必然会大大提高。

(2) 希望受到欢迎和爱护。

病人来到医院,进入了一个新的环境中,总希望得到医护人员的欢迎和爱护。这需要医护人员的热情、耐心和同情,使病人感到医护人员愿意为他服务,从而安心乐意地接受各种检查与治疗。

(3) 希望受到尊重。

医护人员为解除病人的痛苦而服务,理应文明礼貌待人。当病人受到尊重时,会产生接受治疗的信心与信赖感,以及乐观的情绪。

(4) 需要安全感。

这是病人最迫切的心理需要,当病人被了解、重视以及受到尊重、爱护、欢迎、照顾的时候,也即其心理需要基本得到满足时,会产生安全感,从而心情舒畅,病情也会更易康复;反之,当病人对医护人员失去基本的信任时,就会没有安全感,不利于疾病的好转。

【案例】上海青浦区中心医院的某外科某主任,针对一名80多岁女病人在手术前的紧张害怕情绪,在查房时亲切的称呼其为"老妈妈",并握着病人的手说:"您不用担心,我们一定会把您的病治好。"病人听了后感动地说"你喊我老妈妈,就像亲儿子一样,有你做手术,我很放心,一点也不紧张了。"这样的言行使病人感到了尊重和关爱,同时也获得了安全感,有利于病人积极配合治疗,患者"老妈妈"消除了心理顾虑,积极配合,手术后,很快就康复出院了。另外,也有少数医生不能很好的理解把握病人心理,如有的医生在给病人做局麻手术时,说些无

关的话语,也有的医生为了避免医疗纠纷,而过度渲染了负面治疗效果的可能性,忽略了病人的感受,这些都容易使病人产生紧张不安的情绪。

看懂一个人,尤其看懂一名患者,是医生应该具备的基本能力。掌握这种基本能力,光有丰富的生活常识还是远远不够的,还要有专业的心理学知识和技能,可以运用心理学的交谈技术知道这个人的经历,了解这个人的背景,深入探析这个人生病的心理方面的原因。还可以通过心理测试的方法知道这个人的心理取向,知道这个人的性格。总之,医生不仅要了解疾病,还要了解患者心理、人格特征、社会因素、个体差异,这样,才能与患者建立和谐、平等、相互依赖的关系,实现治病救人的目的。

3. 具有全面的健康观和医学观

新的医学模式下,健康的概念已经发生了深刻的变化,从单纯的"无生理、躯体疾病"扩展为"身体上、心理上和社会适应上的完好状态"。因此,医生在认知方面必须改变过去一些在生物医学模式下形成的观念,建立新的观念,不但要考虑人的生理机制,而且还要考虑人自身所形成的内环境和人生存的外部环境,要把人看成一个多元素、多层次、相互作用、相互影响的完整统一体。作为现代医生要知道,一个人生病往往是心理、社会和生物多种因素共同作用所致,如糖尿病的病因包括遗传、肥胖、情绪紧张、抑郁、难以容忍的挫折等。一些有躯体症状但经各种检查查不出客观损害的所谓功能性疾患的患者,大多有心理疾患或行为问题。这就需要医务人员树立生物、心理、社会的整体医学观,能够运用生理学和心理学的知识和技能来疏导减轻患者的痛苦。

总之,复杂而细致、紧张而繁忙的医务工作对医务人员的心理素质提出了多方面的要求。医学生和医务人员只有努力学习医学心理学知识,在心理学的原则和方法指导下,经过自己艰苦的实践锻炼,来不断地加强心理学素养,从而逐渐培育与形成健全的人格和良好心理素质,以及更好地为病人服务的能力。

## 三、现代医学模式下医务人员加强医学心理学修养的意义

### (一)掌握医学心理学有助于全面把握临床工作的本质和意义

现代医学心理学强调从整体上认识和掌握人类的健康和疾病问题,主张把人看作是自然机体与社会实体相统一的存在物,是物质运动与精神活动相结合的统一体。人的身体和心理的健康与疾病,不仅与自身的躯体因素有关,而且也与人的心理活动和社会因素有密切联系。临床实践和心理学研究证明,有害的物质因素能够引起人的躯体疾病与心理疾病,有害的心理因素也能引起人的身心疾病。某些物质(例如药物、酒精和其他精神活性物质等)能够治疗人的身心疾病,而良好的心理因素与积极的心理状态能够促进人的身心健康或作为身心疾病的治疗手段。医学心理学不仅具有重要的理论意义,而且有着更大的实践意义。人们可以运用心理学的理论与方法探索心理因素对健康与疾病的作用方式、途径与机制,更全面地阐明人类躯体疾病与心理疾病的本质,协助医学揭示人类维护健康、战胜疾病的规律,寻找与丰富人类疾病的诊断、治疗、护理与预防的更全面、更有效的方法,提高医疗水平,促进人的身心健康。

我国卫生部从 1979 年开始就重视医学院校的医学心理学教学工作,1987 年将其作为医学生的必修课;在 1997 年颁布的《医师执照法》中,将医学心理学作为临床、口腔和公共卫生三个专业,医师和助理医师两个级别的医师职业资格考试的必考科目,也是唯一的一门所有类别

医师考试必考的公共科目;最近,卫生部又将医学心理学列为医师职称考试"以考代评"的内容之一。

（二）加强医学心理学修养对于建立新型医患关系,增强对病人的人文关怀意识和能力具有重要作用

新的医学模式强调身心统一性原则和患者自身的潜能发挥和自我的调节作用,主张建立"平等—合作型"的医患关系。但是受到传统生物医学模式的影响,迄今为止,大多临床医护人员缺乏医学心理学的修养和意识,没有把人文社会因素和心理因素与人的健康和疾病联系在一起,在临床上往往是把人当作一个有生命的机器,只见病、不见人,缺乏人文关怀。通过对医学心理学的学习,医学生和医务人员可以对有关现代医学模式、心理健康、心理应激和心身疾病等方面知识具有更多的了解,结合实际病例和疾病的学习和体验,能够从多角度综合考虑影响病人的人文社会因素和心理因素,提高人文关怀的意识和能力。

此外,医学心理学课程具有丰富的人际关系方面的知识,系统介绍影响人际交往的因素、原则和技巧,加强医学心理学修养也有助于提高医学生人际关系的能力。人际关系是人文素质和心理行为的综合表现,良好的人际关系不仅有助于生活质量的提高和学业的成功,同时也为今后走上工作岗位,处理好医疗工作中各种复杂的人际关系打下基础。因此,医学生和医务人员应积极通过学习有关心理学理论和方法在人际交往中的应用,学会有效的人际沟通,以建立和谐的人际关系。

总之,学习心理学有助于进一步了解人的心理,对于医务人员建立良好的人际关系特别是全面建立新型医患关系,增强对病人的人文关怀意识和能力具有重要作用。

（三）加强医学心理学修养是适应当前疾病谱发生变化的需要

近五十年来,由各种心理因素引起的心身疾病已经成为严重危害人类健康和导致死亡的主要原因,在许多发达国家综合医院的住院及门诊病人调查统计中,约有 1/3 为心理疾病,另有 1/3 为心身疾病,而单纯的躯体性疾病只占剩余的 1/3。这些情况说明,疾病的产生并不仅仅是生物和生理因素作用的结果,而是生物、心理和社会环境相互作用的共同结果。随着各种心身疾病的不断增加及抗生素的滥用造成的各种耐药菌的迅速增多,原有的单一的"生物医学模式"已经不能适应现代医疗发展的要求,在治疗过程中必须重视各种致病因素,采取心、身同治的原则综合治疗,才能提高诊疗效果。

因此,医学生和医务人员只有加强医学心理学修养,才能适应当前疾病谱发生变化的形势,成为一名符合社会需要的合格医学人才。

（四）医学心理学修养是医务人员掌握心理咨询和心理治疗技术的基本要求

当前,心理治疗和心理咨询主要有两种:一种是心理咨询师和治疗师实施的专门的心理治疗和咨询,另一种是医务人员在一般性治疗过程中对心理咨询与治疗方法和技术的配合使用。

20 世纪 90 年代,卫生主管部门就要求三等甲级医院设立心理咨询机构,近年来又要求县级医院设立心理咨询机构。2002 年,我国劳动社会保障部委托中国心理卫生协会和中国心理学会开始了心理咨询师的职业培训工作。人事部也委托卫生部开始了心理治疗师的培养与考试。由此,我国心理医生职业化工作已逐步实施并规范化。这标志着我国心理医生作为一种

行业正式登上历史舞台。与此同时，我国高等学校对医学心理学专业人才的培训工作不断深入，不少大学还设立了医学心理学硕士点和博士点。

另外，当前的医学模式要求医务人员能够从整体性出发去认识、治疗病人，不仅要了解疾病，还要了解病人心理人格特征、社会因素、个体差异，与病人建立和谐、平等、相互依赖的平等关系，并且在治疗过程中善于运用心理咨询和治疗的手段，最终实现治病救人的目的。1993年，在英国爱丁堡世界医学教育高峰会议上，专家们提出："21世纪所期望的医师应该是一个耐心的倾听者、细心的观察者、敏锐的交谈者、有效的治疗者"。这些也需要医务人员具有深厚的心理咨询和治疗技术的基础。

（五）加强医学心理学素养有助于医务人员培养健全的人格、高尚的人文精神

医学心理学包含丰富的人文知识和心理健康知识，对于培养健全的人格和高尚的人文精神具有特别重要的意义。

1. 学习心理学知识有利于确立辩证、积极的人生观和世界观

心理现象是人世间最复杂的现象之一，心理学科学地揭示了这种现象的生理机制，探讨了大脑反映客观世界的各种形式，并揭示了其发生、发展和变化的规律。列宁曾经提出："心理学提供的一些原理已使人们不得不拒绝主观主义而接受唯物主义。"心理学对于心理现象的研究，对于意识的起源、发生和发展的研究，对于人对客观现实的反映过程的研究，都能进一步和具体地论证意识是高度组织起来的物质的产物，意识是对客观世界的反映等哲学命题，从而有助于我们确立辩证唯物主义的世界观。因此，通过心理学理论的学习，首先可以正确地认识心理现象和社会现象，树立正确的人生观和世界观；其次有助于更好地了解自己，如通过心理学基础理论和心理测量的学习，可以帮助了解自己的人格特点，有利于辩证地看待人生，进而能够有的放矢地发展自己、完善自己。

2. 心理学本身所包含的人文精神对于医学生人文情怀的养成具有潜移默化的熏陶和影响

心理学的一些理论体系本身具有很强的人文精神，如精神分析和人本主义等心理学派强调对人本性的研究。人本主义心理学以人为本，重视人的价值、尊重人的尊严和权利、实现人的自身潜能、关怀人的现实生活等思想行为反映了人文精神的内容。医学生和医务人员在学习有关心理学理论知识以及与生活实践、心理咨询治疗和医学临床相结合的应用型知识的过程中，可以潜移默化中受到这些人文精神的熏陶，从而切实感悟到人文精神的内涵，提高人文素养。

3. 医学生掌握医学心理学知识有助于心理健康发展

心理素质是人的整体素质的重要内容和体现，而医学职业的特殊性又使医学生心理健康的重要性显得尤为突出。相关研究表明，医学生心理健康总体状况不容乐观。问题主要有以下几个方面：人际交往障碍、情绪控制力差、学习障碍、生理与心理成熟不协调、社会适应能力差、自我意识不健全。医学生的心理健康水平低下将严重影响我国医务人员总体素质的提高。

心理健康的发展和人文素质的培养是相辅相成的，医学心理学作为一门研究解决医学领域中的有关健康和疾病的心理行为问题的学科，涉及的心理学内容非常广泛，其中大部分内容都与心理健康教育密切相关。医学生掌握医学心理学的知识和技能，可以进一步全面地认识自己，学会积极地控制和调节自己的情绪，充分发掘自身的潜能，培养乐观进取、不畏艰难、自信自律、诚实守信、友善合群、开拓创新的健全人格，从而提高维护心理健康的能力和心理健康水平。

# 第二节  医学心理学及其相关学科简介

在国外,研究健康和疾病领域心理行为因素的学科有许多,这是科学发展过程的必然。医学心理学是心理学的重要分支之一,其研究范围包括心身医学、临床心理学、神经心理学、心理与卫生、心理咨询、心理诊断、心理治疗、护理心理学和变态心理学等。这许多学科名称是在不同的历史时期,由于研究者的出发点、理论依据、应用的侧重面,甚至地域或文化背景等方面的不同而相继出现的。

中国近二十年逐步系统起来的医学心理学与国外一些学科有联系,但又不完全相同。如果从相对狭义的角度来看,则其中一部分学科与医学心理学仅在内容上有交叉和重叠,是医学心理学的交叉学科,例如心理生理学、变态心理学、咨询心理学等,一部分学科则与医学心理学几乎有相同的内容,成为相似学科,例如心身医学、临床心理学、行为医学、健康心理学(或心理卫生学)等。也有部分学科虽然与医学心理学有某些联系,但基本上属于独立的学科,如生理心理学和精神病学。从广义上讲,医学心理学与这些学科之间属于主干与分支学科的关系,医学心理学是从总体上认识心理学的知识、理论和实验技术与医学领域的结合,心理行为因素在人体健康与疾病及其转化过程中的机制,各分支学科是从不同领域和角度来探究和阐述身心相互作用的规律、原理和基本运用。

## 一、医学心理学概要

### (一)医学心理学的基本含义

医学心理学(Medical Psychology)是把心理学的理论、方法与技术应用到医疗实践中的产物,是医学与心理学结合而产生的交叉学科。它研究心理活动与病理过程相互作用关系,研究解决医学领域中的有关健康和疾病的心理行为问题。

近三十年来,我国医学心理学工作者根据国内需要,用辩证唯物主义的观点分析了国内外的有关著作和学说后,吸收其中的相关内容,建立并逐步系统完善我国的《医学心理学》这一新型交叉学科和课程。各版本医学心理学教材一般都包括普通心理学的理论知识、心理应激、心理障碍和心理疾病,心理诊断、测评咨询与治疗,以及医学心理学特有的内容:病人心理与医患关系,各类心身疾病及相关问题,各类临床心理问题。

### (二)学科性质

医学心理学兼有心理学和医学的特点,它既是一门基础学科,又是一门临床应用学科。一方面,说它是一门基础学科,主要因为其主要任务是揭示心理活动和生理活动的相互关系及心理活动在健康和疾病相互转换过程中的作用规律,是医学基础理论的重要组成部分,为医学的理论研究、临床实践、人材培训以及卫生保健事业的发展,提示有关心身密切相关的观点,提供合理的治疗方法和保健措施。另一方面,作为一门临床应用学科,医学心理学将其理论和技术应用到医学领域的各个环节,探讨和解决医学领域中的各种心理学问题,并通过对医疗实际课题的探讨推动心理学基础理论研究。与其他临床课程的应用加以比较,医学心理学的应用具有两个明显特点:①应用的广泛性和非针对性。医学心理学没有自己确定的临床实体,它的应用不局限于某个科室的病人,而是针对临床所有的病人;②操作上的不确定性和灵活性。由于人的心理现象的主观性、模糊性和变量的多样性,从而决定了测定和改变心理活动的过程和手段的主观性、不确定性和模糊性,而且越是较高级的心理活动,就越是如此。即使是象医学心理学中的医患沟通、心理护理方法、心理评估、心理咨询与治疗这些要求操作的方法,也不像物理化学诊断、手术治疗那样指标明确、程序化很强。

### (三)发展简史

#### 1. 古代医学心理学思想渊源

西方医学心理学思想,诸如心理与躯体的关系、心理治疗、医患关系等方面的文字记载,可以追溯到巴比伦和古希腊的时代,荷马(Hemer)、柏拉图(Plato)、亚里斯多德(Aristole)等都曾有所论述,如苏格拉底(Socrates,前 469—前 399)的《自知》及亚里士多德(Aristotle,前384—前 322)的《心灵研究》。特别是西方医学之鼻祖希波克拉底(Hippocrates)关于人群的气质分类、人的性格与健康相关联和语言治疗等观点,至今仍不失其科学意义。

中国是世界医学心理学最早的发源地之一。早在我国的春秋(前 770 年—前 476 年)和战国(前 475 年—前 221 年)时期,管仲(约前 723 或 716 年—前 645 年)、老聃(约前 571 年—前471 年)、孔丘(前 551 年—前 479 年)、尹喜(与老聃同时代,曾从学于老聃)等分别在《管子》、《道德经》、《论语》和《关尹子》等经集中以及我国最古老的医籍《黄帝内经》中已经记载了人类最古老的医学心理学思想。其中不但记录了先秦人民对心理现象的观察所得,还汇集了古代最早的医学家长期与心理因素疾病做斗争的经验。说明我国在两三千年以前,就已经在试图探讨和说明各种精神活动和心理现象的秘密。

中国古人对于身心关系、心理因素致病、心理治疗以及心身疾病预防方面都有精辟的论述。

对于身体与精神的关系,古代医学家思想家认为先有血气五脏等形体,而后神气产生,形神相俱,才成为一个完整的人。《管子·内业》有:"气道乃生,生乃思,思乃知。"荀况的《荀子·天论》说:"形具而神生,好恶喜怒哀乐藏焉。"《荀子·解蔽》有:"心者,形之君也,而神明之主也。"

在了解发病原因时特别注意心理因素,重视保持情绪的稳定和避免情志的过度刺激,指出情志的改变可以促使病情好转或恶化。他们把"情志"分为喜、怒、哀、乐、悲、惊、恐"七情",并认为情志的改变与躯体疾病息息相关。较早时期,管仲在《管子·内业》中明确指出:"忧郁生疾,疾困乃死。"《左传·庄公二十年》有:"哀乐失时,殃咎必至",指出了情绪失常与疾病的联系。《灵枢·百病始生篇》则有:"喜怒不节,则伤脏。"《素问·痹论篇》明确为:"静则神藏,躁则消亡。"《素问·举痛论篇》论述:"百病生于气也,怒则气上,喜则气缓,悲则气消,恐则气下……惊则气乱,劳则气耗,思则气结。"《灵枢·口问篇》说:"心者,五脏六腑之主也……故悲哀愁忧则心动,心动则五脏六腑皆摇。"《素问·阴阳应象大论篇》提出"怒伤肝……喜伤心……思伤脾……忧伤肺……恐伤肾"。说明了情绪和各内脏系统有关,指出过度的情志紧张,可使机体及内脏产生病理生理改变。并以辨证的观点阐明,内脏实质有了改变,反馈至大脑,又影响精神活动的变化,而造成情绪不正常。

此外,我国古代医学家很强调在进行疾病诊疗过程中,把医患双方的精神状态作为整个医疗工作的一部分,并认为任何诊疗工作都应与心理治疗相结合。《素问·宝命全形论篇》关于疾病的治疗提出："五法,一曰治神,二曰知养身……""……必先治神""治神"相当于现代的心理治疗。《素问·汤液醪醴论篇》谈到治疗疾病时说："精神不进,志意不治,故病不可愈。"认为有的疾病治疗不见功效,是因为精神颓惰的结果。《素问·宣明五气篇》说："久卧伤气……是为五劳所伤",将终日卧床也视为五劳之一而损害健康,指出了精神与躯体休息的区别。

先秦时期,古人已经意识到了心理因素对健康的重要性。因此,他们很重视从心理健康的角度来进行心身疾病的预防,在这方面也进行了丰富而极具价值的论述。他们分析了生理因素和心理因素在发病中的作用,强调只有自身心理健康、内心安宁、精神内守,才能抵御各类疾病的侵袭。《黄帝四经·经法·论》有:"静则平,平则宁,宁则素,素则精,精则神。至神之极,见知不惑。"《庄子·刻意》有"平易恬淡,则忧患不能入,邪气不能袭,故其得全而神不亏。"《素问·上古天真论篇》提出:"恬淡虚无,真气从之,精神内守,病安从来?"这些论述与现代心身疾病的预防原则是基本一致的。在防病与治病的关系上,古人主张"治未病"或"争之于小",坚持对疾病预防为主的原则,做到防患于未然。《素问·四气调神大论篇》提出:"圣人不治已病,治未病,不治已乱,治未乱,此之谓也。"《韩非子·喻老》说:"故良医之治病也,攻之于腠理,此皆争之于小者也"。

当然,古代先贤对于医学心理学的论述是朴素的,受到历史条件的限制。但是,这些朴素、客观的理论,都是祖先长期实践的精华,虽然时过2000多年,但它对今日的临床实践及科学研究仍具有重要的指导意义。

【案例】《儒门事亲·内伤形·惊》中记载:卫德新之妻,旅中宿于楼上,夜值盗劫人烧舍,惊坠床下,自后每闻有响,则惊倒不知人,家人辈蹑足而行,莫敢冒触有声,岁余不瘥。戴人见而断之曰:惊者为阳,从外入也;恐者为阴,从内出也。惊者,为自不知故也;恐者,自知也。足少阳胆经属肝木。胆者,敢也。惊怕则胆伤矣。乃命二侍女执其两手,按高椅之上,当面前,下置一小几。戴人曰:娘子当视此。一木猛击之,其妇人大惊。戴人曰:我以木击几,何以惊乎?伺少定击之,惊也缓。又斯须,连击三、五次;又以杖击门;又暗遣人画背后之窗,徐徐惊定而笑曰:是何治法?戴人曰:《内经》云:惊者平之。平者,常也。平常见之必无惊。是夜使人击其门窗,自夕达曙。夫惊者,神上越也。从下击几,使之下视,所以收神也。一、二日,虽闻雷而不惊。

这则案例与现代心理学中的"冲击疗法"本质上是一致的。冲击疗法是根据消退性抑制的原理,让患者持续一段时间暴露在能引起其强烈焦虑的刺激情境中,最终缓解其焦虑情绪,常用来治疗恐惧和其他负性情绪。本例患者对声响有恐惧情绪,戴人则刻意使其暴露在声响刺激中,其从"大惊"到"惊也缓"再到"一二日虽闻雷而不惊",是一个典型的消退性抑制的过程。

2. 现代医学心理学的建立与发展

1852年德国医学家、哲学家洛采(B. H. Lotze)编写了历史上第一部以《医学心理学》命名的专著,它标志着现代医学心理学的兴起。洛采继承和发展了费希纳关于心身一致的思想,着重论述了健康、疾病与"心理生活"的关系。1879年,随着德国学者冯特(William. Wundt)建立世界上第一个心理学实验室,心理学脱离了哲学母体成为一门独立的科学。1887年,冯特在其《医学物理学手册》中讨论了运用实验方法,研究人在医疗过程中的心理学问题。他的《生理心理学》一书到1887年就已刊行三版。冯特不但为整个心理科学开辟了新纪元,而且为医学心理学的发展开拓了道路。后来,冯特的学生卡特尔和威特默将其学说传入美国,并使之迅速发展。1896年威特默在宾州大学建立了第一所以治疗"问题儿童"为主的心理诊疗所,并首先采用临床心理学一词。此后在世界上出现了许多对医学心理学的发展有重大影响的各学派的代表人物,如谢切诺夫、弗洛伊德、巴甫洛夫、沃尔夫、坎农、泽利厄等。

20世纪中叶以来,随着信息论向各学科的渗透以及行为科学的发展,医学心理学的研究领域不断扩大,日益显示出强大的生命力。70年代来自美国医院的内科学、精神病学、流行病学、心理学、医学社会学等学科的科学家,成立了"行为医学研究组",行为医学广泛地采用了医学心理学的某些技术,代表了医学心理学的一个发展方向。1978年,健康心理学诞生了,注意到健康人在患病或将要患病时的心理问题,吸取当代各学科研究的积极成果,为心理卫生事业提供了先进的观点与理论指导,是医学心理学大显身手的重要领域。

在医学领域,医学心理学随着医学本身的发展也进一步专门化。在医学心理学的文章和书籍中出现了很多专门术语,诸如,临床心理学、变态心理学、健康心理学、健康与疾病的社会心理学、神经心理学等。在以医学心理学、临床心理学和变态心理学等命名的不同书籍中,其内容所涉及的方面基本一致,但各有侧重。造成这一现象的原因有二:一是医学心理学本身还没有一个成熟的理论体系为大家所接受,因此学者皆根据各自的见解和经验阐述医学心理学的内容;二是学者的专业背景不同,研究重点和工作范围不一样。

3. 我国现代医学心理学的发展

西方医学在十九世纪末传入我国,当时盛行的魏尔啸细胞病理学说也随之而入。这种把人当作细胞联合王国的机械唯物论的哲学思想曾长期在我国医学教育中占统治地位。西方的这一医学理论,远远不如传统的祖国医学理论那样重视心理对疾病防治的影响。以阴阳五行学说作为基本理论的中国医学体系,重视人和生活环境的关系、躯体活动与精神活动的关系、人的不同气质类型及其性格特点与疾病反应的关系,把这些因素当作一个整体来认识,重视心理因素在疾病的病因、诊断、治疗和预防中的作用。但是当现代科学技术传入我国后,这一从民间长期实践而积累的祖国医学宝库,在清王朝封建统治末期未能得到系统、科学地整理,在国民党统治时期还遭到打击、压制。中医学中的医学心理学思想也因此未能上升到现代医学心理学的理论水平。

心理学比医学年轻,传入中国的时间比较晚。1917年北京大学哲学系开设了心理课,并首次建立了简单的心理学实验室。1920年,北京高等师范学校筹建了心理学实验室,南京高等师范学校筹建了心理学系。1921年8月成立了中华心理学会。当时医学中的精神病学,因为研究表现各种心理异常的精神病,所以它和心理学的关系要比医学其他学科的关系密切。因为心理学那时还是一门尚未充分发展的科学,它的学院式研究脱离精神病学的实际,所以精神病学家不得不建立自己的心理学体系,也就是弗洛伊德的"精神分析"学说。1922年,中国第一种心理学杂志——《心理》创刊,创刊之初就刊有变态心理方面的论述。30年代全国大约已有十几所大学设立了心理系或心理学组,在中央研究院中建立了心理研究所,出版了大学用的心理卫生教材,还在医学院中开设了有关课程。1936年4月在南京成立了中国心理卫生协会,次年因抗日战争爆发,工作被迫停顿。抗日战争胜利后,有少数医学心理学工作者在医学院、精神病区和儿童福利机构从事心理卫生、心理诊断和心理治疗的工作,出版了有关这方面的著作。1948年曾在南京召开过一次局部的心理卫生代表会议。

解放初期,因为全面学习苏联,也像苏联那样把西方心理学、变态心理学等全部当作资产阶级货色打入冷宫,把心理测验、心理治疗当作唯心主义的东西,把心理同唯心等同起来。直到1958年,中国科学院心理研究所的心理学工作者联系医学实际,与北京医学院精神病科医生合作,针对当时为数众多、久治不愈的神经衰弱病人开展了以心理治疗为主的综合快速治疗,短期内获得显著疗效,引起医学界特别是精神病学界的重视以后,才使医学心理学的工作得到一定程度的开展。当时还把这一疗法应用到一些心身疾病(高血压、溃疡病)和精神分裂症中,也都获得很好疗效,受到医学界的欢迎。与此同时,医学专家还对这些疾病进行了病因调查和有关病理心理的实验研究。六十年代初期,在防治地方克汀病中,对患病儿童的智力鉴定设计了一套量表,制定了"地方克汀病智力分级的初步方案"。医学心理学的事业正要兴旺发展,却受到"十年动乱"的冲击,心理学和医学心理学都遭到严重的摧残,全国唯一的科学研究机构——心理研究所被解散,医学心理学的工作被迫停顿达八年之久。

直到1976年末,医学心理学的工作才如雨后春笋般地在全国各地陆续开展起来。1978年12月在保定召开的中国心理学会第二届学术会议和1979年6月在北京举行的医学心理学学术座谈会,标志着医学心理学进入了一个新的发展阶段。会议酝酿成立医学心理学专业委员会,并于1979年11月在天津举行的中国心理学会第三届学术会议上正式成立了医学心理学专业委员会。从此,在学会的领导、组织和推动下,医学心理学事业在全国范围内得到蓬勃和广泛深入的发展。

(四)主要研究任务

医学心理学的研究内容比较广泛,几乎所有医学领域都有医学心理学研究内容。概括起来,医学心理学的研究任务大致有以下几方面:

1. 研究在各类疾病的发生、发展和变化过程中心理因素的作用规律

医学心理学认为,在人的健康和疾病问题上必须坚持心身统一的观点。根据心身统一的观点,可把疾病分别归入以下三种类型:

第一类疾病:致病因素直接或首先作用于大脑,病理改变主要在脑,所产生的精神症状虽程度不同,但一般是明显的。这类疾病主要包括神经病学中与脑损害有关的一些疾病和精神病学中绝大部分的疾病。

在这些疾病中,心理因素有时是主要的致病因素,有时则成为诱发因素。例如,在神经官能症、反应性精神病中,心理因素是主要的致病因素;在精神分裂症、某些脑器质性精神病中,心理因素则是诱发因素。大脑疾病的发病机理还是一个比较复杂、有待进一步弄清楚的问题,通常用环境因素和遗传因素作为病因的代表。所谓环境因素是指外界的致病因素:有机械的(如外伤)、物理的(如高温、低温、电击、辐射)、化学的(如有机的和无机的化学物质)、生物的(如细菌、病毒、真菌、寄生虫)、社会的(如人际关系、工作、学习、生活引起的矛盾)等。所谓遗传因素,广义地讲是指个体的生物致病因素,包括体质、素质、代谢类型和对刺激的反应特点等。外界的社会致病因素反映到人脑中就成为心理的刺激因素。这些心理的刺激因素能否成为心理的致病因素还要取决于个体的主观评价、态度、过去积累的知识、经验和应付能力。所以分析大脑疾病的病因和发病机理时常常可以观察到心理因素和生物因素在相互起着作用。由于病变在大脑,各种心理过程如感知、注意、记忆、思维、情绪、情感与意志行动等都可以呈现不同程度的障碍。如果自我意识也发生障碍,不能理解自身与环境的关系,致使各种心理活动发生紊乱,统一性遭到破坏,就表现为精神病的症状。

第二类疾病:致病因素直接或间接作用于大脑以外的躯体各系统器官,病理改变虽主要发生在各器官,但症状中,普遍存有心理障碍,有的还呈现出不同程度的精神症状。这类疾病包括除神经病科的大脑疾病和精神病科疾病以外的临床各科的大部分疾病。致病因素虽然主要

第四章 医学心理学素养

是物理的、化学的或生物的，但心理因素在发病机理中也起着不等程度的影响作用。其中心理因素起着重要作用的那些疾病就称为心身疾病。在内科、外科、妇产科、小儿科、皮肤科、眼科、耳鼻喉科、口腔科中有很多疾病已被公认为心身疾病。

心理因素起着重要作用不仅表现在致病因素上，也表现在疾病症状上，即患这类疾病的病人或多或少表现某种程度的心理障碍。高度紧张的心理常表现为对所患疾病有某种情绪体验。例如，心绞痛发作时有濒死感，得悉自身患不治之症时有恐怖感，有时甚至产生多疑、思维混乱等精神症状。即使在致病因素中未发现有明显的心理因素作用，病人因感染、中毒或发热影响大脑功能时，也会出现意识模糊、恐惧情绪、视听幻觉或被害妄想等精神症状。

临床各科一般未把心身疾病和其他疾病分开。很多住院病人存在程度不同的心理反应。例如，某医院83例内科住院病人，63％有主观焦虑，42％有焦虑症状，36％有孤独感，31％有不同程度的绝望感，23％有情绪忧郁，有的甚至有自杀念头。可见患躯体疾病的病人出现心理障碍是相当普遍的。

第三类疾病：致病因素大都是物理、化学因素直接作用于躯体各部分器官，病理改变是明显的局部器官或组织损伤，患病后，病人的不同心理状态影响着疾病的进程，有的还产生明显的心理障碍。

这类疾病占临床各科中一小部分，如突然的外伤、骨折、烧伤、中毒等，作为致病因素来说，心理因素是没有参与的。但是，由于病人的个性特征和对疾病的主观评价所造成的心理紧张状态，或称继发性心理病因却影响着疾病的进程。这种继发的心理刺激可影响原来疾病的愈合过程。例如：一例因车祸引起胫骨骨折的病人，因对外伤及其后果全无心理上的准备，一旦面临下述困难处境，如住院费问题、残废问题、工作前途问题，便产生十分复杂的心理状态，诸如焦虑、急躁、苦闷等消极情绪就会影响下肢的血液循环，延缓其愈合过程。又如大型手术前病人的心理状态如何，常常影响手术过程是否顺利、术后反应是否严重以及术后的愈合过程。术前有轻度焦虑者，反映了病人心理适应功能正常，手术效果较好；如焦虑严重，反映病人心理高度紧张，手术效果较差；有些病人并无焦虑主诉，却有心悸、出汗等症状，这是强充好汉以压抑内心恐惧的表现，会影响术后的心理适应，效果不好。还有些病人盲目乐观，对手术的危险性、术后并发症的可能性及康复的艰巨性均缺乏足够的心理准备，一旦发生这类情况，常引起严重的心身反应。手术前后病人消极或负性的心理活动常常影响病人整个身体的机能状态，成为手术不能顺利进行、出现并发症或推迟创口愈合和延缓机体康复的主要继发性病因。

2. 研究心理因素特别是情绪因素对身体各器官生理、生化功能的影响

外界刺激作用于人的感官，引起神经冲动，经周围神经和脊髓的感觉束到达脑干时，一部分神经冲动经特殊传导通路至丘脑再到达大脑皮层感觉区、及引起认知和情绪活动的其他皮层区；另一部分经网状结构非特殊传导通路，一方面与脑干、脊髓其他神经元横向广泛联系，一方面经下丘脑、边缘系统到达相应的大脑皮层区。这样，外界刺激作用于人体时，可引起中枢神经系统本身和由该系统所支配的躯体各系统、各器官广泛的生理反应以及相应的神经递质和神经分泌等生物化学反应。到达大脑皮层的一部分神经冲动被个体意识到后，便引起复杂的心理反应。这些心理反应常以某些特殊色彩的体验形式表现出来，如喜悦、愤怒、悲伤、恐惧等（即情绪）。由此可见外界刺激可同时引起机体的心理反应和生理、生化反应。心理反应和生理、生化反应之间有无因果关系，一直是一个在学术上引起争论的问题。现在可以肯定的是，两者之间存在着因果关系（即前者是后者之因，或后者之果），但不一定全部都是因果关系。

一个有机体为了对外界刺激的瞬息变化保持动态的平衡,其内部的生理、生化活动必须随外界刺激的变化而变化,其中大部分未被个体意识到故不引起心理反应。当外界刺激到达一定程度,传入的神经冲动不仅引起机体较强的生理、生化反应,而且同时被意识到,转为心理反应和情绪体验。心理反应的程度受机体对外界刺激的认知和评价、应对经验和能力以及个性特点所制约。这些心理反应反过来又调节着机体生理、生化反应的强弱。心理反应的程度往往可以情绪的体验和表现来标志。

机体对外界有害因素的反应称为紧张状态或应激(stress)。过去对应激的研究,只注意了机体生理、生化方面的变化,对应激的心理方面没有进行多少探讨。因此,当下要强调对心理应激的研究。心理应激包括两个概念:一是指外界社会、文化因素所带来的令人烦恼不安的信息(如工作或学习上的失败和挫折、人际关系中的冲突、生活中的意外变故和打击)能引起心理上的一般反应,称为应激事件(应激源);另一是指遭遇到单个或多个应激事件后所产生的偏离平时反应的状态,称应激状态。所以心理应激不仅研究社会、文化因素如何通过机体的不同特点产生互不相同的应激反应,而且还研究这类心理应激反应所表现的焦急、愤怒、恐惧等"消极"情绪或"负性"情绪对机体各系统、器官的生理、生化功能的影响。

机体如长期地或反复地处于消极情绪状态,可使躯体某一器官或某一系统发生功能紊乱。表现在循环系统为血压升高或降低、心率增快或减慢、心律失常、心悸、颜面潮红或苍白、发冷发热、晕厥等;在消化系统为厌食或贪食、恶心、呕吐、腹胀、肠鸣、腹泻或便秘等;在呼吸系统为胸闷、气短、咳嗽、哮喘等;在泌尿系统为尿频、尿急、多尿或排尿困难、尿潴留等;在皮肤系统为皮炎、皮疹、瘙痒、脱发、白发、斑秃、多汗、局部浮肿等;在内分泌系统为甲状腺机能亢进或减退、肥胖症、糖尿病等;在生殖系统为性机能亢进或减退、阳萎、早泄、阴冷、经前紧张症、月经不调等。同时还呈现相应的生化变化,如中枢神经系统递质儿茶酚胺和肾上腺皮质激素(皮质类固醇)等的变化。

3. 研究人的个性心理特征在疾病发生和康复中的作用

从普通心理学中得知,每个人都具有自己的心理特点。它是以某种机能系统或结构的形式在个体身上固定下来,而带有经常、稳定的性质,对人对事经常表现出一定的倾向性和习惯的行为方式。这种在个体身上经常地、稳定地表现出来的心理特点称为个性心理特征。

一个人的性格、气质和能力是最能说明他本人独特的个性心理特征。由于个性心理特征存在许多差异,就产生了将人格(即个性)分型的概念。如荣格(C. C. Jung)把人格分为"内倾"和"外倾"两类。在医学上,常用人格异常或人格变态这样的术语来标志其个性心理特征已超出常态分布的范围。在许多精神病中可以看到不少病人的个性心理特征有其独特之处,不能不使人考虑在发病前他们的个性心理特征就与正常人的不一样。例如,典型的精神分裂症病人,在病前几乎无一例外地呈现分裂样人格(schizoid personality)。虽然具有分裂样人格的人并不一定非患精神分裂症不可,但在心理应激下,具有分裂样人格的人的确比没有分裂样人格者易患精神分裂症。除精神病外,在临床各科的心身疾病中,心理因素的致病作用也体现在病人的气质和性格特征上。当生活中应激事件造成过强、过久的心理应激时,为什么有的人患冠心病,有的人会患消化性溃疡,有的人则患支气管哮喘? 有研究表明:这是不同气质和性格的个体对不同应激源(stressor)产生各异的相对固定的生理、心理反应形式。这种固定化了的、反复出现的心理反应形式,实际上就是他的个性心理特征的表现。美国 M. Friedman(1950)在研究心血管病人的心身反应时,发现对那些反复出现的紧张刺激,有些人形成一套特定的反应模式:一类病人表现为雄心勃勃、做事认真、争强好胜、易激动、缺乏耐心、常感时间紧迫、醉心于工作、力争尽善尽美、行动匆忙等性格或行为特征,称之为"A 型行为类型"(type A behavior pattern,TABP)或 A 型人;另一类病人的性格相反,表现为悠闲自得、不好争强、从容不迫、生活工作有节奏、不计较事业上有无成就,称之为"B 型行为类型"或 B 型人。研究发现:A 型人组的胆固醇、甘油三酯、去甲肾上腺素、促肾上腺皮质激素等水平高于 B 型人组,患冠心病的比率和心肌梗塞复发率明显高于 B 型人组。由于这种分型方法不够精确或规范化,关于 A 型行为与冠心病之间的联系还存在争论。

同样,病人不同的气质、性格特点也影响着疾病的康复过程。例如,一个脑血管意外(俗称中风)的病人,急性期过后遗有不同程度的偏瘫。为了能早日坐起、下地行走和自己独立料理日常生活,需要对他进行一系列逐步加强的锻炼。瘫痪肢体机能康复的速度和效果取决于很多因素,其中一个因素是病人对疾病所采取的态度,如是否有信心,能否克服消极、畏难情绪并有坚持不懈的意志,循医嘱,在医护人员和家庭成员的指导和帮助下积极地锻炼。如何使病人的个性心理特点在各类疾病的康复中起促进作用,是医学心理学所要研究的重要课题之一。

4. 研究如何通过人的高级心理机能,认知、支配或调节自身的生理机能,以达到治病、防病和养生保健的目的

人的心理活动不仅伴有生理机能的变化,而且还能调节后者使之受控于自己的意识。人在愤怒时,交感神经系统高度兴奋,出现心率增速、血压升高、呼吸加快、面部发白等现象。如果能控制自己的愤怒情绪,就会使其植物性神经系统(即交感与副交感神经系统)的活动处于相对平衡的状态,所支配的脏器的机能不至于受到损害。如果有意识地去控制消极的情绪,采用调节呼吸的办法(如使呼吸由原来每分钟 10~20 次减慢至 4~6 次),同时将注意力集中于躯体某些器官,想象这些器官处于放松的状态,通过学习和训练,就能进一步使躯体内的某些生理机能按自己的意志去活动,焦虑紧张的负性情绪则往往随着想象中全身各部分的放松而逐渐消失。有意识地集中注意力和想象力于自身某器官的活动,使脑内不出现其他任何的思想活动(即排除一切杂念),本身就是一种积极、主动的脑力活动。然而,它的表现形式却是一种静默状态,主观的体验只是局限的字、词(如"松")或单调的视、听形象而无起伏的情绪。反复地练习或锻炼就会愈来愈自然地、习惯地控制全身各部分、各器官的活动。这种用精神控制躯体生理活动的方法,在中国医学中是很受重视的,长期作为一种祛病、强身、养生、益寿的方法。例如,"气功"便是一个突出的例子。气功是采用一定的姿势和调节呼吸等辅助方法来使一个人的整个机体进入一种宁神入静的状态,在这样一种心理状态下能促使机体内各部分的生理机能得到最佳的调整。国外也有类似气功的方法,例如,瑜珈、禅宗、静默、渐进性放松和生物反馈等方法。这类方法的特点是以没有意识到任何心理活动,即没有什么主观情绪体验的"心理状态"来调节自身的生理机能。如果代之以积极的认知活动,集中注意力想象或思考一些能引起高度兴趣的事情,并伴以视、听感官刺激(影像、图画、音乐)引起轻松、愉快的情绪,是否能更好地促使全身各部分的生理机能得到最佳的调整,也是一个值得研究的课题。

(五)主要应用

医学心理学在应用方面,如同教育心理学、工业心理学和运动心理学一样,把心理学的系统知识,包括它的理论、技术、方法和研究成果,结合医疗实践,应用到医学各个部门,如综合医院、专科医院、精神病院、诊所、疗养院、康复医院;工厂、学校和机关的保健室、基层卫生院、各

级卫生防疫机构、儿童行为指导中心、青少年健康服务中心；也应用到海底、高空、远航、沙漠、矿山等作业的特殊职业群体以及职业学校、盲聋哑学校、特殊儿童学校、工读学校和监狱等群体。总之，它要解决各种影响人们心身健康的心理学问题。

随着心理学知识和技术广泛应用于医学，医学心理学便逐渐形成了一些分支，如重点用于精神病方面的变态心理学；用于神经病学的临床神经心理学；用于预防医学的健康心理学；用于护理工作的护理心理学。临床心理学是运用心理学的知识和原理帮助病人纠正自己的精神和行为障碍，以及通过咨询来指导和培训健全的人，以便有效地适应环境和更富有创造力的心理学应用学科，是医学心理学中发展得最早，从业人数最多的一个分支。

## 二、神经心理学概要

人们需要了解人脑是如何反映外界环境中的事物，如何反映社会现象，如何产生心理活动以及心理活动与大脑的生理活动究竟是什么样的关系。神经心理学正是把脑当作心理活动的物质本体来研究脑和心理或脑和行为的关系。它在理论上对阐明"心理是脑的功能"具有关键性的意义；在实践中，可以为神经科学的临床诊断和治疗提供方法和依据。

### （一）神经心理学定义

神经心理学（neuropsychology）是研究高级认知功能或心理活动的神经机制的一门学科，是从神经学角度研究心理学问题，以脑作为心理活动的神经基础，研究脑与心理活动或认知功能的关系。

神经心理学既不像神经生理学那样单纯地解释脑本身的生理活动，也不像心理学那样单纯地分析行为或心理活动本身。早期常常通过研究脑损伤患者的高级认知功能缺损，来推断正常状态结构和功能的关系，并为神经疾病定位诊断提供依据。近年来随着认知科学理论的发展及脑电活动记录、核磁共振显影、计算机轴断层描等技术的应用，神经心理学家已经能利用更多的方法研究损伤脑和正常脑在从事某一特定认知加工时的实时脑区激活，为了解脑结构和功能关系提供一个更为直接的窗口。

**小贴士：**

PECT 是核医学检查设备，它不属于放射科，属于独立的核医学科，因为它的检查方式是向人体内注射放射性药品，由人身体向外发射射线，而机器通过人体发射出的射线感应成图像。MRI 也就是磁共振成像，英文全称是：Magnetic Resonance Imaging。磁共振成像是断层成像的一种，它利用磁共振现象从人体中获得电磁信号，并重建出人体信息。1946 年斯坦福大学的 Flelix Bloch 和哈佛大学的 Edward Purcell 各自独立的发现了核磁共振现象。磁共振成像技术正是基于这一物理现象。1972 年 Paul Lauterbur 发展了一套对核磁共振信号进行空间编码的方法，这种方法可以重建出人体图像。核磁共振（MRI）已应用于全身各系统的成像诊断，效果最佳的是颅脑以及脊髓、心脏大血管、关节骨骼、软组织及盆腔等。

### （二）神经心理学的分类

1974 年，L. A. Davison 将神经心理学的研究分为三个领域，即实验神经心理学、行为神经病学与临床神经心理学。这三个领域的研究都涉及脑和心理（行为）关系的问题，只是它们的对象和方法不同罢了。

### 1. 实验神经心理学

研究脑的机能或脑与行为的基本原理。研究对象主要是动物，在精细的控制条件下偶尔也用人作试验。当前这方面的主要研究者有 K. H. Pribram 和 R. W. Sperry。

### 2. 行为神经病学

主要在病人身上进行研究。行为神经学家设计一些测验项目，深入地检查每一个个体病人的"正常"机能发生偏差或异常的情况。与临床神经心理学的区别之处是这些心理测验不对"行为"作"量"的测定而仅作"质"的分析，即只强调行为的概念意义而不强调行为的效用意义。鲁利亚所提供的研究资料是行为神经病学最好的例子。美国 J. H. Pincus 和 G. J. Tucker 合著的《行为神经病学》1978 年第二版，重点介绍了介于神经病学和精神病学之间的一些交叉领域的疾病。从这些疾病的行为表现来研究神经系统的疾患可称为神经系统的心理学。

### 3. 临床神经心理学

临床神经心理学的对象也和行为神经病学一样都是病人，但重点放在患有脑高级机能障碍病人的诊断、鉴定、预后和治疗上。临床神经心理学利用各种测验来测定已确诊或待诊的大脑损伤病人的智力、感觉运动机能和个性，用的测验通常是方法标准化和数量化的。对病人测验的结果可与控制组相对照，结果用统计方法分析处理。除了能对脑损伤和其他疾病作鉴别诊断外，还能判断病灶的位置、各种药物或外科手术治疗的疗效和预后，并能提出加速功能恢复正常的康复计划。A. L. Benton，B. M. Reitan 都是著名的临床神经心理学家。

## （三）神经心理学简史

### 1. 思想萌芽阶段（公元前 3000 年—19 世纪）

在古代书籍和医学书中（包括我国的《黄帝内经》）很早就记载了有关一些高级心理机能和脑的关系或在脑中定位的论述。西方一些学者如希波克拉底、亚里士多德和盖伦都把人的心理机能与大脑的某一部位（脑的小室，后来形成了脑室学说）联系起来。

直到 16 世纪中叶，韦萨留斯（A. Vasalius，1514—1564）于 1543 年发表了有名的解剖著作《人体构造》和《节录》，用详尽的脑解剖知识修正了前人的脑室学说（这一学说曾统治了学术界 1000 年），这才促进了 17、18 世纪的一些学者们从脑实体中其他部位寻找高级的心理机能的研究，如笛卡尔（Descrates）就选择松果体作为精神（心理）能力或心理灵魂居住的部位。

18 世纪初著名的解剖学家加尔（F. J. Gall，1758～1828）提出"脑和头盖说"，指出人的各种复杂的能力是与脑的各个严格限定的部位密切联系的。由于这些部分逐渐增长起来，就形成头颅骨上的相应隆起，这些隆起决定了人的心理能力的个体差异。他的学说虽然在生理学上主观性推测很多，但是他的贡献是将脑作为心灵的器官，把具有不同生理或心理生理机能的官能器官定位于皮层，在当时产生了很大的影响，冲破了非实体的笛卡尔的灵魂概念，走向较物质的神经机能概念，促使后来的研究者用细致的观察和更精细的神经解剖来代替过去对心理与脑关系的推测和猜想。但另一方面，加尔的学说后来成为在欧美社会上广泛流行的"颅相学（phrenology）"或"骨相学"的理论支柱。颅相学认为大脑是由许多独立的器官组成，每一个器官都管理着单独的、天生的心理能力。头颅的哪一部位隆起，就表示哪一部分的大脑较大，某一种精神能力或才能就突出。颅相学的兴盛长达一世纪之久，但在科学界里，颅相学从未被一般科学家所认可。

2. 科学发展阶段

进入 19 世纪后,由于显微镜和细胞染色法的发明、魏尔啸细胞病理学说的创立,细胞被认为是基本的生命单位,有机体是单个细胞的机械总和。这促使人们研究脑的神经细胞结构和心理的关系。大脑罗兰图沟(即中央沟)的发现者罗兰图(L. Rolando 1770—1831),驳斥了加尔脑定位的不准确,稍为正确地将较高级的心理机能定位于大脑之内。

被认为是科学的脑生理学的创始者佛卢龙(P. J. M. Flourence,1794—1867)反对机械定位论,为了推翻颅相学的伪科学,他用动物(鸟类)作实验,用精确的手术对脑的两半球、小脑、四叠体、延髓等神经结构作部分摘除法,观察各部分的机能。因而他比罗兰图更精确地说明心理与脑的关系,创立了与"脑定位"相对立的"脑功能整体论"的学说。佛卢龙认为所有大脑的组织都是等势的(或等能的),只要有足够的脑组织存留,损伤后剩下的脑组织就能取代失去的脑组织的机能。他认为心理机能不是依赖于脑的特殊部位,脑是作为一个统一整体进行工作的。

一些临床医师对脑局部损伤或病变引起某些高级心理机能的障碍作了有价值的观察。1861 年 P. P. Broca 发现他的一个失语症病人与左脑额叶后部病变有关,把口头言语的丧失和脑局部损伤联系起来,进一步推动了脑机能定位的研究。1874 年 Wernike 描述了一例左颞上回后部病变的病人产生了对言语理解的困难。这样就发现了在大脑两个不同地方的损伤产生了两种不同言语机能的问题,迫使临床医生要采用比一般神经病学常规检查更为精细的方法来测定病人高级神经机能损害的情况。1872 年 Froust 设计了一个测验,让运动性失语症的病人听一个单词,要他用手指的数目来表示这个单词有多少个字母或音节,这就开始了在脑损伤病人身上用实验或测验的方法来研究高级的心理活动。许多心理学家与神经病学家合作,用实验心理学的方法探查人脑不同部位损伤时的种种心理机能缺陷程度以及它们之间的相互关系。这是从神经病临床发展起来的神经心理学。

另一个途径是来自对动物行为的研究。Lashley 用大白鼠进行脑损伤时动物学习、视觉和动物行为的观察,开创了实验心理学的研究。根据动物实验的资料,阐述大脑机能和各种行为的关系、提出了脑和行为的基本理论。

3. 现代阶段

神经心理学一词,是美国哈佛大学著名心理学教授波林(E. G. Boring)在 1929 年根据 K. S. Lashley 的工作提出来的,标志着学者进入了系统地研究脑的高级心理机能所控制的行为与脑组织结构和纤维通路的关系的时期。Lashley 是美国著名的行为主义心理学家,他一生主要从事研究动物脑的机能与行为的关系问题。他首次在这两者之间建立了量的关系,开创了用脑机能的术语解释复杂行为的实验科学。此后,神经心理学把人的感知、记忆、言语、思维、智力、行为和脑的机能结构之间建立了量的关系,用标志脑机能结构的解剖、生理、生化的术语来解释心理现象或行为。它综合神经解剖学、神经生理学、神经药理学、神经化学和实验心理学及临床心理学的研究成果,采用独特的研究方法,成为心理学与神经科学交叉的一门学科。

在 20 世纪三十年代以后所涌现的一批著名的神经病学家、神经生理学家中,以潘菲尔德(W. Penfield)的工作引人注目。他用弱电流直接刺激接受开颅手术病人的大脑皮层各部位,让病人回答他的感受,从而获得了有关皮层感觉、运动更为精确的部位。之后,苏联心理学家鲁利亚在卫国战争时期,研究了大量脑外伤病人的高级心理机能,特别是言语障碍的诊断和康复问题。他在四十年代末就发表了两本专著:《创伤性失语症》(1947)和《战伤后脑机能的恢复》(1948)，并在此基础上长时期地研究了人的心理活动的脑机能组织问题。鲁利亚将阿诺兴的"机能系统"(functional systems)用于解释人的心理过程，认为"机能"这一术语可以描述较为复杂的过程，如消化、循环和呼吸机能(这些机能都由很多组织和器官综合参与的)。一定的组织和器官组成一定的结构称为系统，它们既相互联系又有所区别、既统一又分层次。虽然系统中(如消化系统)的最终机能(吸收营养)是恒定的，但实现功能的方式却受很多因素影响而有很大的差异。鲁利亚试图用这样的观点说明大脑的哪些系统参与在知觉和行动、言语和思维、运动和有意识的目的活动结构中。认为人的心理过程是复杂的机能系统，由许多皮层和皮层下区域组成，并通过纤维径路的作用，协调一致地工作着。他根据现代神经学和神经外科临床实践中积累的大量事实，特别是对脑局部损伤病人的长期心理学研究资料，形成和创立了"神经心理学"，并在1973年出版的《神经心理学原理》中作了系统地论述。因此，鲁利亚被认为是"神经心理学"这门新学科的奠基人之一。

在现代神经心理学中另一位突出贡献者是斯佩里(R. W. Sperry)。他把猫、猴子、猩猩联结大脑两半球的神经纤维(最大的叫胼胝体)割断，称为"割裂脑"手术。这样两个半球的相互联系被切断，外界信息传至大脑半球皮层的某一部分后，不能同时又将此信息通过横向胼胝体纤维传至对侧皮层相对应的部分。每个半球各自独立地进行活动，彼此不能知道对侧半球的活动情况。这一手术于1940年由Van. Wagenen和Herren首先在临床上对慢性顽固性癫痫病人使用，获得较理想的疗效，癫痫发作几乎完全消失。1961年斯佩里设计了精巧和详尽的测验，在作割裂脑手术的人恢复以后，进行了神经心理学的测定，获得了人左右两半球机能分工的第一手资料，发现两半球机能的不对称性，右半球也有言语功能，从而更新了优势半球的概念。裂脑人的每一个半球都有其独自的感觉、知觉和意念，都能独立地学习、记忆和理解，两个半球都能被训练执行同时发生的相互矛盾的任务。斯佩里的研究，深入地揭示了人的言语、思维和意识与两个半球的关系，成绩卓著，获得了1981年度诺贝尔医学奖。

近20年来由于实验手段和研究技术的改进，可以在无创伤条件下将外界刺激分别进入正常人的左、右大脑半球，在大脑半球机能完整的情况下研究各种高级心理机能与左右脑的关系。所以，现代神经心理学除在临床上做脑损伤病人的研究外，同时还可在实验室里做正常健康人的研究。

中国自1979年开始了神经心理学的系统研究，在临床和实验室进行了许多工作。1985年开始了割裂脑的临床观察和神经心理学的实验研究，并取得一定的进展。

（四）神经心理学测验在临床中的应用

神经心理学研究既有理论意义，也有实践意义，特别是各种神经心理学测验越来越多的在临床上得到了广泛的应用，主要有以下几个方面：

1. 为大脑损伤病例提供定位诊断的症状学依据

任何心理活动——记忆、思维、言语等都与普通的运动感觉神经机能不同，很难从行为表现直接追溯它们与神经结构之间的关系。因为心理活动是复杂的大脑过程，都是以脑机能的高度整合为物质前提。例如，口语中的交谈会话，凡参与交谈者，既是说者，又是听者。既要用"说"来表达自己的思想，又要通过"言语接受"不断理解对方。整个交谈过程，除包含最起码的听、说言语肌肉运动的机能整合，还包括复杂的言语听觉符号的译码、编码一系列大脑信息加工阶段。由此看来，任何心理过程都是由很多行使不同功能的脑结构所形成的功能系统来进行工作的。由于神经心理学测验方法都是针对心理活动所包含的不同功能环节的工作状态以及总的特点来进行设计的，因此，神经心理学测验可为临床诊断提供精确的症状学根据，可成为脑—行为相互关系研究，及确定脑损伤部位的定位诊断方法。

2. 为药物、外科等治疗提供疗效判定标准和预后的评定

由于神经心理学测验的精确，有可能敏感地评测出施治过程中脑损伤病人心理能力的变化。因此，有助于疗效和预后的评定。

3. 为制定高级神经机能的康复治疗程序和康复措施提供心理学依据

神经康复主要是通过康复训练，促进机能再造或机能转移而获得机能康复。通过神经心理学的测测，能够准确把握脑损伤病人心理能力受损的性质和程度（即哪些功能、哪些环节受损，轻重程度如何），为有的放矢地采取康复措施、安排康复程序提供了前提和依据。

4. 测查方法本身也是康复训练作业

有时可以在某些心理测验的基础上，延伸内容，加以变式，使其成为康复治疗的作业训练。

## 三、生理心理学概要

### （一）生理心理学的定义

生理心理学是研究心理现象和行为产生的生理过程的心理学分支。它试图以脑内的生理事件来解释心理现象，又称生物心理学、心理生物学或行为神经科学。

### （二）生理心理学的研究内容

生理心理学是心理学研究的重要组成部分，它的研究包括脑与行为的演化；脑的解剖与发展及其和行为的关系；认知、运动控制、动机行为、情绪和精神障碍等心理现象和行为的神经过程和神经机制。

生理心理学是心理科学体系中的重要基础学科，它除以人作为研究对象外还以各种实验动物作为对象，研究心理行为活动的生理学机制。随着心理科学、生物学、神经科学和新技术的发展，生理心理学超越了传统生理心理学的视野和方法，越来越明显地表现出自身多学科交叉的发展特点和趋势。科学家们延伸了这个领域，给这个领域起了很多名称，如生物心理学（Biopsychology）、行为神经科学（Behavioral Neuroscience）、行为脑科学（Behavioral and Brain Sciences）等，这些名称也都反映出揭示行为的脑机制的基本目标。这一学科的发展促进了将行为水平的研究方法渗透到神经生物学微观领域，同时将神经生物学研究方法渗透到心理学领域。从多学科、多方面、多角度、多层次对心理行为现象展开研究。它和心理学、生理学、解剖学、生物化学、内分泌学、神经学、精神病学、遗传学、动物学以及哲学等都有密切关系。

### （三）生理心理学简史

对心理活动生理基础的研究由来已久，从解剖学、生理学的研究发现大脑机能定位，到心理活动的脑物质变化的生化研究，再到脑电波、脑成像技术的应用，历经一百多年，但其迅速发展还是近几十年。

首先提出生理心理学这一学科名称的应属《生理心理学纲要》的作者、实验心理学的创始人冯特。此书是第一本生理心理学专著，可以说是作者设想的一门新的科学领域的梗概，意在

说明心理学可以用客观的、生理学的方法加以研究。不过从神经生理和脑功能方面探讨心理现象和行为的实验工作却早已由神经学家和生理学家开始了。

法国的神经学家弗卢龙早在1824年即开始用切除部分脑区的方法来研究脑的各部分结构与心理能力的关系，提出的结论是：脑是由多个器官合成的，各器官的功能有所区别，丘脑是产生意识的核心器官，大脑是智力器官，小脑是协调运动的器官，延脑是维持生命的器官。而丘脑和大脑的性质是统一的，共同构成多个功能系统，知觉、意志和一切智力都在此两个器官中，而且彼此是不可分的。

德国的医生和生理学家希齐希和弗里奇，1870年首次发表了用电流刺激狗的大脑皮层的不同区域所获得的结果，发现刺激大脑皮层额叶的某些部位时可产生个别的肢体运动，这是大脑皮层功能定位说的最初实验根据。1876年费里尔将电刺激法应用于胡狼、猫、豚鼠、鸽、鱼和蛙等动物。结果确定了感觉和运动功能的脑定位原则。此后德国生理物理学家赫尔姆霍茨测量神经冲动传导的速率，探讨颜色视觉和听觉的原理。

20世纪初英国生物学家谢灵顿开始研究感觉心理学，发表了颜色视觉、闪光视觉以及触觉和肌肉动觉的研究结果，提出了内感受器、外感受器和本体感受器等术语；他阐述了神经元、突触和神经系统的整合作用的概念，并且研究了脊髓的反射机制，发现了肌肉的神经支配的兴奋和抑制的交互方式以及神经元的兴奋和抑制的空间和时间的总和作用；强调人类意识的独特性质，认为不能将心理简化为脑功能，因此他的心理学被认为是二元论的。

差不多与谢灵顿同时代，但观点相反的是苏联的生理学家巴甫洛夫，开创了经典条件反射的实验工作，研究了条件反射形成和发展的许多规律，如强化、消退、自然恢复、泛化、分化或兴奋的扩散和集中，认为胃液或唾液的条件反射的分泌就是心理性质的分泌，而条件反射则是一种高级神经活动，由此提出高级神经活动规律的学说。巴甫洛夫认为动物有两种类型的反射活动：无条件反射，等同于物种的本能行为；条件反射，即学习的行为，两者都属于第一信号系统。人类还有第二信号系统，即人的语言系统。两种信号系统工作的原理是一致的，都服从于条件反射形成的一切规律。他指出，人类的精神病发生于第二信号系统的障碍。人类以下的动物只能患神经病，而不会有精神病。巴甫洛夫是完全的反射论者，他的条件反射实验方法和条件反射概念对后来的行为主义心理学影响很大。

20世纪初，行为主义心理学的创始人华生开始用外科手术剥夺大鼠的各种感觉，来研究大鼠在学习迷津中依赖的感觉暗号，并指出大鼠自身的运动觉是最主要的感觉暗号。

继华生之后，拉什利采用切除部分大脑皮层的方法，在大鼠身上研究大脑皮层的损伤部位和损伤范围与学习和记忆能力损失的关系，发现大鼠学习和记忆能力损失的程度与大脑皮层损毁的部位相关不大，而与损毁的范围有显著相关，因此提出了大脑皮层功能等势说和总体活动的原则。他们的工作可称为心理学家直接从事生理心理学实验研究的开始。

当代生理心理学的研究者无论其哲学背景如何，都已承认必须从脑的活动方面来探讨心身关系。研究的领域已不限于探讨有关学习和记忆或感觉和知觉有关的神经基础，而发展到了对心理现象和行为的全面的生物基础的研究，包括从信息理论的观点来研究感知觉信息加工的神经过程；运动反应和反馈信息在控制身体运动和技巧动作中的神经机制；行为的动机因素，或诸如摄食、饮水、睡眠和生殖等基本行为调节的生理机制，包括中枢神经和内分泌系统控制的与情绪经验有关的神经和内分泌腺活动的机制，精神障碍的神经生理问题；记忆的神经解剖及生理和生化基础；高级心理功能，如语言和意识活动的脑机制；大脑两半球的功能专化特性,以及大脑皮层功能的区域分化和整合问题等,而且这些方面的研究也涉及到物种行为的进化和个体发育问题。

心理现象是脑整体活动的产物,是脑对现实刺激和过去种种经验的反映。因此,生理心理学着重从整体观点来看待作为心理现象基础的神经活动。生理心理学研究脑的各部分结构的功能,重在了解这些部分如何参与脑的整体工作。研究单个神经元对特殊刺激的反应也是为了追踪实现某些行为反应或行为变化的神经线路和组织情况,而非出自对神经元本身的生理学的兴趣。这是生理心理学的研究目的有别于神经生理学之处。

### (四)生理心理学的研究方法

随着研究领域的不断开拓,研究的方法和技术也日益精炼和多样化。在方法上采用了比较心理学家应用的训练动物学习和测量动物反应的迷津、辨别箱、斯金纳箱以及观测经典条件作用和测量情绪反应的旷场箱等。在技术上应用电子学的新技术,不仅能在头皮上记录脑电,而且能够记录脑内单个神经元的活动。放射自显影、X光层描术、正电子放射层描术和核磁共振术也逐渐用来探索人在从事某种工作时脑内各部分的物质代谢活动的变化和观察与某种功能障碍有关的脑内的局部病变情况。

生理心理学的实验研究所能采用的实验方法主要有两类:

(1)用特别的(如外科手术、电刺激、化学物质刺激或损毁等)手段干涉脑的整体或局部活动以观察行为的变化或能力的损失;

(2)干涉行为(如强迫动物学习某种技能、限制动物的某种活动、剥夺动物的某种感觉传入、社会隔离等)以观察脑内物质的变化和神经元的活动的改变。

通过这两类方法来研究行为的变化与脑内发生的生物事件的关系。但是,某一行为与某种脑事件可能有直接的因果关系,也可能有复杂的间接关系,甚至可能是一种平行的关系,所以即使出现了行为的某种变化与脑内发生的某种事件(如某些部分的神经元的放电活动的改变或某一脑区的化学物质的改变)有极显著的相关,如不对照其他资料作全面的分析,也难下因果关系的结论。

## 三、咨询心理学概要

### (一)咨询心理学的概念

咨询心理学是研究心理咨询的过程、原则、技巧和方法的心理学分支。它是运用心理学的理论指导生活实践的一个重要领域,具有明显的实用性和多学科交叉性,属于应用科学。咨询心理学的业务范围与基本职能的内容广泛,它不仅与教育心理学、社会心理学、发展心理学和医学心理学关系密切,而且与教育学、社会学、文化人类学、医学相互交叉。

咨询心理学(counseling psychology)的研究对象主要是正常人,而不是患者。它为解决人们在学习、工作、生活、保健和防治疾病方面出现的心理问题(心理危机、心理负荷等)提供有关的理论指导和实践依据,使人们的认识、情感、态度与行为有所改变,以达到更好地适应社会、环境与家庭的目的,增进身心健康,它的主要范畴包括:教育咨询、职业咨询、心理健康咨询及心理发展咨询。

（二）咨询心理学的形成与发展

### 1. 国外心理咨询的起源与发展

心理咨询起源于 1896 年威特默的《临床心理学》。20 世纪 30 年代以后,心理测验和个体差异的研究,是临床心理学发展的主要基础和促进因素,也是心理咨询工作的重要手段。从 1930 年开始,卡特尔的个别差异和心理测验的科学研究带动了以整个人格为对象的心理咨询,其中包括职业、人格、情感、家庭与健康等方面。30 年代后期,职业指导、心理测量和社会教育逐渐联为一体。1953 年,美国心理学会咨询心理学分会规定了正式的心理咨询专家培养标准。1954 年,由 20 余名心理学家发起创办了《咨询心理学杂志》,该刊物成为心理咨询的专业杂志。60—70 年代以来,咨询心理学在美国已发展成为仅次于临床心理学的第二大分支学科。与此同时,世界各国,尤其是欧洲,咨询心理学与心理咨询事业也先后蓬勃发展起来。

### 2. 中国咨询心理学的发展

20 世纪 30 年代,丁瓒先生作为中国第一位临床心理学家,进入北京协和医院从事心理学工作。1937 年丁瓒与丁祖荫一起,翻译出版弗·狄·布鲁克的《青年期心理学》一书,1948 年再版。20 世纪 50 年代中叶。当时,丁瓒、伍正谊、李心天、王景和、钟友斌、龚耀先、许淑莲、陈双双等人,曾使用"综合快速疗法"治疗神经症和心身疾病。从 20 世纪 80 年代开始,心理咨询与治疗再次出现,1986 年,北京市朝阳医院建立了改革开放后我国第一个心理咨询中心。我国开始启动心理咨询师的职业化工作;2001 年 8 月,经国家劳动和社会保障部批准,由国家颁布《心理咨询师国家职业标准》(试用版),总体来看,我国心理咨询的职业化,尚处在初级阶段。

（三）心理咨询主要方法

### 1. 精神分析疗法

以弗洛伊德首创的精神分析理论为指导,探讨求助者的深层心理,识别潜意识的欲望和动机,解释病理与症状的心理意义,协助求助者对本我的剖析,解除自我的过分防御,调节超我的适当管制,善用求助者与治疗者的移情关系,来改善求助者的人际关系,调整心理结构,消除内心症结,促进人格的成熟,提高适应能力。

适应症:癔病、心理创伤、性心理障碍、人际关系障碍、焦虑症、抑郁性神经症、强迫症、恐怖症、抑郁症、适应障碍。

### 2. 支持性心理治疗

善用治疗者与求助者所建立的良好关系,利用治疗者的权威、专业知识,来关怀、支持求助者,使求助者发挥其潜在能力,提高应付危机的技巧,提高适应困难的能力,舒缓精神压力,帮助其走出心理困境,避免精神发生崩溃。

适应症:工作压力、学习困难、人际关系紧张、恋爱失败、婚姻危机、禁用词语行为、自然灾害所引发的心理危机。

### 3. 认知疗法

认知理论认为人的情绪来自人对所遭遇的事情的信念、评价、解释或哲学观点,而非来自事情本身。情绪和行为受制于认知,认知是人心理活动的决定因素,认知疗法就是通过改变人的认知过程和由这一过程中所产生的观念来纠正本人的适应不良的情绪或行为。治疗的目标不仅仅是针对行为、情绪这些外在表现,而且分析求助者的思维活动和应付现实的策略,找出错误的认知加以纠正。

适应症：情绪障碍、抑郁症、抑郁性神经症、焦虑症、恐怖症、强迫症、行为障碍、人格障碍、性变态、性心理障碍、偏头痛、慢性结肠炎等身心疾病。

4. 行为疗法

行为主义心理学认为人的行为是后天习得的，既然好的行为可以通过学习而获得，不良的行为、不适应的行为也可以通过学习训练而消除。行为疗法是基于严格的实验心理学成果，遵循科学的研究准则，运用经典条件反射、操作性条件反射、学习理论、强化作用等基本原理，采用程序化的操作流程，帮助患者消除不良行为，建立新的适应行为。常见的行为治疗及其适应症：

系统脱敏疗法：社交恐怖症、广场恐怖症、考试焦虑等。

冲击疗法：恐怖症、强迫症等。

厌恶疗法：酒精依赖、海洛因依赖、同性恋、窥阴癖、露阴癖、恋物癖、强迫症等。

阳性强化法：儿童孤独症、癔症、神经性厌食、神经性贪食、慢性精神分裂症等。

5. 生物反馈疗法

生物反馈疗法是在行为疗法的基础上发展起来的一种治疗技术，实验证明，心理（情绪）反应和生理（内脏）活动之间存在着一定的关联，心理社会因素通过意识影响情绪反应，使不受意识支配的内脏活动发生异常改变，导致疾病的发生。生物反馈疗法将正常属于无意识的生理活动置于意识控制之下，通过生物反馈训练建立新的行为模式，实现有意识地控制内脏活动和腺体的分泌。

适应症：原发性高血压、支气管哮喘、紧张性头痛、血管性头痛、雷诺氏病，能缓解紧张、焦虑状态、抑郁状态，治疗失眠。

6. 家庭治疗与夫妻治疗

家庭治疗是一种以家庭为对象，通过交流、扮演角色、建立联盟、达到认同等方式，运用家庭各成员之间的个性、行为模式相互影响互为连锁的效应，改进家庭心理功能，协调家庭各成员间的人际关系，促进家庭成员的心理健康。夫妻治疗（也叫婚姻治疗）是家庭治疗的一种特殊模式。

适应症：

家庭治疗：家庭危机、子女学习困难、子女行为障碍。

夫妻治疗：婚姻危机、夫妻适应困难、性心理障碍、性变态。

7. 森田疗法

具有神经质倾向的人求生欲望强烈，内省力强，将专注力指向自己的生命安全，当专注力过分集中在某种内感不适上，这些不适就会越演越烈，形成恶性循环。森田疗法就是要打破这种精神交互作用，同时协调欲望和压抑之间的相互拮抗关系，主张顺应自然、为所当为。

适应症：神经质、强迫症、疑病症、焦虑症、抑郁性神经症。

8. 催眠疗法

通过催眠方法，将人诱导进入一种特殊的意识状态，将医生的言语或动作整合入患者的思维和情感，从而产生治疗效果。

适应症：癔病、疑病症、恐怖症、身心疾病。

**小贴士：**　　　　　　　　　　　**森田疗法介绍**

森田心理疗法简称森田疗法,由日本慈惠医科大学森田正马教授于1920年创立的适用于神经质症的特殊疗法,是一种顺其自然、为所当为的心理治疗方法,具有与精神分析疗法、行为疗法可相提并论的地位。森田教授根据患者症状把神经质症分成三类:普通神经质症;强迫神经质症;焦虑神经质症。

森田疗法主要的适应症是所谓"神经质",大致包括当今分类中的焦虑症、恐怖症、强迫症、疑病症、神经症性睡眠障碍等。但对某些强迫症患者作用不太明显。

森田认为发生神经质的人都有疑病素质。他们对身体和心理方面的不适极为敏感。而过敏的感觉又会促使进一步注意体验某种感觉。这样一来,感觉和注意就出现一种交互作用。森田称这一现象为"精神交互作用",认为它是神经质产生的基本机制。

森田疗法的基本治疗原则就是"顺其自然"。顺其自然就是接受和服从事物运行的客观法则,它能最终打破神经质病人的精神交互作用。而要做到顺其自然就要求病人在这一态度的指导下正视消极体验,接受各种症状的出现,把心思放在应该去做的事情上。这样,病人心里的动机冲突就排除了,他的痛苦就减轻了

1983年日本森田疗法学会正式成立,第一任会长高良武久教授及第二任会长大原健上郎教授继承并发展了森田疗法,将森田疗法的适应症扩大到神经质以外的神经症、精神病、人格障碍、酒精药物依赖等治疗领域,已广泛应用于正常人的生活适应及改善生活质量中。

国际森田疗法学会于1991年成立。在我国,1992年召开了首届森田疗法研讨会。

1994年4月底,第三届国际森田疗法大会在北京国际会议中心召开,来自世界14个国家的300多名代表就森田疗法的研究及应用进行了广泛而深入的学术交流。

## 四、心身医学概要

### (一)心身医学的基本含义

心身医学的狭义概念(Psychosomatic Medicine)主要指研究心身疾病(简称心身症)——即"心理生理疾患"的病因、病理、临床表现,诊治和预防的学科;广义概念是研究人类同疾病斗争中一切心身相关现象的学科。

心身医学是从心身相关的基本立场出发,考察人类健康和疾病问题,试图提出"综合——整体性医学学科"。其理论基础是"心身相关原理"。系统医学概念的形成,正是基于心身医学与"社会—心理—生物医学模式"(西方又称之为综合医学模式),以及中西医学比较研究的探讨。心身医学非常注重社会、心理、环境等诸多因素对健康和疾病的影响,这种整体性、综合性的关注,拓展了疗效空间,给临床治疗带来了广阔前景,特别对许多功能失调性疾病疗效尤著。

### (二)心身医学简史

心身医学的实质内涵及思想渊源,不论在东方医学,还是在西方医学都源远流长,以至可追溯到远古时代,中西医的理性医学发源时期——东方的中国先秦时期及西方的古希腊医学时期。

中国早在先秦时期,一些思想家、医家就从直觉中洞悉了形(身)神(心)之间的某些关系,提出了一些朴素唯物主义的心身一元论观点。同期成书的《黄帝内经》——后世中医的经典,

从理论和实践上高度总结并概括了心身一元观，它提出"天人相应，形神统一"、"五神脏"等中医基础理论以及七情致病学说，后世诸贤，续阐其微。如南北朝范缜将形神关系喻之刀的"刃利"，指出"神用形质"；宋代刘完素亦概括为"形质神用"；明代张景岳则指出："形者，神之体，神者，形之用；无神则形不可活，无形则神无以生。"关于神（精神、情志）对形（身体）的反作用，刘完素称之为"神能御其形"；张景岳则发挥曰："虽神由精气所生，然所以统摄精气而为运用之主者，则又在吾人心之神。"明末清初的医家绮石又精辟概述为："以先天生成之体论，则精生气，气生神，以后天运用之主宰论，则神役气，气役精。"这些观点都充分说明中医学中具有一种基本的指导意义观念，即一个彻底的传统观念，是指人或者是人的生命过程是由形神两方面相辅相成、相互调谐综合而成。故考察生命过程中的健康和疾病问题，切不可忽略精神心理活动对机体造成的反馈影响，而应综合心（神）身（形）两方面做出全面考虑。

西方在古希腊时期，希波克拉底在他不朽的传世医典《希氏文集》中强调："人体各部分之间的结构和功能互为因果，疾病不仅是某一单个器官的病变，每每牵及整个机体，导致全身的不适和机能失调。身体各部位病变可相继引起其他部位的异常。"这种重视人本身的统一性、联系性和完整性的整体观念，包含了大脑神经中枢主动调节下的有机整体及其相互联系和制约，以及在环境、精神心理因素刺激和作用下，机体的生理、心理及病理上的各种反应。希氏的指导思想与现代心身医学思想，在本质上是相同的。他的名言"知道谁生了病，比知道谁生了什么病更重要"，已内含了社会、环境、心理对机体健康的重要影响，其含义广阔深邃，影响深远，迄至当代。

到中世纪，神学在西方占了统治地位，宗教教义成了解释心身关系的唯一权威，从此精神与肉体完全对立。千余年来，心身二元的观念成了西方对这一问题认识的主旋律。人们以机械论和还原论来解释身体现象和疾病的结果，并随着人体生物学、病理学的发展，这种医学成为现今世界最普遍的医学模式，叫"生物医学模式"。

随着时代的发展，尤其是人本主义观念的深入人心，科学对人的审视越来越全面和系统，对人类疾病的心理和社会因素也越来越重视。事实上，越来越多的疾病已被发现不能单纯从生理学角度去研究和治疗，除非把心理因素和社会因素也考虑进去。于是，一种新的医学模式"生物—心理—社会医学模式"建立。这里有两个转变方向，一种是医学研究对象宏观化，注重社会宏观状况对全体社会成员健康的普遍影响，由此诞生"医学社会学"；而另一个方向是个体研究的系统化，即从生物、心理、社会角度全面系统地诊断病人个体，"心身医学"由此产生。

心身医学由哈立笛和亚历山大等医学家最早提倡。20世纪30年代，才由一些精神病学家和临床心理学家等医学家，根据临床需要创立了心身医学这门新兴学科。弗洛伊德精神分析学、巴甫洛夫的行为科学研究成果等，为心身医学的早期发展提供了理论沃土。1939年，精神病研究专家邓伯首次出版《美国心身医学杂志》，5年后他又领导建立了美国心身医学会。这标志着心身医学作为一门正式学科的诞生。发展到今天，身心医学的含义已经有了很大的扩展，它提倡健康领域的整体观念和系统思想，关注大脑、心理和躯体的相互作用，研究心理活动与生理机能之间的心身关系，成为超越精神病学与综合医院各临床学科的医学思想体系。

到现在，越来越多的人发现，由心理因素导致的身体疾病，是造成现代人死亡率升高的重要原因。所以，心身医学由此也越来越多得到医学界的重视。对这种新兴学科有一定的了解，对医学生和医务人员来说是十分必要的。

### （三）心身医学的当代理论简介

**1. 心身疾病的概念**

心身医学在西方诞生后,心身疾病的概念不断被完善。目前认为,"心身疾病"是指心理社会因素起着重要致病作用的躯体器官病变或功能障碍。对心身疾病的临床诊断有如下几个重要指标:

（1）有明显的躯体症状和体征。

（2）发病原因以心理社会因素为主,且随着病人情绪与人格特征的不同而有明显的病征差别。

（3）对该病用单纯的生物学治疗,效果不理想。

像原发性高血压、消化道溃疡、神经性呕吐、偏头痛、支气管哮喘、慢性疲劳等都是常见的心身疾病。实际上,身心疾病的发病率在人群中非常高,国内约为 1/3,国外则高达 10%～60%。

**2. 心身疾病的发病源和发病机制**

心身疾病的发病过程包括心理应激和心身反应两个主要环节。其发病源叫"心理应激源",一般有三大类:一是灾难性事件,如地震、火山、战争和恐怖袭击等,它的人群影响范围广,刺激强度大,造成的精神创伤严重,著名病例如二战期间斯大林格勒市民的"围城高血压"和9·11事件引起的很多美国人的各种心身病症。二是个人性应激源,与个人生活经历有关,影响范围小,个体差异大,如失学、失恋、事业等,但其对个人影响不可忽视。三是背景性应激源,如噪音、拥挤、空气污染、不协调的人际关系等,它能长期对人的心身健康构成潜移默化的影响。

心理应激对身体的影响主要是通过植物性神经系统、神经内分泌系统和免疫系统三个途径。植物性神经主要调控人体脏器的自主活动,包括交感神经系统和副交感神经系统。过于激动的情绪容易使交感神经过度兴奋而导致冠心病;焦躁过度的心理则易通过副交感神经而导致胃酸分泌过多,导致胃溃疡。心理应激反应还会使神经内分泌系统失调,导致甲亢、糖尿病等病症。第三个是免疫系统功能的减弱,它会造成人体抵抗外界病源的能力降低,而且内部的免疫监督也会减弱,使癌细胞增殖扩散的风险增大。例如,很多癌症病症的出现,往往是在患者情绪受到了很大的伤害以后。

**3. 心理、社会差异与心身疾病**

每个人患心身疾病的风险状况,往往跟该人的心理特征、社会特征有关。

首先是人格上的差异。性格冲动急躁、攻击性强的人就很容易得冠心病;而性格内向、消极,且情绪不稳定的人则易常常患支气管哮喘;得溃疡病的患者往往有被动、顺从、过度关注自己的性格特征;性格固执,爱怨天尤人的人患偏头痛的风险较大;而惯于自我克制的人则更容易得癌症。

其次,个人经历与体验的差异是造成心身疾病个人差异的重要因素。很典型的例子是,一位平时学习成绩优秀的学生,遭受的考试失利的精神打击,要比一惯得低分的差生严重得多,前者患心身疾病的风险也就大得多,如慢性疲劳和神经过度紧张等。

还有一个因素是人们看待问题方式的差异,即如何解释应激源。有的人看问题悲观消极,有的人则积极乐观;有的人仅仅把目光停留于事物表面,而有的人则善于理性分析问题并找到应对方案……这些对一个人的心身健康状况都是有极大影响的。

最后，社会支持系统则是造成心身健康差异非常重要的一个因素。如果一个人周围有足够善解人意的家人、师长、朋友或同事的关心，那么他即使遭遇了心理的挫折，也能在别人的帮助下及时地排遣内心的压力而不至于影响身体健康。相反若一个人社会支持系统的弱小，则不易对心理反应进行调节，久而久之就会对心理和身体都造成不良影响。

以上这些因素都是相互联系，相互影响，共同导致了个人心身疾病病情的强烈差异性。比如，孤僻的人格容易导致社会支持系统的弱小，从而加快心身疾病的形成。而通过有意识的加强社会支持系统，也能改善一个人的人格，从而加强他抵御外在心理刺激的能力。

### 4. 心身疾病的治疗与预防

心理、社会的状况既然对身体的健康有如此强烈的影响，研究如何用不同于传统生物医学模式的方法来治疗心身疾病患者，就成了心身医学的主要任务之一。

一般来说，心身医学对患者的审视和诊断是比较全方位的，会根据生理因素、心理社会因素在不同患者身上起致病作用的不同比例，来制定相应的治疗措施，即"心身同治原则"。对于急性发病而且躯体症状严重的病人，如急性心肌梗塞病人、过度换气综合症病人，则需以生理救治为先，以防病情进一步恶化而对身体造成严重损坏。而对于更年期综合症、慢性消化性溃疡等病的患者，鉴于其症状为慢性发作，且心理因素作用强度很大，除了给予适当的药物治疗外，应重点做好心理和行为指导等各项工作。

心身疾病的心理治疗主要有三个目标：一是消除患者的社会刺激因素，如不良的家庭环境、紧张的人际关系等，使患者得以在相对平和温馨的生活环境中恢复正常心态，以减弱致病的外在刺激；二是消除心理学病因，即帮助患者（如冠心病人）改变认知模式，培养正常心态，这是从内在角度"治本"，难度相当大；第三则是消除生物学病因，例如，采用长期松弛训练和生物反馈疗法治疗高血压病人，可以帮助改善病人的循环系统，降低血压。

心身疾病的预防是与每一个人的健康息息相关，主要可以从以下几个方面入手——消除或远离环境中的心理应激源、加强社会人际支持、潜意识防御、端正认知方式等。值得一提的是对应激源的潜意识防御，在某些情况下，恰当的使用潜意识防御，掩盖不幸的现状，麻痹和安慰自我，能使人的内心得以有喘息之机，为调节心境提供缓冲时间，但是它若形成习惯，则容易导致阿Q人格，所以需适度。此外，适度的高强度运动，也能转移对人不快事件的注意力，并调节身体，从紧张压抑中恢复过来。

## （四）心身医学的发展现状和意义

当代社会的竞争压力可谓是史无前例的，由此而产生的种种高度普遍的心理和身体问题（现代病）也向医学界提出了新的呼唤。医学的长期实践已经证明，对病人心理因素的忽略，会给医疗效果带来不良的影响。对于日益增高的心脏病发病率，医学研究者们已经考虑城市拥堵喧嚣的环境在这其中起的不可忽视的作用，并开始改进心血管疾病治疗方法使其更加全面综合。

与此同时，心理学、精神病学与医学的关系变得越来越紧密。众多综合性医院已经设立精神科，精神科医生常常被邀请参加对具有精神病症状的或情绪紧张的躯体患者的会诊。欧洲各国正在出现"万能医生"，他们同时具有治疗躯体疾病和治疗心理疾病的技术。躯体疾病和心理病症的综合性治疗将越来越普遍。今后将会有这样一个趋势，临床医生越来越需要掌握心理学、精神病学和心身医学知识，而精神科医生也越来越需要学会与内科医生合作诊疗。

此外,心身医学也在对行为治疗的有效性问题上寻找有力的支持证据。行为治疗是指通过对身体行为有意识的设定,来达到改善心理状态,进而改善躯体、脏器官能状态的目的。常见的行为疗法如厌恶刺激法、行为鼓励强化法、恐惧暴露法、脏器官能反馈治疗等。特殊的肌肉松弛疗法,如中国气功、印度瑜伽等,对人体健康的积极影响现在是有目共睹的。心身医学虽然不注重具体疗法的设计,但是却在利用飞速发展的科学技术和研究方法,尽量为这些健康实践成果找到理论上的依据。

值得一提的是,中国传统医学的宝贵资源,特别是对于情绪与身体的感应关系研究成果,和"气功"等行为治疗方法,如果充分运用到心身医学的研究与实践中去,无疑会给这门学科未来的发展带来强劲的动力。

我国建国初期,受到苏联科学模式的影响,曾经对心身医学持排斥态度。所以由于起点太低,心身医学在我国尚是新兴的边缘学科,科研发展和治疗普及程度与欧美等发达国家还有非常大的差距。因此,改革国内医疗模式固然重要,加强医学生的综合性业务教育,提高心身综合治疗的业务素质,更是迫切之事。

## 五、健康心理学概要

### (一)健康心理学的基本含义

健康心理学是运用心理学知识、技术探讨和解决有关保持或促进人类健康、预防和治疗躯体疾病的心理学分支。它主要研究心理学在矫正影响人类健康或导致疾病的某些不良行为,尤其是在预防不良行为与各种疾病发生中所应发挥的特殊功能;探求运用心理学知识改进医疗与护理制度,建立合理的保健措施,节省医疗保健费用和减少社会损失的途径,以及对有关的卫生决策提出建议。在一定意义上说,它是心理学与预防医学相结合的产物。

健康心理学与临床心理学的一个主要区别在于,前者的中心任务是探讨有关躯体疾病的心理学问题,着力于人类健康的维护,而不是疾病的治疗。在这一点上,健康心理学同中国传统医学所强调的"不治已病,治未病"和"防病于未然"的主张有相通之处。

### (二)健康心理学的发展简史

#### 1. 中国传统文化中的健康心理学思想及其在中医学中的应用

中国古代传统文化中就包含了丰富的健康心理学思想,在以道、儒两家为代表的哲学思想中就有深刻的体现。道家思想偏重对人与自然关系的思考,注重自然道德的培养,主张顺应自然、超越世俗,其内涵深邃的人生哲学思想不但体现了现代健康心理学的研究内容,而且超越了这一学科本身对生命的关怀程度。道家希望人们能够在情志的困扰中超脱出来,做到"安时而处顺,哀乐不能入也"(《庄子·养生主》),开导人们看待荣华富贵、名利权势都是身外之物,要懂得"知足""知止"。儒家思想偏重人与人、人与社会关系的思考,注重道德的完善和人格的提升,"修身以道,修道以仁"(《论语·颜渊》)"知者乐,仁者寿"(《论语·雍也》),可以说"仁者寿"是儒家养生思想的精髓,涵盖着理想人格多个方面的修身养性的要求。

中国传统医学在吸收道儒两家思想的基础上形成了独具中华民族特色的系统的养生思想。中医理论认为"未病先防""防胜于治",即身体在没病的时候就要及时预防,做到防患于未然,防病于未发。"圣人不治已病治未病,不治已乱治未乱……夫病已成而后药之,乱已成而后治之,譬犹渴而穿井,斗而铸锥,不亦晚乎?"(《黄帝内经》)这一观点正是秉承老子的哲学思想:"其安易持,其未兆易谋,其脆易泮,其微易散。为之于未有,治之于未乱。"(《老子·第64章》)这其实是说如果不注意对疾病的预防,小病轻病可能变成大病重病,以致病入膏肓,不治而亡。

所以说中医始终提倡预防胜过治疗,并且重视致病或治病过程中的心理及环境因素对人的影响。其最主要和最终的思想不是治病,而是治人,以达到"圣人自治于未有形也",促使人去自我发展,自我实现,这与健康心理学所倡导的宗旨是不谋而合的。

2. 现代健康心理学的形成与发展

健康心理学作为一门学科形成于20世纪70年代后期,并首先受到预防医学界的重视。它是在医学由传统医学模式向现代医学模式转化的形势下出现的。美国从节约医疗保健经费开支与降低发病率的目的出发,率先开始了对健康心理学的研究。

1976年,美国心理学会讨论了心理学在人类健康中的重要作用,除了强调心理学在心理卫生中的作用外,还指出心理学应当研究有损人类健康或导致疾患的心理与社会行为因素,探讨预防和矫正不良行为以及帮助人们学会应付心理社会的紧张刺激。随后,成立了一个由心理学家组成的健康研究小组,并在此基础上,于1978年8月正式成立了健康心理学分支,成为美国心理学会的第38分支,并创办了《健康心理学》和《行为医学杂志》。Joseph Matarazzo(1982)是该分会的第一任会长,他提出了健康心理学的四项目标:第一,保持并促进健康水平;第二,预防并治疗疾病;第三,鉴别病因以及健康与疾病和相关功能障碍之间的相互关联;第四,分析并改善医疗保障体系和健康政策。

由于健康心理学的研究及其工作实践与人类健康的各种问题紧密相联,甚至直接关系到社会的进步与个人的幸福,所以它在建立后的短短几年里就获得了迅速的发展。如今,在欧洲不仅已成立欧洲健康心理学会,比利时、联邦德国、英国、荷兰等许多国家也都建立了为数很多的国立健康心理学机构。近年来,一些发展中国家也已制定出有关计划。在中国,健康心理学也已日益受到医学界和心理学界的重视。

(三)健康心理学的主要任务

健康心理学是在行为医学的基础上发展起来的,其主要任务是使心理学在行为医学和预防医学中发挥作用。它在理论研究和实际应用的过程中,综合运用了行为理论、程序学习、行为健康和条件反射的原理,对于疾病的防治、不良行为的矫正、生理功能障碍的康复、意外事故的减少、精神紧张的缓解,以及运动锻炼与健康教育的普及等方面,都获得了较为显著的成效;也对降低许多心身疾病,如对降低心血管病和癌症的发病率等起了重要作用。

在预防与心理行为因素关系密切的心血管疾病方面,健康心理学着重探讨行为模式引起冠心病的机制以及矫正的方法。它综合运用了心理学、医学、社会学、教育学以及其他相关学科的知识,提出了积极的预防心脏病的措施,例如,提供有关禁烟、戒酒、限制高盐与高脂饮食的咨询建议,提倡采用科学方法进行增强体质的锻炼,主张建立合理的生活制度和养成良好习惯,并强调个人对自己健康的责任心,培养自我保健等。统计表明,这些措施的实行使心脏病的发病率和死亡率都显著降低。

实践表明,健康心理学在与相关学科的协同合作的过程中,已经并将会越来越显示出其造福人类的重要作用。在美国,通过健康心理学家与各界人士的共同努力,青少年和成人吸烟者的比率都已明显下降,从而在一定程度上缓解了因吸烟致病致死的这一尖锐社会问题。

健康心理学作为一门新兴学科正不断发展和逐步完善,它也面临着许多有待解决和探讨的问题。例如,如何在不同的科学中汲取有益于维护和促进人类健康的方法、手段,并与社会各有关方面进行有成效的合作,以实现为社会培训"健康人"(没有身体疾患,而且有完整的生理心理状态与良好的社会适应能力)的目标;探寻和确定培养健康心理学家的正确途径与恰当标准;明确健康心理学家的工作内容、研究方向与职责权限,设置适当的工作机构并建立和健全相应的工作制度等等。

## 六、康复心理学概要

### (一)康复心理学定义

康复心理学(rehabilitation psychology)是一门运用心理学的理论和技术研究揭示康复中的心理活动、心理现象及规律的学科,按照这些心理规律,使残疾人和病人能够克服消极心理因素,发挥心理活动中的积极因素,唤起他们的乐观积极情绪,调动其主观能动性,发挥机体的代偿能力,使其丧失的功能获得恢复或改善、心理创伤获得愈合、社会再适应获得恢复,且能享受人应该享受的权利。

### (二)康复心理学的产生与发展

康复心理学是在康复医学和心理学相互交叉、相互渗透的基础上发展起来的一门新兴学科。第二次世界大战以后,美国政府采取了一系列措施,成立了各种各样的康复机构,使康复医学得到迅猛发展。康复的目标也由只重视器官、肢体等生物功能方面向完整的人(心身并重)的整体功能的康复转变,并提出了由医学康复、教育康复、职业康复、社会康复等构成的全方位的康复体系。

康复心理学得以发展不是偶然的,而是有其诞生的历史背景。促使康复心理学出现的条件是:

1. 医学模式转变的结果

在新医学模式下,医学的服务对象不再仅仅是病人,还应包括健康人和长久以来被遗忘、被忽视了的残疾人。医学服务的目的也不仅仅是治愈伤痛,而还应保证人类的健康与幸福,以提高人类的生存素质。服务的方式,是要对人全面负责。健康时要防病、生病后要治病,对疾病后遗的残疾和不幸要给以康复处理。为此,在医学领域内便出现了健康医学、康复医学,健康心理学和康复心理学也应运而生。

2. 社会的进步和发展,为康复心理学创造了发展的条件

在物质文明有了一定提高的时候,人类更加重视精神文明。首先就要重视人的价值,强调人道主义和提高人的素质。在发达国家,卫生保健事业已走向与社会福利事业相结合的道路。这种世界趋势启示我们,应当去关怀那些不幸的残疾人和病后伤残者的处境,尽力改变他们的不幸现状。为此目的,也促使了康复心理学的诞生。

3. 科学的发展,为康复心理学提供了多学科的理论和实践指导

康复心理学不是孤立地诞生的,它是在心理学、行为科学、社会学、管理学以及现代医学发展中诞生的。这些学科的发展,大大丰富了康复心理学的内容,并指导康复实践和提供康复技术。

## （三）康复心理学的研究内容

康复心理学，几乎是与康复医学同时出现的一门医学心理学的分支学科，研究内容包括以下几个方面：①心理行为与慢性病以及伤残的关系，包括心理行为因素对慢性病和伤残对人们心理行为的影响及其适应过程，例如，研究哪些心理行为因素容易促使慢性疾病及其并发症的发生与发展；②慢性疾病和伤残病人的心理行为及其适应过程；③如何转变心理行为障碍以减少疾病的并发症与伤残的发生和发展，从而及时正确地为这些患者提供心理学的帮助与指导；④对慢性病人和伤残者开展综合性的临床咨询工作。这项工作的重点是给患者以心理支持，特别是帮助他们克服紧张、焦虑、抑郁等常见的心理问题，还要帮助患者进行认知的重建，协调人与人、个人与社会的关系，从而使他们能在新的起点上适应工作、生活与环境，减少因疾病和伤残造成的功能损伤。

## （四）康复心理学的应用

现代医学认为，功能康复具有以下五个层次：
（1）最高层次：良好的生活质量、社会生活能力（心理、社会适应能力）；
（2）家庭生活能力（心理适应、调节功能）；
（3）学习劳动能力（认知、作业、职业技能）；
（4）日常生活能力（生活自理、走动、言语沟通）；
（5）最低层次：日常生活能力（生活自理、走动、言语沟通）。
可见，康复心理学在在功能康复中，尤其是高层次的功能康复中有着重要的作用和影响。

# 七、护理心理学概要

## （一）护理心理学的含义

护理心理学是从护理情境与个体相互作用的观点出发，研究在护理情境这个特定的社会生活条件下个体心理活动发生、发展及其变化规律的医学心理学分支学科。此定义中所指的"个体"，即护理心理学的研究对象，包括护士与病人两个方面。就是说，护理心理学既要研究在护理情境下"病人"个体心理活动的规律，又要研究"护士"个体心理活动的规律，两者不可偏废。其主要任务是以心理学的知识和技术满足受护理者的心理需要，促使其心身健康。护理对象主要是社会上的老、幼、病、弱、残者以及其他有身心疾患的人。

## （二）护理心理学的发展

南丁格尔（Nightingale，1820—1910 年）是护理事业的创始人，于 19 世纪中叶创立第一所护理学校。从此，人们就把"担负保护人类健康的职责，以及护理病人而使之处于最佳状态"看成是护理工作的重要内容，护理工作就沿着正规化和科学化的道路上发展起来。护理心理学就是心理学与现代护理理论相结合而产生的。

1. 近年来国外护理心理学发展的特点
（1）强调心身统一，心理学融入护理实践
自 20 世纪 70 年代后期新的医学模式提出以来，护理工作的内容不再是单纯的疾病护理，

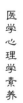

而是以人的健康为中心的整体护理。整体护理的思想要求护理人员把人看成是一个身心统一的整体，能运用护理程序系统地护理病人，从生理、心理、社会、精神及文化等各方面对病人实施整体护理。在美国、德国等国家的护理内容中，已经将心理护理纳入护理项目中，并非常重视心理护理。护理工作就是要给病人以护理支援，关心病人的心理，提高自我护理能力，促进病人早日康复。

（2）护理人才培养重视心理学教育

一些发达国家的护理教育，在课程设置中显著增加了心理学课程的比重。美国四年制本科护理教育中，平均每年有近百学时的心理学课程内容，包括普通心理学、发展心理学、社会心理学、变态心理学、临床心理治疗学等，培训中特别强调护患关系及治疗性沟通对患者身心康复的重要性及护士的沟通技能训练。

（3）应用心理疗法开展临床心理护理

国外护理心理学研究的一个重要特点是将心理疗法应用于临床心理护理实践。国外较常用的有音乐疗法、松弛训练法、认知—行为疗法等，比较突出地强调实用与效果，不少研究采用心理量表进行对照测验，确保病人获益。

### 2. 我国护理心理学的发展现状

随着医学模式的转变以及整体护理的逐步实施，临床心理护理在我国得到较高的重视。目前心理护理研究和应用呈逐年上升趋势，在理论和实践上都取得了很大的进步，已经渗透到了临床护理的各个角落，大多数护士也意识到开展心理护理的重要性，但在很多方面还存在许多不完善的地方，在临床应用的效果还不够理想，需要不断改进和解决。这也提示护理心理学课程对学生工作的重要性。

### （三）护理心理学的主要研究内容

护理心理学现阶段研究的主要内容有：

### 1. 护士的心理品质

护士的心理品质对病人特别是暗示性强的病人，有直接的感染作用。护士应保持稳定、振作、愉快的情绪，能针对不同心理状态的病人，恰当地运用表情、姿态和语言，分散病人对病痛的注意力，增强其战胜疾病的信心。护士还应具备良好的气质，既热情又冷静，反应快而处理稳，富有同情心而不轻易动感情。一个优秀护士的性格应该是认真负责、热情理智、勤奋坚毅、耐心细致、灵活果断、沉着稳定。

### 2. 护士与病人的关系

研究护士与病人关系的目的——健康交往，是发展护士与病人关系的主要手段。交往过程中的技术与技巧，在很大程度上影响护士与病人的关系。护士与病人的交往，从根本上讲是在语词性及非语词性两个水平上进行的。护士应熟练地运用语词性水平交往（即交谈）的技术与技巧。交谈过程中，护士还应避免长时间的缄默，尽可能用简洁、明快的语言来回答病人提出的问题。非语词性水平的交往也很重要，护士与病人交谈时的距离、护士与病人的目光接触、护士的面部表情和姿态，都对护士与病人的交往产生一定的作用。

### 3. 心理护理

心理护理的目的在于：解除病人对疾病的紧张、顾虑、悲观、抑郁的情绪，调动病人的主观能动性，树立战胜疾病的信心，积极向疾病作斗争；帮助病人适应新的社会角色和生活环境；帮助病人建立新的人际关系,特别是医患关系,以适应新的社会环境。总而言之,要通过心理护理,尽可能为病人创造有利于治疗和康复的最佳心身状态。

心理护理的具体方法有:建立良好的护士与病人的关系;促进病友间良好的人际关系教育,争取家属配合;加强护理宣教,创造良好的休养环境,合理安排病人的生活;针对不同病人的心理特点实施心理护理。

### 4. 病人的心理活动规律

护理心理学指出,要做好心理护理,关键在于了解病人的不同心理活动,将生理护理和精神护理结合起来,以达到预期的治疗效果。病人在住院期间常见的心理有:①恐惧心理;②习惯心理;②抗药心理;④焦虑心理。护士要帮助病人消除这些心理。

### (四)护理心理学的性质

护理心理学的研究范围涉及了多学科知识和技术的交叉,是一门交叉学科;但如果从基础和应用的角度来看,则护理心理学本身既是护理学的一门基础学科,也是一门临床护理工作的应用学科。

#### 1. 交叉学科

护理心理学与许多现有的医学院校课程,包括基础医学、临床医学、预防医学和康复医学各有关课程有交叉联系。

首先,护理心理学与许多基础医学课程如生物学、神经生理学、神经生物化学、神经内分泌学、神经免疫学、病理生理学,以及人类学、社会学、普通和实验心理学等普通基础课程有密切联系或交叉。例如,行为的神经学基础和心身中介机制等护理心理学基础内容,涉及到生物学和神经科学等学科知识;语言、交际、习俗、婚姻、家庭、社区、居住、工业化等方面的心理行为问题,与人类学、社会学、生态学等知识密切有关;整个护理心理学的许多基础概念则来自普通心理学。

其次,护理心理学与临床医学的内、外、妇、儿、耳鼻喉、眼、皮肤、神经精神等各科也均有密切联系,存在着许多交叉的研究课题和应用领域。例如:A 型行为的诊断和矫正技术主要在内科的心血管病领域;应激性医学操作的心理行为干预,主要在外科和其它一些领域;行为矫正对儿科病人有特殊意义等。

同样,护理心理学与预防医学和康复医学课程也有广泛的联系,例如,心理卫生指导与预防医学,危机干预与康复医学等。

由于护理心理学具有交叉学科的性质,所以我们在学习过程中必须自觉地将护理心理学有关知识联系于基础医学、临床医学、康复医学和预防医学等有关课程,加强护理心理学与这些课程知识之间的沟通。

#### 2. 基础学科

护理心理学揭示护理工作中的行为生物学和社会学基础,心理活动和生物活动的相互作用,以及它们对健康和疾病的发生、发展、转归、预防的作用规律,寻求人类战胜疾病、保持健康的基本心理途径,为整个医学事业提出心身相关的辨证观点和科学方法。因而护理心理学又是一门护理学基础理论课程。

#### 3. 应用学科

护理心理学同时也是一门关于临床护理工作的重要应用课程。作为应用课程,护理心理学将心理行为科学的系统知识,包括理论和技术,结合护理工作实践,应用到临床医学护理工作的各方面。护理学专业学生掌握护理心理学知识,将能扩大自己的知识面,能从心理学和生物学两个角度全面地认识健康和疾病,认识病人,在今后本职工作中能自觉地遵循心理行为科学规律,更好地为病人服务或取得更好的工作成果,就像我们掌握生物医学课程中的解剖学、生理学、药理学等基础医学知识一样。

（五）护理心理学研究的意义

1. 护理心理学的研究有助于推动护理制度的改革

护理工作与其它医疗工作一样,也是受一定的医学模式制约的。回顾中国护理科学的历史,考察护理界的现状,可以看出,中国的护理工作基本上是在生物医学模式的规范之中,实行的是功能制护理。按人体的不同功能进行分工操作护理的制度渊源于工业上的流水作业分工制,有的负责量体温、有的负责数脉搏、有的负责打针、有的负责送药等。这种作法确实可以节省人力,而且有益于提高某一功能护理质量。但是,这样做的结果,却忽视了人的社会因素和心理活动。护理界所倡导的整体护理,就是要求医护人员在临床实践中不仅要看到疾病,注意到功能,而且要把病人视为完整的即身心统一的活生生的人;不仅看到病人这一单一个体,还要了解与他所患疾病有关的社会联系。不难看出,这正是新的医学观点向生物医学模式的挑战,是护理科学的巨大发展。

护理心理学是医学心理学的重要分支,它不仅推动了而且正推动着医学模式的转变,并在护理制度的变革中起着更加重要的作用。在责任制护理的护理程序中提出了如下三项护理要求:一是要以病人为中心,与病人建立相互信任的关系;二是对病人的态度要和蔼可亲,对病人提出的任何问题都能耐心地解释;三是要善于做好病人的思想工作。可以看出,上述三项护理要求与护理心理学的指导思想是完全一致的。

2. 护理心理学研究推动护理学的发展

护理与医疗,犹如一辆车的两个轮子,相辅相成,推动着临床医学的发展。尽管在理论和实践上都有大量事例足以说明护理与医疗同等重要,但人们独尊医疗忽视护理的观念还是根深蒂固的。在日本,过去曾把护理人员称为"看护妇",把护理工作作为医疗工作的附属部分。在中国医学界重医疗、轻护理的现象还是相当严重的,甚至有人认为护理不是一门独立的科学。这样的认识显然落后于当代医学的发展理念,也阻碍了医学事业的发展。

要想使护理学尽快发展成为一门推动医学发展的崭新科学,不仅要善于综合运用基础医学、临床医学和预防医学的有关理论知识和技术,还必须大力吸收社会医学和护理心理学的有关内容。护理心理学的发展,必将逐步使生理护理和心理护理融为一体,使护理学成为一门崭新的科学。

3. 护理心理学研究成果有助于提高护理质量

医生、护士服务的对象是病人,病人是有复杂心理活动的人,要想为病人服务得好,就必须了解病人的心理活动,并依据病人的心理活动规律采取恰当的医疗和护理措施,才能使病人感到满意。病人的良好心理状态可以促进良好的生理状态,良好的生理状态又促进良好的心理状态,造成身心之间的良性循环,促进病程向健康方向发展,从而大大提高了医疗和护理质量。

因此,只有护理心理学发展起来,普及开来,医护人员懂得病人的心理活动规律,才能采取相应技术进行心理护理,才能从整体上把握医学观念,将病人看作是躯体生理活动与心理活动的统一体，从而提高医疗护理质量。

## 八、变态心理学概要

### （一）变态心理学的定义

变态心理学是以心理与行为异常表现为研究对象的心理学分支，又称病理心理学，它用心理学原理和方法研究异常心理或病态行为的表现形式、发生原因和机制及其发展规律，探讨鉴别评定的方法及矫治与预防的措施。

变态心理学与精神病学的区别是：变态心理学侧重研究和说明异常心理的基本性质与特点，研究个体心理差异以及生存环境对异常心理发生、发展的影响；精神病学作为临床医学的分支，着重异常心理的诊断、治疗、转归、预后，以及精神病的预防与康复等。

### （二）变态心理学简史

早在公元前4、5世纪，古希腊医生希波克拉底已经开始对人的变态心理进行过一些描述和研究，并试图用朴素的唯物主义观点解释心理异常现象。他反对以求神诅咒等方法对待患者，认为应从患者的身体和大脑中寻找致病原因。约在公元前一世纪，另一位古希腊医生阿斯克列皮阿德斯首先使用了"心理障碍"与"心理不健全"的术语。此后，经过长期的历史发展，变态心理学逐渐成为心理学的一个领域，使有关变态心理的研究从思辨转向实验，从患者的外部表现进入其内心活动。

在中国，公元前11世纪的殷代末期，就已有"狂"这一病名载于文献。成书于秦汉时期的医学典籍《黄帝内经》，最早列出"癫狂篇"，对变态心理作了医学描述，并且存录了有关治疗的资料。以后历代医家和学者在探讨医药或哲理的过程中，对于变态心理的表现、成因和矫治等屡有论述，至明清时期，更在理论和实践上有许多重要的进展。

20世纪20年代后期，欧美各国有关变态心理学的理论开始传入中国，推动了当时中国变态心理学的科学研究与实际应用。其后，不少学者相继撰写有关变态心理学的著作，并开展了实验与临床的研究。

20世纪70年代后期以来，随着整个心理学、特别是医学心理学在中国的迅速发展，变态心理学受到重视，取得了较大的进展。

### （三）变态心理学的内容简介

#### 1. 变态行为的原因和机制

通常，人们总是把在群体中出现频率高的心理现象称为常态，反之则称为变态。虽然心理变态的人常有明显偏离社会常模的行为，但不能认为行为违反社会常模的人都是"有病"。例如，那些强奸犯、凶杀犯的行为也是违反社会常模，但他们不是病人。心理病理（或心理变态）是因为"没有能力"按社会认为适宜的方式行动，以致其行为后果对本人或社会是不适应的。在变态心理学的发展进程中，曾出现过不少试图解释各种病态心理或行为的变态心理模式，由于理论观点和研究方法不同，对变态心理的认识也不尽一致。

按躯体疾病的模式来理解变态心理，称为生物医学模式又称疾病模式。希波克拉底曾以四种体液不平衡来解释变态心理，中医沿用躯体疾病的理论对癫狂进行辨证论治，即属于这一模式的代表。19世纪魏尔啸提出细胞病理学说之后,从人脑的组织结构改变中找寻变态心理的原因曾风行一时。最成功的例子是麻痹性痴呆,病理学家不仅发现了患者脑结构的典型改变,而且还从死者的脑组织中找到了苍白螺旋体。此外,各种急性和慢性器质性脑病综合征以及症状性精神病都显示了变态心理与躯体疾病、特别是脑病的因果关系。

心理动力学模式从弗洛伊德的精神分析理论说明变态心理发生的原因和机制,认为变态心理不符合一般疾病的概念,而是意识与无意识之间的冲突,即内驱力和欲望引起的内在冲突,以致产生固恋及倒退行为等,这均可引起情绪障碍甚至导致心理变态。处于无意识中的本能欲望经常要求获得满足,但又因社会的制约而不得不被意识压制下去,于是形成内心冲突,因而往往引起焦虑。为了减轻或消除焦虑时的紧张不安,以保障内心的安宁,在人的心理活动中存在着一系列心理防御机制,心理防御机制(如压抑)的过度运用,常引起明显的精神异常和人格缺陷。

行为主义模式以华生的行为主义理论和斯金纳的学习理论来说明病态行为发生的原因和机制。即所谓心理冲突之类概念不过是主观臆测,不可能进行客观的测量和评定,对变态心理的研究应注重于可观察的行为表现;病态行为和正常行为一样,是通过学习获得的,因而也可以经过再学习,通过对抗性条件作用加以矫正。行为疗法应用于临床,在矫正恐怖症性变态等病态行为方面取得的成效,使这一模式经受了实践检验,获得支持,并对行为医学的兴起产生一定的影响。

社会学模式强调社会因素对发生变态心理的作用,认为经济贫困、种族歧视、生活变更、社会压力等,都可能引起变态心理,而变态心理乃是社会病理学的反映。跨文化精神病学的研究成果显示,社会文化背景不同,对变态心理的判断标准、患病率的统计分析、症状的表现形式以及预后的估计等,都可能存在差别。例如,从社会利益的角度来看,人格障碍、性变态、瘾癖等问题,都是破坏性的、属于违反道德规范的行为,为社会所不容。从医学心理学的观点来看,这类人存在着心理变态,以至于不能恰当地适应社会生活。

2. 变态心理的判断与分类

从医学心理学的角度看,一个健康人的心理生理活动与外界环境须保持和谐、统一;各种心理活动过程及应对行为之间应保持协调、平衡;其人格特征在全部行为中要能表现得恰当和连贯。评定心理现象是否异常,有赖于制定明确的客观标准。然而,心理的正常与异常之间的界限往往只是相对而言,不一定十分清楚,有时又可互相重叠。一般说来,所谓异常至少有三方面的含义:首先从统计学方面考察,处于群体中常态曲线两个极端的个体处于异常;其次从个人生活史考察,常把个体当前的心理活动与以往的加以对比,看是否有异于寻常的改变,临床病史往往会反映出这类变化;最后从社会适应状况考察,可根据个体社会适应能力缺陷的程度,分析其是否属于异常,患者的家属常常是以此为标准而要求治疗。此外,在评定心理现象是否异常时,还应考虑社会文化背景和情境因素等。如我国封建社会里女人要缠足,清朝男人要留长发辫。时至今日,如果再有人表现这些行为,就要被人认为精神不正常。再如喜着异性服装,在西方称为"异装癖",是一种病态。而我国古代发生的女扮男装抵御外敌的女性却被认为是民族英雄。再如某些西方国家中,同性恋被认作合法。可见,不同时代、不同地区、不同的社会文化以及不同情境下,人们对心理变态有着不同的判断标准。加之,历史上对心理变态原因的不同解释,以及心理现象本身的复杂性等原因,导致不同国家和地区对心理障碍诊断的很大差异,甚至在同一国家的不同医院或医师中间也常有意见分歧,并不为奇。

《中国精神障碍分类与诊断标准》（CCMD）在定义各类心理障碍时，是用以下标准来衡量的：

第一，认知和思维的维度。也就是与正常状态相比较，该心理疾病会使人的想法、思考问题方式上产生怎样的变化，例如，抑郁症会让人的思维减缓，出现"脑子变得不好使"的体验；躁狂症则相反，会让人出现思维奔逸，甚至语言、行为都跟不上大脑思维的快速转化。

第二，情绪情感的维度。人是一个感性和理性的综合体。除了理性的思考以外，感性的好恶感受也是不可忽视的一方面。因此，每一种心理问题或心理疾病的出现，都伴随着情绪上的变化。像汶川地震以后灾民们所产生的"创伤性应激障碍"，在情绪上就会出现持续性地警觉、莫名的担心，始终摆脱不了"地震还会再来"的阴影等体验。

第三，态度和行为的维度。这基本上属于"社会功能"的范畴，也就是一个人生活在现实社会中与旁人的互动是否和谐。许多精神疾病患者的行为方式都会让周围人产生一种"受不了"的体验，而当事人自己却丝毫不觉得有什么不对（如精神分裂症便是此种典型），在这样的情况下这一标准就起到了重要的作用。

第四，时间维度。一时的情绪、思维问题只能算是一般心理问题，只有当持续出现到一定的时间以后，才能考虑是否认定为精神疾病。但该标准常常会被人误读为充分条件，即"只要一天上网超过 6 小时，便视为网络成瘾"。因此，必须结合其他标准一同分析。

第五，生理功能的维度。例如，自主神经运动（心跳、血压、血糖等）、饮食、睡眠以及其他各项生理指标。当一个人心理问题出现时，往往会伴随许多生理反应，这是由于主导情绪心理活动的大脑相应部位如下丘脑、杏仁核、松果体等同时掌管着人体生物钟的调节，所以一旦发生紊乱就会出现连锁反应。

第六，排除其他心理障碍或器质性疾病。这一步犹为关键，许多心理疾病的出现往往并非由于单纯的心理疾病，而是背后有其他更严重的精神或生理疾病根源，如"疑病症"就必须确定患者究竟是真的患有相应的器质性病变还是仅仅"杞人忧天"，否则便会导致延误病情之虞。所以，做好症状排除是每一个专业临床工作者的重要责任。

3. 心理障碍的表现形式

变态心理有多种表现形式，可根据不同的标准或其严重程度分类。按心理过程或症状，可分为感觉障碍、知觉障碍、注意障碍、记忆障碍、思维障碍、情感障碍、意志障碍、行为障碍、意识障碍、智力障碍、人格障碍等。按照精神病学的标准，可以分为妄想型精神障碍、心境障碍、神经症和应激相关障碍、人格障碍及性心理障碍等。

4. 变态心理的矫治与预防

变态心理的治疗可分为心理治疗和躯体治疗两大类。

心理治疗是矫正变态心理的基本方法。由于各学派的理论观点不同，施治方法也各有所异。言语和非言语的心理疗法目前均已被广泛用于各类变态心理患者；催眠疗法、暗示疗法、行为疗法等则各有其相应的适应症，只有选择恰当，才能获得显著的疗效。

躯体治疗包括精神药物治疗、物理治疗、心理生理治疗和外科治疗。20 世纪 50 年代初，精神药物问世之后，改变了以往对严重的行为碍障束手无策的状态。精神药物对幻觉、妄想等表现的精神病性障碍以及躁狂症、抑郁症、焦虑症等情感障碍，都有显著治疗效果。30 年代开始使用的胰岛素治疗，已为精神药物所取代，电休克治疗几乎极少应用；对一些严重的难以治愈的变态心理，也很少使用对症性精神外科治疗。此外，包括心理治疗、躯体治疗、工作治疗、文娱治疗的综合性疗法，效果显著，被越来越多的医务工作者所重视和采用。

预防变态心理的产生是变态心理学中的一个重要课题。由于变态心理产生的原因多种多样十分复杂,这就要求各个方面采取综合性预防措施。另外,还应当积极开展心理咨询工作,及时干预各种心理危机,这对于预防由紧张刺激产生不良适应甚至引起自杀,以及预防婚姻和家庭的破裂,减少心理社会因素的有害作用等,都是十分有益的。

## 第三节　医学心理学素质修养的基本途径和方法

医学心理学素养主要包括医学心理学及相关知识的学习和掌握,对自身的心理调适和对病人的基本心理分析能力,以及具有全面的健康观和医学观。其中自身的心理调适能力是要求一个医生具有健康稳定的情绪,清晰而敏锐的观察分析能力;对病人的心理分析能力则是需要考虑病人的生活环境,情绪等对病症的影响和对治疗效果的评价。

### 一、树立献身医学事业的崇高理想

要想成为一名优秀的医务工作者,具备优良的医学心理学素养,就必须首先树立起热爱医学事业,并为医学事业而献身的崇高理想。只有树立崇高的理想,才能理解医务工作的价值和意义,才能懂得为什么工作和应当怎样工作,从而自觉地加强医学心理学修养;只有树立起这崇高的理想,才能真正爱护并尊重自己的工作对象,把解除病人痛苦为己任,想病人之所想,急病人之所急,痛病人之所痛。基于这种高尚的道德情操,从而自觉掌握医学心理学知识和技能,以更好地适应病人的需要;只有树立起献身医学事业的崇高理想,才能热爱自己的工作并孜孜不倦地探索研究,乐于发现问题,改进工作,力求把工作做到精益求精。

### 二、系统学习医学心理学基础知识

通过医学心理知识的系统学习,从而能够全面地从生理、心理认识"人"、认识"病人",掌握与未来医学实践工作相关的心理学理论,如心理活动主要规律,心理发展的特点及影响疾病与健康的各种心理因素等。

同时学习心理学知识要与其他医学课程的学习紧密结合,要以现代医学模式为理论构架,注重医学心理学与相关学科知识的整合,从而培养综合思维能力。

### 三、密切结合临床实践

要注意心理学知识在临床实践过程中的实际应用,如:心理学在诊断、治疗、护理、预防等领域的独特作用,提高医学心理学对医学实践工作的指导和促进作用。另外,为了在实践中取得更好的效果,应注意如下两点:

首先,实践一定要自觉。在实践中要有意识地培养心理学修养,即把实践视为培养锻炼心理品质的好机会和好场所。否则,终日忙忙碌碌,心中无数,即使参加实践,进步也不快。

其次,要在实践中不断进行评价。评价内容包括自我评价,与过去比,以了解自己的进步程度;与同志比,学人之长,避人之短;与病人及其家属的意见比,巩固成绩,克服不足。

### 四、在日常生活中的自觉修养

良好的性格、敏锐的观察力、善于与人沟通的心理品质和能力等都需要在生活中不断积淀和养成。因此,医务工作者特别是处于心理成长关键期的医学生,要将理论知识与日常生活相结合,从一点一滴的小事做起,多关心人,多与人交流,多参加集体活动,使自己拥有一颗感恩的心和良好的性格,这样我们才能逐步培养出"大爱"的精神和能力。

思考题:

1. 谈一谈为什么说医学心理学修养是现代医学模式对医务人员的必然要求。
2. 简要说说医学心理学及其相关学科包括哪些基本内容。
3. 请结合你的实际情况,具体说说如何加强医学心理学素养。

# 第五章　医学美学素养

"乱石穿空、惊涛拍岸、卷起千堆雪。"这雄伟的奇观激起人们崇高的美感,这是自然现象的美。"长桥卧波,未云何龙? 复道行空,不霁何虹? 高低冥迷,不知东西。"这是古人描述阿房宫五步一楼,十步一阁的诗句,其豪华精美令人惊叹不已,这是社会物质造就的美! 自然界里一切美的事物,如日月光华、名山大川、花草树木、鸟啾虫鸣,都可以引起我们的审美感情和评价,都可以成为美学研究的对象;社会产品中一切美的东西,如楼台亭榭、桥车舟楫、厂房机器,乃至日常生活中的衣帽裙屦、壶碗杯盏、家具灯具,都可以作为我们的审美的对象,也都可以引起我们的美感,可以引入美学研究的范围。

既然世间万物都有美的存在,那么,在素有"博大精深"之称的医学领域,又有哪些美的现象值得我们学习和掌握呢? 让我们怀着医者特有的严谨态度去探寻医学中美的世界吧!

## 第一节　医学美学概论

随着现代医学模式的转变和"健康"概念的更新,医学正向延年益寿的更高目标和医学审美的更高层次发展,同时,美学也在向应用领域拓宽。这便导致了医学与美学的联姻,产生了医学美学这一新兴的学科。

### 一、医学美学的渊源与发展

#### (一)国外医学美学的起源和发展

西方医学美学起源于整形外科,两次世界大战中大量有创伤性畸形和缺损的伤残战士要求医生为他们做整形、修补和再造手术,尽量恢复其原貌和功能。医生们经过大量的这种手术实践,手术方法一再创新,技术也不断提高,同时他们也意识到既然可以对创伤引起的畸形缺损进行修补,就一定可以对先天性、感染性的畸形缺损进行整形、修补或再造,从而满足人们对审美新的需求。二战结束后,英国、美国、日本和意大利等国开始注重生产发展、社会繁荣,人们的生活水平也不断提高。在衣食住行等生活条件得到满足后,人们对自身体态和容貌美的追求欲望随之高涨,要求做美容手术的人逐渐增多,20 世纪 70 年代,美容外科从整形外科中分化出来,形成了独立的"美容整形外科"。1979 年,"国际美容整形外科学会"(ISAPS)在美国纽约成立,不久出版发行了世界上第一本美容医学杂志《美容整形外科杂志》和美容外科专著,之后日本出版了世界上第二本美容医学杂志《日本美容外科学会会报》,但直到 20 世纪 80 年代,美容外科才得到国际医学界的普遍接受和重视。

#### (二)我国医学美学的起源与发展

我国的传统医学美学思想与中医药学几乎同时产生,从殷商到西周,各项文字记载表明医学美学古已有之,例如,殷商时期人们已养成洗手洗面的习惯,贵族不仅用"汤"沐浴,还用"潘"（煮熟的米泔汁）来洗发;周代人们意识到"头有创则沐,身有疡则浴"的医疗意义;战国后期《韩非子·显学》中记载道:"脂以染唇,泽以染发,粉以敷面,黛以画眉。"说明那时就已发明了简单的日用化妆品,并且广泛用于日常的梳妆打扮;《史记·扁鹊仓公列传》记载,龋齿病因是"得之风,及卧开口食而不漱"。可见,两千年前我们祖先就认识到龋齿与饭后不漱口有关,算得上牙齿健康、保洁史上绚丽一页。晋代名医葛洪在《肘后备急方》中记载了用鲜鸡蛋清制作面膜,治疗面部瘢痕;历代医著还记述了名目繁多的美容技术,大概有药物美容、经络刺激美容、气功美容、药膳美容和手术美容这五类。另外,我国在元代就有鼻梁修补术的记载,见戴良所撰《九灵山房集》。

综上,我国传统医学审美思想和美容医术起步均较早,但因为长期受到传统保守思想的桎梏而未能很好发展,不过其丰富的理论和实践经验,为现代医学美学与整容医学整体学科的形成与发展奠定了基础。

20 世纪 80 年代中期,医学美学作为医学领域中一个新兴的独立的系统科学,在我国开始形成,它是当代中国医学界一个划时代的创举,它的形成和发展顺应了当代科技的发展和改革开放的时代潮流,促进了现代医学模式的转变和健康观念的更新;它的形成与发展,激活了人们的生命意识与内在情感,推动着人们的审美意识,不断地向着生命活力的高层次演进。

作为一门新兴的、有广泛研究范畴和应用领域的交叉学科,医学美学的历史还不长,还没有形成系统的研究体系,在一些基本概念、基本观点和基本理论方面,尚需不断研究和成熟;在学科纵向和横向发展方面,更需要做大量系统、深入的工作。要拓宽发展途径,必需注重整个学科领域里所有内容的研究和发展;要研究医学行为美学,揭示医学领域中职业行为美的内涵和审美规律;研究医学管理美学,揭示医学管理中的美学特征和审美规律;研究生物、心理、社会因素对人体美的影响,揭示治疗康复和保健工作中的美学规律;还要研究医学工程、医学科研和医学环境中的美学现象与审美规律。只有拓宽,才能全面展现出医学美学的学科特征,才能有学科发展的美好前景,更好地推动医务工作者在实践中能够自觉运用美的规律、原则及修养,更好地开展工作,为患者服务。

## 二、医学美学的内涵

### (一)概念

关于医学美学的概念目前尚未达成统一共识,综合各家所说,医学美学是以医学为基础,美学为向导,运用美学与医学的一般原理,研究医学美、人体美、医学审美、医学美感及其在医学实践活动中所体现出来的一切医学美现象及其发生、发展与变化规律的人文医学学科。

### (二)性质

医学美学是医学与美学相互参透的产物,是美学理论在医学领域的应用和落实,是医学科学的一个新兴的组成部分。医学美学与普通美学具有的亲缘关系,决定了它理论医学的学科性质,因此在各临床学科、医技学科和护理、医院管理、康复、疗养、预防保健等医学活动中都有审美要求,讲究真、善、美的统一。医学美学与临床医学的亲缘关系决定了它临床医学的学科性质,如美容外科、美容皮肤科、美容牙科、实用医学美容技术学科等。总之,医学美学是属于医学的一个新兴的分支学科群。医学与美学相互借鉴、相互渗透、反映出医学美学的交叉重叠的性质。随着医学模式的转变和医学实践水平的提高,这门学科越来越趋于独立的发展。

### (三)任务

医学美学学科的研究对象是医学领域中各种医学美和医学审美规律,从医学发展以及人类对健康、美丽的需求来看,医学美学应有以下基本任务:

首先,为健美医学提供理论支持,为增进当代人类的健美素质提供理论基础和指导。按照马斯洛的需要层次理论,自我实现的需要是人类最高层次的需求。哲学家墨子说:"食必常饱,然后求美;衣必常暖,然后求丽;居必常安,然后求乐。"随着人们物质生活水平的极大提高,美的需求必然提高。医学美学就是顺应时代的要求,为满足人类对自身美的追求,在健康这一基本需求的基础上,为维护和增进当代人类的健美素质提供科学、系统、坚实的理论基础和指导。

其次,继续深入系统地研究医学美学理论,为美容医学学科的整体建设进一步提供理论依据,以更好地指导美容医学实践。例如,我国学者曾将"人体美黄金律"这一医学美学的原理广泛地应用到各种美容手术的设计和操作中,大大提高了手术的美容效果,今后还需要更多的医学美学新理论来指导美容医学的实践。

最后,加强对医学审美教育的研究和实施,为医学审美提供科学的方法论指导,努力把医学美学学科研究的领域扩大到医学领域的各个方面,鼓励更多应用医学研究者来共同探讨医学领域中的各类美学课题。

## 三、医学美学的研究对象

美学和任何一们学科一样,有其自己独立的研究对象,构成了一门独立的学科。它主要探讨整个医学实践领域中一切美的现象和审美的规律性问题。具体来说,医学美学有四个主要的研究对象。

### (一)研究医学人体美

人是医学关注的主体,医学美学的基本核心是人体美,传统的医学模式——生物医学模式关注的是生物人体的健康,而随着现代医学的进步,医学正向生物—心理—社会医学模式转变,人们的健康观念也发生了变化,"健康"一词不仅仅指没有疾病,而且还包含在精神上也要处于完美状态。健康本身就是一种医学美,是人体美的最基本条件,因为不健康总是有损于人体美的。

医学的对象是人,是社会的人或者群体,医学的任务是医治人类的疾病,给他们健康并满足他们心理上对健康的需求;医学美学既要研究医学人体美的各种形式、形态,还要研究与医学人体美相关的因素,包括机体健康状况、社会经济、文化状态,医学科学发展水平等,所涉范围非常广泛。

### (二)研究医学美

医学美是在医学领域中存在的美,是与医学预防保健有关联,并能对人的身心健康产生有益影响的感性形象,是人的探究力、创造力的体现。医学美主要包括以下内容:

（1）指在维护、修复、改善、塑造与增进人体形态神态之美的过程中所显现出来的,包括一切有助于医学人体美的医学技术实施设备条件、医学作业环境与建筑布局状况,医务人员形象与行为表现的审美等;

（2）由医学理论体系的结构与格式以及各种医用图表与模型等所显现出来的美。

（三）研究医学审美及医学审美关系

通常认为医学实践过程也是审美实施过程,承担了解服务对象健康状况,运用医药技术手段维护、修复、塑造或改善人体美的医务人员是医学审美的主体,而接受服务者则是审美客体。但是针对医务人员的技术操作、行为表现、医疗环境、医疗技术效果等,被服务者又是审美主体。医学审美关系就是人们在医学审美活动和医学审美交往中所发生的一种涉及美丑问题的具有感情与认知倾向的关系。包括人与物、人与人两个方面。

医学审美的关系有三个特征:①医学审美是一种在共同目标上发生的关系,医患各方都要维护医学人体美;②医学审美是一种以个人感受为基础而发生的关系,医学美感有个体性;③由美感的个体性决定医学审美认识常有差异。

（四）研究医学美学修养及医学美学教育

医学美学修养和教育是医学美学研究的重要内容,包括医学美学的特点、内容、形式方法和培养目标。在长期的医学实践中,医护人员积累了许多医学美学经验,但要把它系统化、理论化,使之更好地为医学实践服务,必须通过医学美学教育来努力提高医学美学修养,这是进一步发展、完善、创造医学美学的重要手段之一,不仅医务人员需要接受,而且要通过医护人员来施之于医疗对象。

## 四、医学美学与相关学科关系

医学美学这门学科一方面是相对独立的学科,另一方面也与医学、美学、中医美学思想、医学心理学、医学伦理学等学科有着递进的层次关系和千丝万缕的联系。具体联系有:

（1）哲学:医学美学与哲学的关系最密切、最直接,可以说哲学是美学的理论基础。医学美学的研究内容与哲学有密切关系,它属于哲学性质的学科,是哲学研究的特殊表现。因为哲学探寻的问题涉及到人类学的本体论,包括真善美、知情意等人生问题,对这些美好事物的永恒追求也就离不开对其心理机制的探讨,从而给人类指出理想、指出前进的方向,因此,两者都包含审美观;另一方面,哲学为医学美学的研究提供了世界观和方法论,任何一个研究医学美学的人都离不开哲学观点的指导,都是站在一定哲学立场来研究和论证他所研究的问题,同时,医学美学的研究成果,又可以丰富发展哲学的内容,推动哲学的发展。尽管如此,两者还是有区别的,其各自的研究对象和研究范围,是不能互相混淆和互相替代的。哲学研究整个客观世界,医学美学则只研究社会生活中的部分群体——医务工作者及患者的审美活动这一特殊群体。哲学可以指导医学美学特殊规律的研究,但不能代替其研究,而以医学美学代替哲学,以特殊代替一般,也是不正确的。

（2）医学伦理学:医学美学与医学伦理学的关系也十分密切,两者都包含在哲学之中,都是哲学的组成部分,只是随着科学的发展,才分化出来成为独立学科。一般来说,美是以善为基础的,大凡美的东西都是善的,恶的东西不可能美,美和善不可分割。医学中,符合医德的要

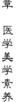

求,才可能是美的;而美好的事物,也必然符合医德要求;医学伦理学可以帮助医务工作者明辨是非、形成正确的道德观念,而医学美学是培养医务工作者的医学审美能力,树立高尚的审美理想和正确审美观念,二者互相贯通,存在同一性。但其也有区别,医学伦理学研究医务工作者在职业活动中的道德关系,研究医务工作者的行为准则,研究医患之间、医务员之间、医务工作者和社会之间的相互关系以及随着医学发展而面临的许多伦理难题等,其基本范畴是善恶;而医学美学研究医患的医学审美和审美教育问题,其基础东西都是符合医德要求的,但符合医德要求的东西未必都是医学美学的东西,他们是两门不同的学科,不能将之混同。

(3)医学心理学:医学美学和医学心理学密切相关,在研究方法上,医学心理学应用心理学知识,即人的心理活动规律来研究医疗实践的各种有关问题,以提高医疗护理质量,保护人们身心健康的一门学科,而医学美学需要借助医学心理学研究的材料和成果,研究感觉、知觉、表象、情感、意志、思维等心理因素在疾病发生、发展以及诊断、治疗和预防中的规律和个性心理特征。医学美学是研究审美活动的,不是一般的认识活动,而是一种特殊的复杂的心理活动,是知觉、想象、情感、理解等诸多心理因素综合活动的结果,两者相互促进、相互补充。另外在医疗实践中,医学心理学的大量研究成果表明,心理因素不仅可以治病,也可以致病,这就要求医务工作者了解掌握病人的心理,对症下药。无论是患者接触的环境,还是临床治疗,都要激起病人的美感,使其在良好的心理环境下接受和配合治疗,才能取得良好的医疗效果。但是两者在研究对象、研究范畴、研究目的等方面都有区别,不能相互混淆和替代。

(4)生理学:生理学是研究人体机能活动规律的科学,而医学美学的一系列原、准则的确立及学科发展都离不开生理学,生理学是医学美学的重要研究基础,因为医学美学维护与塑造人体美的研究与实践活动的标准是以人体生理特点及机能活动规律为依据的。医学美学的实施既要考虑人体的均衡、对称等自然美,又要维护人体的正常生理功能,使人的脑力、体力活动得到充分的发挥。另一方面,当代生理学以先进的科学技术手段也为医学美学的研究提供了科学的依据。

(5)医学管理学:医学管理学是管理科学的分支,是研究医学科学技术和医疗实践的科学,是一门从科学上研究医疗卫生事业的计划、组织和控制的综合性学科,如果其也能遵循美学原理,那它所带来的社会价值是无法计量的。另外在医院管理评价中也有医院审美评价的内容。

(6)其他:医学美学还与教育学、经济学、社会学、人类学及其他自然学科有着密切联系,从现代社会和现代科学发展的趋势看,医学美学将与社会生活发生越来越广泛的联系,将与各门学科相互渗透,互相促进,共同发展。

# 第二节  医学美

2009年3月12日,杭州城西华星路一小区内,一名21岁的漂亮女孩因为厌食症死在家里;2010年11月17日,法国女演员兼模特伊莎贝尔·卡罗,死于厌食症,年仅28岁。

这些原本如花一样的女子,都是因为刻意的节食减肥,最终导致厌食症而死,在她们心中,瘦就是美,但事实果真如此吗? 没有生命的美还能称其为美吗? 医学上人体美究竟是怎么定义的呢?

# 一、医学人体美

## （一）医学人体美的内涵

### 1. 人体美

人体美指人体作为审美对象所具有的美，狭义的人体美多侧重自然属性，主要指人的形体和容貌的形态美，关注的是人的形态学特征，但是人还具有社会属性，故从广义上说，人体美包括人的身材、相貌、五官、装饰的美，也包括人的风度、举止言谈所表现出的精神风貌和内在气质的美，是外在美和内在美的有机统一，只有这样的人体美才是完整的美、是真正的美。

### 2. 医学人体美

医学人体美是以人的健康为基础而产生的现实存在的真实的人体美，是指在健康状态下人的形式结构、生理功能、心理过程和社会适应等各方面都处于健康状态下的合乎目的的协调、匀称、和谐的统一。这是从医学和美学两个角度确立的医学人体美的概念。

医学人体美是医学美学的一个基本概念，是医学与美学相互联系、相互渗透的产物。其概念的提出，既是医学美学与医学美容学深入研究的结果，也是现代医学模式以满足人的生理、心理和社会全方位需要的医学总目标的根本要求，是现代医学在更新健康概念时所提出的一个具体目标。

## （二）医学人体美的特点

医学人体美具有自己的特点，具体表现为以下几个方面：

### 1. 健康活力内在美和外在形体形式美的统一

医学人体美是一种富有形体美和生命活力美感的人体，其健康活力内在美通过外在体形美表现出来，是一种富有形体美和生命活力美感的统一体。

（1）人体内在美的内涵。

生命是医学人体美的载体，亦即生命形态结构与功能活动相协调的合乎目的的和谐的统一状态，是医学人体美的现实基础。一般人的生命过程都要经历生长、发育、生殖、衰老和死亡阶段；人的形态结构和生理功能在这些过程中也逐渐完善、发展、衰老、灭亡。因此，形态结构和生理功能是医学人体美的基本要素，即只有生命美，才能赋予人体美。死亡是生命的终结，随着生命的终结，医学人体美也自然消失。

健康是医学人体美的前提，医学认识与实践的终极目的，就是维护人的健康，创造条件促使疾病向健康转化。对医学人体而言，健康是美的基础，美是健康的外在表现。只有健全的组织结构，各器官系统才具有健全的功能以调节、代偿和适应体内外环境的变化，即只有生理健康的人，才能表现出人体美。一旦疾病给机体带来病理变化，使某些器官系统结构和功能发生异常，就会使人体美遭到损害。

运动是生命存在的方式和内在动力，生命活力是医学人体美的源泉。健康的人体在生命运动的新陈代谢过程中表现为现实的生命活力，只有这种生命活力的跃动才能使人体美得到充分的体现，使人体脸色红润、眼神炯炯、肌肉发达、坐立挺拔、步履矫健有力，从而体现出生命的美。

（2）人体形式美的内涵。

人体的生理结构美,又分为宏观结构美与微观结构美两个层次。宏观结构美即人体的整体美及其各部分之间的均衡、匀称、协调之美;人体的微观结构美指人体内细胞染色体和DNA双螺旋等微细结构之美。宏观结构与微观结构的和谐统一,构成了人体血肉之躯的整体美,即人的形体美。

人体天然地汇聚所有形式美的法则,几乎全方位地反映了所有美学规律,诸如对称、匀称、均衡、整体性、节奏、主从、和谐、对照、黄金律、多样统一性等形式美的法则,从而使人体美成为大自然中至高无上的奇迹与造化。

运动人体作为一个整体,其形象和运动中潜藏着韵律和节奏的律动,健美的人体其动作存在着和谐的关系,并有一种形体不断变化的微妙的连贯性。体形的高低起伏、转折所形成的轨迹具有韵律感,人体动态线的长短、强弱、急缓、疏密产生节奏,使人体体现出动态美。

2. 普遍性与差异性的统一

达·芬奇认为:"人体是自然中最美的东西"。这是把"人体"当作一个"类"与大自然中其他"类"的东西相比较而存在,人体这个最美的"类"具有普遍性,一般人体都表现为左右对称、比例均衡、线条柔和、体形匀称、动姿协调等美态。例如,头部大致是相当于身高的1/8,肩宽为身高的1/4,平伸两臂的宽度等于身长,乳房在肩胛骨的同一水平上,大腿的正面宽度等于脸的宽度等。又如,脸部的长宽比、躯干的长宽比、乳房所在的位置上下长度比、脐上下长度比等都近似0.618这个黄金指数。人体美既是统一的,又是多样的,是普遍性与特殊性的统一。人体的多样性与特殊性主要表现在以下几个方面:

(1) 各人种、各民族、各地区人群一般美学参数有许多差异。

在人类历史发展过程中,不同地区大气中的各种物理参数,诸如气温、气压、温度、日照以及降水等是形成人种特征的重要因素。人类学家根据皮肤颜色、头发颜色和形状及眼睛颜色来区分人种,并确定其美的具体参数。

(2) 不同年龄段的人具有不同的医学人体审美标准。

人体美与人的年龄相适应。不同年龄段的人体表现出不同的审美特征。例如,青春期是人体发育达到成熟阶段,处于这个年龄段的青春男女,体格发育迅速,身高、体重的变化使男青年显得强壮有力,肩宽腰粗,下肢细长;而女青年则上身细窄,下肢丰满,充分表现出人体青春的健与美。人进入中年以后,随着年龄的变化,机体的衰老,皮肤张力和弹性降低而松弛。衰老使人体美逐渐减色。

(3) 不同性别的医学人体美具有差异性。

无论是容貌还是形体,男女之间有着明显的差异性,这也是生物规律。人体美性别方面不同点除解剖学和生理学上差异外,从美学原则上观察,主要为男性以"刚"取胜,体现为雄伟矫健,即所谓"阳刚之美";而女性以"柔"见长,主要体现为温柔典雅,即所谓"阴柔之美";男性体型呈倒三角,上宽下窄,不平衡,宜于动;女性体型呈正三角,上窄下宽,较为稳定,适宜于静。

(4) 同一个体在不同情绪状态中表现出的人体外表生理特征也不同。

人的情绪好坏不仅影响各脏器生理功能,而且直接影响到肤色的变化。人的心情愉悦,大脑内神经调节物质乙酰胆碱分泌增多,体内会产生有利于血液通畅、皮下血管扩张的物质。血液涌向皮肤,使人面色红润,容光焕发。相反,如果一个人长期郁郁寡欢,焦虑愁闷,会使神经内分泌功能失调,上皮细胞合成过多的黑素,堆积在皮肤细胞之中,使皮肤变得灰暗无华。

**人体黄金点**

黄金分割律为公元前六世纪古希腊数学家毕达哥拉斯所发现,后来古希腊美学家柏拉图将此称为黄金分割,即把一条线分为两部分,此时长段与短段之比恰恰等于整条线与长段之比,其数值比为 1.618:1或 1:0.618,也就是说长段的平方等于全长与短段的乘积。0.618,以严格的比例性、艺术性、和谐性,蕴藏着丰富的美学价值。近年来,在研究黄金分割与人体关系时,发现了人体结构中有 14 个"黄金点"(物体短段与长段之比值为 0.618),12 个"黄金矩形"(宽与长比值为 0.618 的长方形)和 2 个"黄金指数"(两物体间的比例关系为 0.618)。

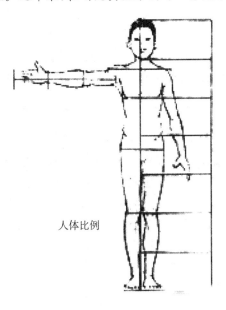

人体比例

附:

黄金点:①肚脐:头顶—足底之分割点;②咽喉:头顶—肚脐之分割点;③、④膝关节:肚脐—足底之分割点;⑤、⑥肘关节:肩关节—中指尖之分割点;⑦、⑧乳头:躯干乳头纵轴上之分割点;⑨眉间点:发际—额底间距上 1/3 与中下 2/3 之分割点;⑩鼻下点:发际—额底间距下 1/3 与上中 2/3 之分割点;⑪唇珠点:鼻底—额底间距上 1/3 与中下 2/3 之分割点;⑫颏唇沟正路点:鼻底—额底间距下 1/3 与上中 2/3 之分割点;⑬左口角点:口裂水平线左 1/3 与右 2/3 之分割点;⑭右口角点:口裂水平线右 1/3 与左 2/3 之分割点。

### (三)自然性与社会性的统一

表面上看人体美是一种形式美和自然美,但实际上包含丰富而具体的社会内涵和文化内涵,因此处于一定社会关系中的医学人体美是自然性和社会性的统一,表现为以下几个方面。

(1)从身体作为劳动的物质前提分析,医学人体美是自然性和社会性的合璧。社会劳动使猿变成人,由于脑量的扩充使人的额隆起如球状。正如人类学家多弗兰兹·威登雷奇所说的那样,"头颅变圆"是人类进化的最后几笔。而直立也塑造了头上各器官眉、眼睛、耳朵、牙齿、颈、下巴、嘴唇、两颊和鼻子等。可以说一个最普通的现代人与猿类相比,谓之"眉清目秀"并无丝毫过分。

(2)医学人体美是人类生存斗争和自然选择的结果。在动物阶段,人类不可能脱离动物界遗传、变异、生存、竞争的自然选择的生物界矛盾运动的规律。进入人类社会之后,人类远古祖先只有以有益于族类的生存与发展的特征为美,例如,人体比例、对称、均衡、灵活等,人类并在种族繁衍过程中通过自然选择,使这些人体美特征得到巩固完善。

(3)某一地区、某一民族、某一人种的人体审美观往往在特定的历史沿革中逐渐形成,并构成一种较为稳固的审美内容,从而形成特定地区或范围的人体审美文化。

(4)从人体作为意志与思想的载体上观察,人体具有社会性。不同时代、不同阶级的人对人体美的标准不同,必然打上思想性格的烙印。黑格尔说:"人类生存的全部有限性都造成了个别面貌特点及其经常的表现。"这就是说人的形体和面相的美反映他的经历、品质和性格,有着深刻的社会内容,不同阶层和职业的人的身体总是感性地呈现着不同阶层和职业的人的某些社会本质。

【小资料】　　　　　　　　中国人的五官端正

五官端正,整体布局符合"三停五眼"、"四高三低"、"三点一线",细部可参照相关标准评价;标准的面型,其长宽比例协调,符合三停五眼。三停是指脸型的长度,从头部发际到下颌的距离分为三等分,即从发际到眉、眉到鼻尖、鼻尖到下颌各分为一等分,各称一停共三停;五眼是指脸型的宽度,双耳间正面投影的长度为五只眼裂的长度,除眼裂外、内此间距为一眼裂长度、两侧外眦角到耳部各有一眼裂长度。

## 二、医疗卫生环境中的医学美

树立良好的医务人员形象,保证和谐的医患关系和医务人员关系,以及医政管理的有条不紊,医院环境的安静、优雅、舒适等都能为病人创造一个安定、祥和的治疗环境,促进疾病的痊愈。把医学美学思想运用到医疗技术的创新,有序、规范的医院制度管理,医院的文明建设,创优质服务以及环境优化设计,把美学艺术与医疗卫生管理有机结合起来,对建设、发展和管理好医院都会产生积极的作用。早在孙思邈的《千金翼方·退居》中就有,"看地形向背,择取好处""客至引坐,勿令入寝室及见药房,恐外来者有秽气,损人坏药故也""水作一池,可半亩余,深三尺,水常令满,种芰荷菱芡,绕池岸种甘菊""阅目怡闲也"。既讲述了美化医院环境,安静、优雅、舒适的医院环境能为病人创造一个安定、祥和的治疗环境,促进疾病的痊愈,并有利于建立和谐的医患关系。而医政管理的有条不紊,更有利于医务人员关系的融洽,是医患关系审美和医院建设审美的有机结合,依然值得我们学习和借鉴。

（一）医务人员

医学是追求美、创造美的一种技术实践活动,并在追求美、创造美的过程中闪现出美的光华,医务人员是医学美的创造者和传播者,医务人员的医学美是在追求与塑造美的过程中形成并表现出来的,医务工作者既要从理论上揭示追求与塑造美的一般规律,又要在其指导下从事追求与塑造美的实践活动,因此,医务人员的医学美更多地体现在外在美与内在美上。

1. 内在美与外在美

医务人员的职业特点是以患者为服务对象,其技术要求高,工作压力大,且社会对卫生系统的要求高于其他社会行业,这就要求医务人员在医疗实践中应掌握更多的医学知识和技术,加强自身的审美修养,努力培养自己对美的感受、鉴赏、激发、创造能力,从而更好地为社会服务。为了适应病人和社会人群的需求,使治病和保健工作取得更好的效应,现代医务人员更应重视自身的内在美和外在美,这不仅能给患者及其家属带来美的享受,也能使医务人员的内在美和外在美达到更好地统一,进一步促进社会和谐。

（1）内在美。

人的美虽然有多种自然因素,但却更多地反映了社会美的特征,可以说是社会美的集中体现,与自然美相比,社会美更突出其实质内容,因此人的美虽然有一些形式要求,但更重要的是他(她)的内心世界的美,这种内心世界的美就称之为"内在美"。因为人的内心世界是一种心灵意识结构可以称之为"心灵素质",故内在美又称"心灵美"。

医务人员的内在美是指医务人员在履行自己的职业责任时所表现出来的内心世界的美，即医务人员的内在美体现在其心灵美上，体现在其工作中所表现出来的高度道德责任感和人道主义精神，以及勇于献身的牺牲精神。

道德责任感即医务人员在其职业活动中对待本职工作和服务对象负责的道德情感，是医务人员工作义务的具体化，如对病人要做到尽快检查确诊病情、合理熟练治疗、对病危对象及时抢救、对病人视作亲人、及时护理等，这就要求医务人员应感同身受、同情和体贴病人疾苦，对本职工作认真负责，以利于患者更好更快康复。

人道主义精神是指医务人员重视病人的疾病，关心和同情病人的疾苦，积极自愿地为解除这种痛苦而不懈努力工作。两千年前《黄帝内经》记载：天覆地载，万物悉备，莫贵于人。可见，我国古代医学家对人的生命非常看重，认为医学本身就是仁慈之术，对病人生命要悉心呵护，竭尽全力救治。现代社会医务人员更应该发扬人道主义精神，尊重病人人格，竭尽全力防病治病。

勇于献身的牺牲精神是指医务人员在医疗实践活动中，为了达到救治病人的目的，不辞劳苦忘我工作，必要时不惜牺牲一切，甚至是自己的生命。因为患病无定时，治病也无定时，随到随治就要求医务人员必须召之即来，来之能医，这就需要医务人员具有伟大的自我牺牲精神。2003 年我国非典肆虐，不少医务工作者奋斗在一线，甚至不惜牺牲自己的生命来与病菌斗争，最终取得了胜利，挽救了无数生命。

医务工作者的任务是利用所掌握的医学技能，救死扶伤、保证人民健康，其职业属性是不折不扣的服务性行业，各级各类医务工作者只有为人民服务的义务而没有以权谋私和以医谋私的权利，这既是医生的做人原则问题也是职业道德问题，尤其在当今医疗信息不对称，患者处于相对弱势地位的情况下，更加要求医务人员在具备良好业务素质的同时，增强责任心，树立良好的医德医风，努力塑造心灵美的境界，这样才能更好的履行救死扶伤的职责，为患者解除病痛，促进身心健康。

（2）外在美。

在医疗实践中，病人在医治过程中为了同疾病作斗争，努力实现其自身审美理想，更加需要从为其服务的医务人员身上得到美的慰藉和鼓励，那么，医务人员所直接表现出来的外在美就成了不可或缺的因素。

具体来说，医务人员在日常工作中所表现出的言谈、举止、仪表、风度等，都是其外部形象和外部表现的美，如语言美、行为美、仪表美等都可以称之为"外在美"。

语言美指医务人员在同病人及其家属交流时使用礼貌性、安慰性、解释性、柔和性语言，并能够根据不同病人特点灵活使用，注意避免使用生硬、粗俗和刺激性语言。

仪表美指医务人员穿着整洁合体、朴素大方，不奇装异服，不浓妆艳抹，穿着适合医务工作者的职业身份，同时工作精神饱满、个性气质俱佳。

行为美指医务人员对待病人动作轻柔、举止庄重，尽量多做一些对病人治疗康复有利的行为，避免对病人无礼的行为和延误病情、耽搁治疗的行为。

人的外表虽是人的外部因素，但是它不是孤立存在的，而是与人的品德、学识等有着密切的关系，具有一定的感染力，能给人以舒畅、亲切、明快之感。在病人心目中，医生是高尚的职业，医务人员具有的和善态度、大方仪表，从容举止等方面应该符合病人心目中的职业形象，给病人带来信任、安慰、温暖、希望以及生命的寄托；相反，一个医务工作者如果衣冠不整、蓬头垢面、语言粗鲁、工作松散，则难以使病人产生安全感、导致病人心情抑郁、不利于病人的康复，同时医务工作者也损害了自己在病人心目中的形象和地位。

（3）内在美与外在美的关系。

医务人员的内在美和外在美是辩证统一的关系，二者相互依存，相互制约，不可分割。一方面内在美决定着外在美，有什么样的内在美，就有什么样的外在美，内在美是外在美的内在根据，外在美是内在美的外在表现。离开了内在美，外在美就失去了存在的条件，离开了外在美，内在美就缺失了表现的土壤，成了一句空话。另一方面，两者又都具有独立性，是相互对立的，有内在美，不一定就有外在美，有外在美不一定就有内在美。

良好的医疗效果首先取决于医务人员的内在美，不但要求医务人员有高超的技术水平，更需要医务人员具有高尚的医风医德，当医务人员具备了内在美，而外部形象或者外在表现有一定欠缺时，内在美起着主导性作用，甚至对外在美的欠缺起着弥补和掩饰作用。一个具有美的心灵虽然外表不太养眼或者有所缺陷，但是仍然会受到人们的喜爱和尊敬，人们并不认为他是丑的。相反，一个衣冠楚楚、徒有其表，只会夸夸其谈、摆花架子，缺少务实精神和为他人服务精神的医务人员，人们也不会认为他是美的。正如奥斯特洛夫斯基所说：人的美并不在于外貌、衣服和发饰，而在于他的本身，在于他的心。可见医务人员的外表美一旦离开内在美就会贬值。

尽管如此，两者还是常常以一个整体发挥在医疗工作中的作用，首先，两者的和谐统一对病人身体的康复治疗具有积极辅助作用；其次，两者共同出现对医务人员的全面发展和成才具有促进作用；最后，对于社会主义精神文明建设、促进整个医风好转起到了推动作用。

**2. 医务人员美的塑造**

医务人员从事着救死扶伤、治病救人、维护人体身心健康的神圣工作，这项工作本身就是美的一部分，是人们追求美、向往美的一部分。因此医疗实践逐渐变成了美的实践，医务人员在医疗实践中也在进行着美的实践和塑造，具体有以下三方面：

（1）塑造美好的外表。

首先医务人员应注意仪表美，要给人一种亲切、端庄、纯洁、文明之感；其次要注意语言美，能够根据患者的心理因素，用准确的语言去开导疏解患者的紧张焦虑担心情绪；再次，医务人员要追求行为美，在医疗实践活动中，应注意举止文雅、行为端庄、对患者的隐私给予保密。和善的态度、从容不迫的举止，能给患者更多信任、安慰和希望，起到事半功倍的效果。

（2）塑造良好的审美观。

美是一种能够使社会的人普遍获得愉悦的客观属性和社会价值，是人的本质力量的感性体现。医务人员在医疗实践过程中，也要努力提高自己的生活情趣和审美能力，树立良好的审美观，以便更好地在实践中认识、评价、追求和塑造医学美，为了达到这一目的，医务人员首先应该端正审美态度，树立正确的审美观点和审美标准，在治病过程中向病人展示更多美的形象；其次努力培养提高创造美的自觉性和能力，为此多进行自觉的创造性劳动。

审美观塑造的最终目的就是要使人们树立正确的审美观念，自觉地追求美、创造美。

（3）塑造高尚的人格。

塑造高尚的人格重点在于医务人员心灵的美化。不仅表现在品行的善良，同时表现为高尚的道德情操。黑格尔说：一个真正美的心灵总是有所作为，而且是一个实实在在的人。可见，高尚的品格能让人由内而外散发出魅力，来感染周围的其他人群。

医务人员要想达到以上塑造美的境界,则需要学习相关知识并应用于实践。通过系统地学习一些有关医学美学的书籍,掌握美学的基本概念和要领,并用这些美学理论去指导自己的医疗实践活动,并将其规范为自觉的行为。

### (二)医院环境

如果从走进医院的第一刻开始,就感觉到扑面而来的温馨气息,则会觉得心情顿时没有那么沉重;如果挂号、检查、拿药都在整洁有序的环境中进行,看病时的恐惧则会减轻。不管对病人还是医生,安静、干净、整洁的医院环境,都是就医过程中极其重要的组成部分,也是医疗卫生环境中医学美的体现。

随着社会的发展和人们生活水平的提高,医学模式由传统模式即单一的生理治疗转向心理、社会等多元化治疗,社会对医疗服务的要求也将越来越高,人们到医院看病不仅需要良好的生理治疗,还需有心理上的安慰及视觉上的审美享受。为病人创造一个清洁美丽、温馨、舒适的绿色就医环境,是发展现代医院不可缺少的外在条件,也是医院形象的具体展现。

1. 创建良好的医院环境

好的医院环境在创建时应注意以下几个方面:

(1)为患者提供就诊接待、引导、咨询服务。

(2)急诊与门诊候诊区、医技部门、住院病区等均有明显、易懂的标识。

(3)就诊、住院的环境清洁、舒适、安全。

(4)有保护患者的隐私设施和管理措施。

(5)执行《无烟医疗机构标准(试行)》及《关于 2011 年起全国医疗卫生系统全面禁烟的决定》。

(6)落实创建"平安医院"有措施,构建和谐医患关系、优化医疗执业环境有成效。

2. 医院环境的建设

医院环境建设的目的必须是以病人为中心,处处要周密思考患者所需,为他们提供良好的就医氛围。近 20 年来,世界各地大部分老旧医院都进行了不同程度的新建、扩建及装修等,除了在提高医疗效率,改善卫生条件,适应新技术、新设备的要求等方面都卓有成效外,医院的环境也发生了明显的变化。医院惯有的与疾病和死亡联系的气氛逐步被新颖的、亲切的、与生活联系的气氛所取代。如在医院内附设一些生活设施、各类商店等,将日常生活情景纳入医院建筑群,大厅和候诊室设计成起居室形式,使医院增添了生活气息,缓和了对医院固有的冰冷、痛苦的联想,增强病人战胜疾病的信心,使病人入院如住家,自觉自愿配合治疗。同时,自然的景色,生命的活力,也对大部分患者起到了宽慰作用。

(1)候诊室。

病人到医院就诊,既惦记着家中或工作单位的未了事宜,又担忧自己的疾病,对任何等候都会感到不耐烦。而候诊室又往往是需要病人等候时间最长的地方,因此候诊室设计就应考虑到这一心理因素。将可重复和公共使用的面积尽量集中,把线性走道改为点型厅室,可以提高空间利用率,小型门诊部采取各诊室围绕在一个候诊厅周围是可取的形式。但要保证候诊室有良好的通风和采光,平面分区合理。空间宽敞了,环境安静了,郁抑和焦虑的心情也会随之缓和。室外景色、墙面挂图、各种展示橱窗、绿化盆栽以及舒适而布置活泼的座椅,都会对患者产生有益的作用。如采用二次候诊制度,应设置"此刻诊治到×号病员"的指示牌,使候诊者安心候诊。

（2）通道。

医院房间多，单调而漫长的走道连健康人都会感到疲劳，何况患者。将通道局部放宽、转折，变化色彩，重点装饰，添加一个采光口或者一侧布置景色小内园等都是打破走道单调沉闷感的手法，这类细腻的处理，往往让病人容易记住病区，少走不少弯路。

（3）病房区。

住院病人会有各种需要，但最关键的一个共同要求是希望得到真诚的关怀、治疗和护理，病人能经常与医护人员保持联系是十分重要的。电话、电铃、电视屏幕装置等设备是一种方式，而人与人之间的直接交往仍然是不可轻视的环节。因此可以在病房的一面墙设置固定玻璃矮窗，使病人能看见宽敞的护士站，窗内侧装有病人可控制的窗帘，又保证了休息和私密的需要。国外医院在儿科病区和监护病区大都采用了这类矮墙。同时医院病房内要设有空调、卫生间、中心供氧、中心吸引、音响，实现了病房"宾馆化"，尽量为病人就医创造和谐的内外环境。

但是病房大小受经济条件的制约，毫无疑问少床病房优于多床病房。随着国家经济的发展，少床病房应该是医院建筑发展的一个方向。但应考虑到病人怕寂寞的心理，设置一些公共会晤的空间。美国蒙特里社区的病房就很有特色，在二层的病房楼中每四个单床间组合成一个小组，围绕着一个公共阳台，二楼的阳台上部，有个穹窿形天窗，相应的地面有个玻璃透光井为底层阳台提供日照和增加天窗。病房都有良好的采光与通风，而公共阳台则是四位病友交往和接触自然的小天地。病区由若干个这样的小组构成，并设有供公共活动的园林化共享空间。病区设有活动室，供病员读报、看电视或接待来访亲友，轻病员在室外活动也可减少对同室病友的干扰。

（4）标志图象。

由于分类部门众多，流线复杂，不论建筑平面布局如何清晰合理，都难以胜任引导、标界的要求。病人对方位产生迷惑或者往返徒劳，必然会加重焦虑和疲劳，对病体有害，因此标志图象就显得格外重要。医院的标志图象应该具有普遍的可识别性，并且自成体系。标志图象应构图简洁、形式明确、色彩悦目。同时还应该与其他环境因素共同起到点缀、美化的作用。

（5）噪音和色彩。

患者对噪音非常敏感，因此医院创建选址时要认真考虑，除了远离噪音源以外，对医院机械设备和工作运行中的噪音也应采取消音措施。出于整洁和卫生的愿望，长期以来医院内部都采用白色。墙面、天花板是白的，家具是白的，连医生和护士的服装也全是白色的。现代科学已证明，长期处于白色环境内，对人的心理和生理都有不利的影响，眼睛会疲劳，精神会紧张。白色环境时时提醒患者"正住在医院里"，从而使其联想到病痛，产生不快感和恐惧感。当对颜色视觉的负后像效应可以减少视觉疲劳和提高工作效率被认识后，许多医院手术室墙面首先改用了红色血液的补色——暗绿色，同时医院大部分墙面以及家具也改用对病人康复和精神产生有利影响的色彩。有关研究认为，明快的暖色调起坚定信心和减轻悲痛的作用，沉静的冷色调起消除烦闷，使人宁静的作用，灰暗的色调有抑制兴奋的作用。当色彩的这一研究领域取得肯定的临床效果时，医院建筑的色彩处理将处于更重要的地位。

（6）室外休闲环境。

在院内修建花园，把医院创建成花园式医院。栽树种草养花，绿化了院落，使医院，春有百花、夏有阴、秋有果实、冬有绿,并把代表生命的绿色,建设成为医院环境的主色调;设置亭榭、桌椅、喷水池等设施,供病人散步、健身、休息、观赏之用,使之成为景色宜人、便于病人休息康复的场所,徜徉在院内有赏不够的花草树木,阅不尽的人文景点。

近年来我国医院的总体环境有了较大改善,比以前有了很大进步,但是各地和各个医院之间还是参差不齐,一些医院仍存在卫生不好、环境嘈杂、人性化设施太少等问题。群众反映突出的主要有以下几个方面:挂号大厅嘈杂拥挤、医院挂号大厅人多、嘈杂、拥挤。患者聊天的声音,医院的广播声音,医护人员的叫号声,搅得人心情烦躁,无宁静感,在大厅里呆一会儿,让人觉得心烦头晕;人性化设施不全、候诊室没有服务信息、杂物乱堆、座椅不够、电梯半天不来、厕所地面有污水……这些问题,虽然都不涉及治病本身,但也影响了患者的就医情绪。如到某妇产医院检查的张女士就因为要验尿,排队上厕所等了快 10 分钟;医院外环境太混乱。停车困难、医院门口乱哄哄、小商小贩太多、号贩子猖狂等问题也在困扰着前来看病的患者。医院周边环境混乱有多方面的原因,有些医院在设计之初没有想到现在这么多人开车来看病。还有的医院处在闹市区,周边街道本身就不宽敞,甚至有时对急救车出入都会造成影响。

总的来说,医院环境不再是简单的解决功能分区和流线组织,更需要在改善提高医疗服务水平和硬件设施基础上,尽全力为患者及其他家属创造一个优美的医疗环境,更好地体现高效便捷和"以病人为中心"的时代要求。

### (三)诊疗过程的医学美

临床医疗是一种维护和塑造人体美的医疗实践过程,其美学宗旨要求医务人员在临床工作中运用医学审美观点选取最佳医疗和护理方案,使患者尽早恢复康复,以满足患者审美心理需求,同时使医务人员审美境界得到升华。

**1. 医院规章制度是医学美开展与实施的基本保障**

现代化医院工作信息量大、随机性强、工作繁杂、分工精细、协作紧密。如果没有一整套严格的规章制度,将会导致医院工作的混乱,给病人诊疗造成严重后果。规章制度对各项技术操作和管理工作做出了必须遵守的规定,医院规章制度是医院工作客观规律的反映,是科学的工作内容、工作程序和工作方法不断条理化、定型化的结果,起着提高工作效率、保证医疗质量、防止差错事故的重要作用。目前,我国的规章制度主要有以下几种:

(1)卫生部颁发的医院分级管理标准,国家把医院分为三级十等,一级医院是基层医院,三级医院是大型医院,甲等是优质医院。这就是为医院现代化建设提出了技术标准与管理标准。

(2)卫生部门颁发的《全国医院工作条例》《医院工作制度》和《医院工作人员职责》。如在工作制度中有查房制度、三级(住院医师、主治医师、主任医师)检诊制度、手术管理制度、急症抢救制度、病例讨论制度、差错事故管理制度、值班交接班制度以及病历书写等 60 余项制度,都有明文规定工作人员在上述工作中应该做什么、怎么做、什么时间去做等。

(3)各项技术操作规程,如《医疗护理技术操作常规》,对医疗、护理技术工作的程序、方法和质量等方面作出了要求,用以规范医务工作人员的技术操作,保证质量,防止差错事故。

(4)医德医风和行政管理等方面的制度和规定,如医德规范、住院规定、病人守则、探视制度、陪伴制度等,具体规定了医务人员在治病救人中的道德要求和标准,病人在住院治疗中应遵守的规定。有了这些制度的约束,就能保证医疗护理工作顺利进行,对病人的生命负责,让病人放心。

### 2. 临床医疗中的审美原则

希波克拉底说"医学的艺术乃是一切艺术中最为卓越的艺术。"可见,医学具有独特的重要性和崇高的地位,在医学实践中,医疗工作者既要重视医疗技术的精益求精,更要重视医学审美,按照审美原则和要求,提高医学审美修养。

人体美的基础是健康,疾病和创伤使健康受到损害甚至生命受到威胁。临床医学运用医学理论和技术手段,由医务工作者进行诊断和实施正确的治疗手段,达到挽救生命、消除病痛、维护人体健康和美的目标。在医学实践中,人的生命应放在首位,应以维护人的健康为审美原则的核心。具体说,医疗中的审美原则包含以下三方面内容:

(1) 挽救生命为第一原则。

身体是革命的本钱,生命是人体美的基础,一旦生命结束,其所体现的人体美也随之消失,所以在临床医疗中,救死扶伤、治病救人是医务工作者的神圣职责,要把抢救病人生命放在首位。如乳腺癌患者患侧乳腺扩大根治术必然影响女性的形体美,但在生命与人体美之间,应首选保住生命。

(2) 选择最佳诊治方案原则。

医疗救治在保存生命的前提下,考虑安全可靠、诊疗效果稳定、病人承受痛苦最小的治疗方案,尽可能减少和避免损伤形体和机能的常态,以此作为患者最佳的诊疗方案,力求达到解除患者病痛和保持人体美的统一。

**小贴士：** **皮肤切口设计**

皮肤外科手术的切口位置和走向的选择与愈合后的瘢痕质量、局部外形和功能恢复紧密相关,因而,在设计皮肤切口时应注意以下因素。

① 朗格氏线(Langer):1861 年 Langer 在尸体皮肤上戳许多洞,这些洞形成有一定方向的椭圆形,其长轴连接起来即为有名的朗格氏线。多年来,朗格氏线一直成为切口线的标志。

② 皮肤自然皱纹线即表情线:皱纹线随着年龄的增加而加深,年轻时皱纹不明显,但在表情肌活动时即可显露,皱纹线与朗格氏线不一致时,皮肤切口应与皱纹线一致。

③ 轮廓线:耳根、鼻翼沟、红白唇交接处、发迹线、眉周缘、颌骨下缘、乳房下皱襞等。手术切口选择在这些部位较为隐蔽。

④ 隐蔽切口:如经口腔或鼻腔内切口,施行面颊部深部肿瘤切除等,术后无瘢痕外露。但是,此种切口显露较差,且系污染切口。

⑤ 推挤试验:在皮肤松弛的部位,用拇指和食指于不同方向推挤皮肤,可见皮面上呈现纤细平行纹理,或出现不规则的菱形碎纹,选择切口方向应与平行纹理一致。

⑥ 关节部位:关节部位切口方向应与关节面平行,不得纵越关节平面。必须跨越关节面时,应经由关节的侧正中线,或将切口设计成弧形或锯齿形,以免发生瘢痕挛缩,限制关节活动。

(3) 贯穿始终原则。

医学审美是医学领域中一种特殊的审美活动,它以人为中心,把维护人的身心健康作为审美理想,要求医务人员在临床实践中要按照医学审美的规律去为患者服务,各种诊疗都围绕着维护人体健康和美的目标而展开,故临床医疗中的各个环节,内外妇儿等各临床科室,都是运用它的医护技术、药物、器械、手术和心理疗护等手段,通过一系列诊疗措施,来纠正人体的病损和功能的破坏,从而最大限度恢复患者的健康,维护和塑造其健康的人体美。因此,不断提高医学审美技能,让医学审美成为医务工作者的医疗技能之一,贯穿于医疗实践全过程。

3. 临床医疗中医学审美的具体实施

(1)正确运用诊断技术。

医疗的目的是救死扶伤、防病治病,而正确诊断疾病是其最基本的技术实施,只有正确的诊断,才能给予合理的治疗和用药,故确诊是病人得以康复、维护人体美的首要条件。

那么正确的诊断过程是什么呢?诊断过程就是试图用一种原因来解释患者所有的临床表现,并使这种解释能在逻辑关系上自洽。面对一个病人,医生首先要做的就是进行病史采集:根据患者或者家属的描述记录病情发生发展的经过。这些经过和细节都可能是诊断所需的信息。

例如,一名患者因上腹疼痛来到医院,医生所关心的将是患者疼痛的时间(白天还是晚上),疼痛的诱因(有无进食,进食什么),疼痛的部位(局限在上腹还是向下腹部"转移"或向后背部、肩部"放射"),疼痛的变化规律(阵发还是持续),疼痛的缓解方式(吃饭缓解还是吃饭加重,坐位疼痛重还是平卧疼痛重),疼痛的性质(刀割样,火烧样还是绞痛)等。每一个问题的答案都是医生进行鉴别和筛选的"材料"。同时还要结合其他一些伴随症状和资料,如患者过去的病史、服药史、过敏史、旅游史、家族史、放射性毒物野外动物接触史,儿童还要了解生产史、母乳喂养史、免疫接种史等,找出异常情况,缩小疾病筛查的范围。

在完成病史记录之后,还要进行体格检查。很多疾病单凭患者描述是不够的,体格检查能给医生提供更多有效信息。例如,脑疝患者常常昏迷无法言语,但是医生通过观察瞳孔和神经反射就能了解大致病情;右下腹固定点的压痛能帮助医生诊断阑尾炎;老年人摔倒后下肢的特殊体征可以帮助医生诊断股骨颈骨折或者粗隆间骨折等。细致的体格检查往往不容易遗漏重要的临床表现,为诊断提供线索。

经过病史采集和体格检查,医生将有针对性地开出检查单,验证自己的初步推断或进一步收集更多的临床资料。在显微镜的帮助下,医生可以对全血细胞进行分类并计数;对尿液,组织液、引流液、分泌物等样本进行比重测定和成分化验;对血清蛋白、离子浓度和某些特殊成分进行测定;对微生物进行鉴定培养并测试哪些药物可以有效对抗它;通过大型成像仪器和设备对身体内部进行细致了解。在这些领域,科学技术的利剑发挥了它强大的威力。凭借这些结果,多数常见病能够得到确诊,即找到了某个能够解释所有临床表现的疾病名称。

但是在医学实践中,一种临床表现往往代表十数种甚至数十种疾病的可能。例如,上腹痛可见于胃溃疡、胃穿孔、胰腺炎、胆囊炎、胆管炎、肠梗阻、阑尾炎、急性胃炎、肝炎、大叶性肺炎、心肌梗死、消化道肿瘤、系统性红斑狼疮、酮症酸中毒、重金属中毒、腹主动脉瘤……医生所要做的就是在最短的时间内花费最少的资源找出患者的病因所在,这个鉴别、分析的过程就是诊断路径。

另外,对一时难以明确诊断的患者采取试验性治疗是经常采取的诊断方法之一。例如,对于某些症状上非常符合结核,而又找不到结核杆菌存在证据的病人进行2周疗程的试验性抗结核治疗,如果经过治疗病情好转,则可以明确结核病的诊断;如果治疗无效果,则可以考虑排除结核病。同样的方法有时还用于对其他感染性疾病进行确诊或排除。例如,某些严重感染的患者,由于病情紧急,可以同时采用多种抗生素覆盖所有可疑的病原体,然后根据实验室报告和临床表现逐一撤药,以争取宝贵的时间。某些疾病处于早期时并没有很多有价值的临床线索,这时医生往往会采取"观察"的策略,并同时进行对症处理,比如退热、止痛等,直至患者的表现足够作出诊断为止。这些诊断方法往往伴随着争议,需要在医生与患者进行过良好交流的基础上进行。可见,正确的诊断还要依赖于医生对社会、文化和心理有相当了解,并拥有良好的心理素质和沟通技巧,医学与人文从来都是密不可分的。

(2) 严格执行操作规程。

人是社会的主体,人的生命只有一次,一切诊疗操作,都要从有利于患者的诊断、治疗出发,严格掌握适应症与禁忌症。故在医疗实践中,必须严格执行各项操作规程,不能有半点马虎。对有创性检查,应慎重考虑,由主治医师决定后方可进行。新开展的诊疗操作,应经过必要的试验,做好充分的准备并报请上级批准后方可进行。

操作前的准备工作:

① 操作前必须认真核对医嘱与患者床位、姓名、操作种类、部位,准备好相关器械物品。

② 某些操作应预先选择适当部位(如胸腔穿刺术等),必要时可做标记,并做好发生意外时的抢救准备工作。

③ 操作者及助手,必须熟悉患者的具体情况,明确操作目的,掌握操作方法、步骤及注意事项,同时向患者说明操作目的、意义,以消除思想顾虑。

操作要求:

① 根据操作目的、要求及患者的情况,安排适当体位。

② 常规皮肤消毒后,对于必须戴无菌手套,铺盖无菌洞巾的操作须严格遵守执行无菌操作理念。

③ 需局部麻醉时,根据手术种类及方法之不同,抽吸适量麻醉溶液,按要求注射。

④ 操作中应密切观察患者面色、表情、脉搏、呼吸等,有不良反应时应停止操作,并予以相应处理。

操作后处理:

① 操作后常规敷裹,嘱咐卧床休息,注意观察及处理术后反应与并发症等。

② 注意清理器械用品,整理患者病床或治疗室。

③ 及时书写病程记录,做好交班工作等。

(3) 优选药物。

"是药三分毒",药品在治疗疾病的同时也可能引起这样那样的副作用,所以安全用药就显得尤为重要。要保障安全用药首先就要选对药,对症治疗才能尽快康复,也才能产生较少药物的副作用,在明确诊断的基础上,对因对症下药,严格掌握药物适应症,合理地联合配置用药;二要严格用药剂量,特别对于老年人、小孩和慢性病患者;另外要多注意用药方式和方法,根据病情的轻重缓急,确定不同的用药途径,因为市场上每种药品的用药方法都是为了发挥最佳疗效而研究确定的。如硝酸甘油片必须舌下含服,经舌下黏膜吸收才能迅速发挥药效,口服则作用慢,药效降低。只有掌握正确的用药方法,才能保证用药安全。目前,80%以上的药物通过口服途径用药,包括片剂、胶囊剂、颗粒剂、糖浆剂、丸剂、口服液等。这里需要注意的是,胶囊打开口服对人体有害。因为有的胶囊具有肠溶性质,可以使药物免遭胃酸破坏,保证药物在肠道顺利吸收而发挥治疗作用。如果把胶囊打开服用,会导致药物被胃酸破坏而失效。还有的胶囊是为了掩盖药物的特殊气味或苦味,增加患者服药的舒适度。因此,如没有特殊注明,胶囊一定不能打开服用。

（4）心理治疗。

亚伯拉罕·马斯洛是美国社会心理学家、人格理论家和比较心理学家,人本主义心理学的主要发起者和理论家,心理学第三势力的领导人。他将人的需求分成生理需求、安全需求、社会需求、尊重需求和自我实现需求五类,依次由较低层次到较高层次,各层次的需要相互依存,高层次需要发展后,低层次需要仍然继续存在,在临床医疗中重视病人的基本需要的研究,对病人的治疗和护理有很大帮助。通过医务人员的语言、表情、姿势、态度和行为等,去影响并改变病人的感受、认识、情绪、态度和行为,从而减轻或者消除患者心理上和躯体上的痛苦,树立战胜疾病的信心,更好的配合医生治疗,促使治疗过程向健康方向发展。例如,对于老年患者,可以开导其思想,使其放松,以此减轻他们的病情,抑制老年病的发展。即使有一些老年人的疾病能用药物或手术治疗,若再配合做些心理治疗,患者的病体会恢复得更快,旧病复发率也将明显降低。

（5）手术治疗的审美要求。

医务人员作为雕塑人体美的艺术师,除了应有广博的医学知识外,还要有较高的文化修养,高雅的审美情趣,准确娴熟的美术技巧,外科医生在选择手术时要注意:可手术、也可不手术时选择不手术,而不需要手术,则一定不要手术,因为任何手术都是有风险的,手术尽可能小,多开展进行微创手术,目标明确,只针对现有病情手术,同时千万不能做预防性的手术(如腰间盘突出,只能做有症状的部分,不能把所有突出都切除),手术时尽量减少组织损伤,时刻牢记住手术越大,对身体结构的破坏越大;手术时间相应延长,手术风险相应增大。

（6）特殊科室美学要求。

临床医学根据患者疾病的不同性质、部位及不同治疗方法,将医学分为内、外、妇、儿、眼、口腔、皮肤等科室,这些学科的专业特点不同,对美学要求各有不同。

内科:其审美要求主要体现在真善美统一的实践基础上,首先求真,真是人们对客观存在的事物及其规律的正确认识。人们要认识客观事物,就必须从客观实际出发,努力把握事物发展的规律性。真是美的基础,美离不开真,更不能违背真。内科医生在接诊时,应耐心倾听患者病史,认真做好体格检查,综合分析病史,只有最大限度得到客观、完整、可靠的第一手疾病资料,才能做出正确的诊断结论;其次讲善,即讲究高尚医德,对患者具有高尚的责任感和人道精神;最后追美,要时刻注意医护人员的外在美,诊疗技术美及医院环境美的统一。真善美的统一,不仅仅是临床内科的基本审美要求,也是其他各科共同追求的审美目标。

外科:从疾病的诊断、明确、护理、治疗过程中外科与内科审美要求基本一致,但因为外科以手术治疗为主,故要注意手术的美学要求,包括手术时机的选择、手术切口的走向、手术中严格无菌操作、注意手术前后的精心护理等。

皮肤科:皮肤科的审美要首先了解皮肤美的标准,皮肤美主要从皮肤的颜色、弹性、光泽几方面来判定。由于种族的差异,人肤色不尽相同,东方人肤色微红稍黄;大部分非洲人呈棕黑色;欧美的白种人肤色多为粉白色。健康的皮肤富有弹性、细腻、光滑、柔韧,触摸时质感良好。中国人属于黄种人,青年女性肤色以浅玫瑰色为最美,当然白嫩而带红润的皮肤也不错,这说明皮肤具有良好的营养。

皮肤是否健美,可以从以下六个方面去判断:

皮肤的健康:没有皮肤病,肤色正常。

皮肤的清洁:没有垢污、斑点、没有异常的突起和凹陷。

皮肤的弹性:既光滑柔软而又富有弹性,不应皱缩、粗糙。

皮肤的生命活力:红润有光泽,而不苍白、青紫或蜡黄。

皮肤的正常:不敏感,不油腻,不干燥。

皮肤的耐老:随年龄增长而肌肤能抗衰退或只是缓慢的衰退。

由上可见具有健康的、清洁的、弹性良好的、富于生命活力的、正常的和耐老的皮肤,就是真正健美的皮肤。只有在人体健康的基础上,才能拥有美的皮肤,皮肤科在接诊时要正确诊断引起人体皮肤病变的原因,其次选择适宜药物,内外兼治,由于皮肤在人体表面,比较直观,故治疗中还要注意患者心理情绪调整,做好医患良好沟通。

五官科:

眼睛——大脑中大约有 80％的知识和记忆都是通过眼睛获取的。读书认字、看图赏画、看人物、欣赏美景等都要用到眼睛。眼睛能辨别不同的颜色、不同的光线,是我们获取大部分信息的源泉。眼睛还是容貌的中心,是容貌美的重点和主要标志。人们对容貌的审视,首先从眼睛开始。一双清澈明亮、妩媚动人的眼睛,不但能增添容貌美使之更具魅力和风采,而且能遮去或掩饰面部其它器官的不足和缺陷。"画龙点睛"这句成语,体现了眼睛生理功能中的美学意义及其重要性。眼睛的形态、结构比例如何,对人类容貌美丑具有重要的影响,因此美学家称人的双眼是"美之窗",眼睛美主要体现在其形态结构和功能的完善,故在眼科医学审美要求中,重点体现在对有损眼睛形态结构的和视力、色觉功能的疾病的抢救治疗和维护上,如防盲是医务工作者的重要职责,预防眼睛外伤和一些常见的疾病如先天性白内障、高度近视等就是为了保护眼睛的正常功能和形态结构,以维护人体美的完整。

耳朵——耳朵是五官其中一个重要器官,它除了掌管听觉外,也兼具保持身体平衡的机能。耳可分为耳廓、外耳道、中耳和内耳几部分。若是耳的任何一部份受损,结果可能严重,甚至会造成失聪。耳科治疗中的审美也着重在形态和功能两方面的恢复:形态方面主要针对外伤所致的耳廓畸形、招风耳、外耳中耳道外伤后引起的皮肤肿胀、撕裂、出血,耳聋、耳鸣、耳痛及耳道狭窄等;功能方面主要在听觉和位觉上,如平衡障碍等。

鼻子——鼻子是人体的嗅觉器官。据统计,在鼻子内壁仅 5 平方厘米大小的地方,就分布着 1000 多万个嗅觉细胞,它们和人的大脑相联系。这样,鼻子就能够很灵敏地辨别几千种气味。同时它还是人体呼吸道的大门。当人们呼吸时鼻毛像个忠实的卫士,对空气进行仔细过滤,把灰尘挡在外面,保证肺部和气管的清洁。鼻腔内分泌许多粘液,能粘住溜进鼻孔内的灰尘和细菌。鼻腔还具有对吸入的冷空气加温的作用。有些人睡觉时喜欢用嘴呼吸,这会使细菌进入呼吸道,引起咽喉、气管等处发生疾病。因此鼻腔若有炎症、占位性病变,应及时治疗,同时在根治病变的同时,应注意恢复通气功能及其在容貌中的比重。

因为鼻子坐落在脸庞中央,向前隆起呈长三角形锥体状,对构成容貌起重要作用,为面之冠,是展示面部轮廓美和个性的重要因素。俗话说"面美如花,美鼻当家",就是对鼻子在面容中重要性的生动比喻。那么到底什么样的鼻子才最好看,最符合自己的长相呢?那要因人而异,应根据每个人的脸型和五官搭配的具体情况而定。一般来说,欧美人以高鼻梁为美,而中国人鼻梁以小巧细窄为美。鼻子的形态因种族不同而有显著的差异,从而展现不同地域风采的美。

咽喉——咽喉是人体的呼吸通道和发音器官,包括咽、食管上部、喉及气管的通向胃和肺的通道,颈的前方上部紧接面颊的部分。咽喉部疾病会影响通气和改变发音,故治疗中的审美要求是及时抗感染、清除呼吸道异物,日常生活中注意用嗓卫生等。

## (四)护理过程的医学美

### 1. 护理美内容

护理美学知识是做好对患者全方位护理的基础和前提。护理美内容包括形式美、行为美等。

(1)形式美。

在审美活动中,人们首先接触的是形式,如果美的形式唤起了人的美感,便有助于对内容的接受,因此,它不仅是内容美的表达,而且也是审美评价的重要要求。

其实,形式美的情感因素也是不容忽视的。如护士服装的洁白、干净、合体,给人以纯洁、高雅、明快、真诚之感;衣领、衣边、腰带的平整,给人以端庄、稳重、安定、平静之感。同时,形式美也应是与环境相协调的。如医护人员的打扮就应是朴素的,而露于帽沿外卷曲的头发、艳丽的高衣领、咯咯作响的高跟鞋等,显然这种打扮同医务工作的性质和病房幽静环境是很不协调的。当然,朴素并不能同服装的脏、乱、破等同起来,后者恰好破坏了形式美。同时,病人见到了穿肮脏破烂衣服的医务人员,会有害怕与厌恶之感。

(2)行为美。

行为是塑造心灵的途径,也是显示心灵的表现。一个护士,一心一意为伤病员服务的内在思想感情,都要通过行为表达的。

走路:护士走路的步态要快速而轻盈,以显示紧张、负责与饱满的情绪,相反,走路慢慢吞吞、一步三扭、边走边哼小调,就显得懒惰、松散、怠慢与失职。病人见到走路都不稳的护士,便难以产生信任之感。

站立:护士在病室、办公室、走廊等场合站立时,要端正、笔直、双腿直站、成本字步或规范站立、双手自然下垂或双手握于腹前(不要插入衣袋),这样显得稳重与平和。把手插入衣袋,给人以游闲之感;扭腰歪站,给人以懒散之感,站时抖肢晃腿,给人以轻佻之感;站时收、腹弯背,显得精神萎靡。在病房里,有的护士半站半靠床,坐病床上,或坐在办公桌上,这都是不允许的。

动作:护士在工作中的一切动作都要轻巧,不要发出令人不快的响声。要柔和,不要增加病人任何痛苦,才符合行为美与心灵美的要求。音响过大与动作粗暴都会给病人带来不快与痛苦,护士应当切切注意。

### 2. 影响护士美的形象的习惯与行为

(1)以生理性因素为主的行为。打呵欠是精力疲惫的表现,不要在病人面前发出声响,可以闭口或用手掩口打呵;咳嗽,是呼吸系统疾病的保护性反射,不要面对病人咳嗽,要手帕掩口咳;打喷嚏,也是鼻粘膜受刺激后的保护性反射,注意不要面对病人,要用手帕捂鼻;打嗝,是隔肌痉挛,暖气是胃排气,都要注意回避病人。

(2)不良习惯。不少护士有许多不太引起注意的不良习惯,如挖耳道、抠鼻孔、用小指甲剔牙齿、提拉裤子或裙子、隔着衣服抓痒、抓股摸腹、搔头、用舌舔手指来翻纸页、用手擦擦鼻涕、随地吐痰、把指关节按得发响等,都应及时纠正。

(3)对待病人容易忽略的细节。如查房时,过多注视、评论和抚摸病人漂亮的服饰,目不转睛地注视异性病人;随便接受病人送的小物品;随手抓病人的东西吃;任意向病人借东西等。以上"小节"行为都要注意避免,以免影响工作和损害护士的道德形象。

(4)直接影响护士道德的行为。对病人的财物要妥善保存,不得丢失,更不得挪用。病人向护士诉说有关病情的隐私,护士要守信保密,不得当笑料信口传播。

(5)另外,护士不得利用工作之便对异性病人追求相爱;在工作期间,若病人有求爱表示,应严加拒绝。

3. 护理美学实施的具体措施

(1)提高对护理美学的认识是关键,要纠正认为有良好基础知识和操作技能便能做好护理工作的偏见。可在每月举行一次患者、家属座谈会,发放评议表以不断反馈信息,从中了解在护理工作中具有良好护理美的重要性。

(2)提高审美观,真正认识到整洁大方的衣着、和蔼体贴的语言、谦虚有礼的举止、娴熟轻柔的操作,是外在美与内在美的统一,是真正的护理美。

(3)培养仪表美、姿态美、风度美等形式美的内容从日常行为入手,结合收看护士行为规范录像。如坐姿态要端正、大方;走路时步态要轻盈、肩正身直;站姿要健康、挺拔。上班时间可适当化淡妆,说话、开门、关门、操作要轻,在不违反操作原则情况下,提倡用兰花指等。

(4)不断加强医德、护德的学习,以培养行为美。无论什么情况均能平等地赋予患者同情和人道主义的帮助,把服务人文化、护理方式个性化、服务流程温馨化,让标准和制度与护士的个人行为真正融合在一起,成为一种良好的工作习惯。

(5)注意培养语言美。古语说:利刃割肤犹创合,恶语伤人创难消。一般情况下,患者、家属把护士看作是解答疾病疑点的百科全书,所以护士解释时要耐心,接待要主动,语气要婉转,多用些尊称、敬语、谦词。

(6)加强护理伦理学、护理心理学方面的知识,深入了解和掌握护理美学知识。

认识护理美学的重要性除了认真学习外还有自我约束,这是不可缺少的意识过程,然后有了习惯行为的养成,即变为无意识、情不自禁地表现良好的护理美,最后升华为自身素质。护士只有成为具有外在美、内在美的人,才能适应护理工作不断发展的要求。

## 三、服务对象的医学美

### (一)儿童

1. 生理特点

儿童个体差异、性别差异和年龄差异都非常大,无论是对健康状况的评价,还是对疾病的临床诊断不宜用单一标准衡量。其对疾病造成损伤的恢复能力较强,常常在生长发育的过程中对比较严重的损伤实现自然改善或修复,因此,只有度过危重期,常可满意恢复,适宜的康复治疗有事半功倍的效果。但是其自身防护能力较弱,易受各种不良因素影响而导致疾病发生和性格行为的偏离,而且一旦造成损伤,往往影响一生,因此,应该特别注意预防保健工作。具体生理特点有:

(1)解剖方面。

随着体格生长发育的进展,身体各部位逐渐长大,头、躯干、四肢比例发生改变,内脏的位置也随年龄增长而不同。如肝脏右下缘位置在3岁前可在右肋缘下2厘米,3岁后逐渐上移,

6～7岁后在正常情况下右肋缘下不应触及。

（2）功能方面。

各系统器官的功能也随年龄增长逐渐发育成熟，因此不同年龄儿童的生理生化正常值各自不同，如心率、呼吸频率、血压、血清和其他体液的生化检验值等。此外，某年龄阶段的功能不成熟常是疾病发生的内在因素，如婴幼儿的代谢旺盛，营养的需求量相对较高，但是此时期的胃肠吸收功能尚不完善，易发生消化不良。

（3）病理方面。

对同一致病因素，儿童与成人的病理反应和疾病过程会有相当大的差异。如肺炎球菌所致的肺内感染，婴儿常表现支气管肺炎，而成人和年长儿则可引起大叶性肺炎。

（4）免疫方面。

年幼儿童的非特异性免疫、体液免疫和细胞免疫功能都不成熟，因此抗感染免疫能力比成人和年长儿低下，容易发生呼吸道和消化道感染。因此适当的预防措施对年幼儿童特别重要。

（5）心理方面。

儿童时期是心理、行为形成的基础阶段，可塑性非常强。及时发现小儿的天赋气质特点，并通过训练予以调适；根据不同年龄儿童的心理特点，提供合适的环境和条件，给予耐心的引导和正确的教养，可以培养儿童良好的个性和行为习惯。

（6）预防方面。

已有不少严重威胁人类健康的急性传染病可以通过预防接种得以避免，此项工作基本上是在儿童时期进行，是儿童工作的重要方面，目前许多成人疾病或老年性疾病的儿童预防已经受到重视，如动脉粥样硬化引起的冠状动脉心脏病、高血压和糖尿病等都与儿童时期的饮食有关；成人的心理问题也与儿童时期的环境条件和心理卫生有关。

2. 儿童审美特征

如前所述，儿童的发展是动态的、是连贯的，再加上社会文化等方面的原因，就使得儿童审美具有特殊性。

（1）动态发展性。儿童处在一个动态发展时期，无论从体格上还是智力上都在不停变化中，在审美上也体现了这种变化，如小儿的体重、身高、头围、胸围等指标都呈现出了稳步增长态势，因此在诊治儿科疾病中要充分注意这一美学特点。另外，童年期是人格形成的关键时期，随着儿童越来越多接触并融合到周围环境中，其心理特点也处在不断变化发展中，如思维力由直观转向想象思维和逻辑思维。

（2）文化地域性。从外表看，不同地域、不同种族、不同社会文化的儿童有很鲜明的差别，如美国崇尚个人文化，讲究个人利益第一位，我们中国崇尚集体文化，将集体利益放在首位。这是完全不同的两种价值观，使得两国的儿童也呈现不同的心理品质特征，进而对审美产生影响。

（3）体格健全。一个体格发育符合标准的儿童才会给人以健美之感，这是儿童审美的基本要求，即首先没有任何畸形、残疾和缺陷，各器官健全、发育良好，符合儿童生长发育的常态。儿童保健就要求根据小儿体格发育的一般规律，观察其身体状况有无某些疾病，尤其是内分泌疾病的线索，及时给予纠治，以维护和塑造儿童形体之美。

（4）智力发育良好。儿童的体格发育与智力水平都处于生长发育阶段，影响智力发育的主要因素是环境和教育，儿童在社会化的过程中会逐步学着丰富与完善其注意力、观察力、思维力、记忆力、想象力等形成良好的智力，一个不仅体格发育健美，而且聪明活泼的孩子，会给人以赏心悦目的美感。

3. 儿童医疗保健的审美原则与实施

（1）审美原则。

由于儿童自身特点的变化，要求在儿童医疗保健的工作中遵循发展性、独特性等审美原则，具体有以下三点：一要预防疾病对身体的损害，由于儿童各器官及功能还不健全，身体免疫能力较为低下，对各种病毒、细菌的抵抗力较弱，因此易罹患各种疾病，从而损害整体的美感；二要注意准确及时诊断，并进行恰当治疗。儿童由于其自身生理发展特点，使得其发病显现出起病急、病情重、变化快的特点，如果医治不及时，或者方法不当会导致疾病恶化加快，甚至造成终生损害，另外儿童反应差，很多症状表现不典型，且又不能很好诉说清楚，这就要求医务人员工作更加认真负责，经验更加丰富，观察更为细致，做到判断正确才能对症治疗；三要注意合理用药，结合小儿生理特点，兼顾治疗效果和对机体的影响。

（2）儿童医疗保健的审美实施。

很多研究证实，健美的体魄不仅与先天素质有关，更和后天的成长教育密不可分，故要达到儿童的审美标准，要从以下几个方面来实施：

首先为儿童提供合理充足的营养，这种营养不是专指某一种养分，而是指全面的生理过程，例如，婴儿出生后 6 个月是大脑发育的关键时期，需要足够的蛋白质等，幼儿时期则需要为其提供量小且多样化的食品，学龄前儿童则尽量多喂食乳肉蛋豆类食物，青春期主要保证高热能和丰富营养素食物的供给等。

其次为儿童营造良好的成长环境，好的家教形式和氛围有助于儿童形成优秀的心理品质，同时为儿童提供智力训练方法，因为 3～7 岁是儿童智力发展的关键期，经常让儿童做一些动手动脑的游戏，既符合他们好玩、好动的天性，又寓教于乐，促进儿童智力发育。

再次提倡和加强儿童体格锻炼，通过各种户外游戏及活动，让孩子多进行奔跑、跳跃、体操、跳舞等训练来活动全身各部位肌肉和器官，以促进儿童健康发育。

最后则要做好疾病预防工作，平时注意增减衣物，定期给儿童接种疫苗，防范风寒等。半数以上儿童患过牙龈炎，故还要保持儿童口腔清洁，可有效预防儿童的牙周疾病。

（二）妇女

1. 生理特点

女性一生中，随着年龄增长、性器官的发育，会产生一系列不同于男子的生理特点，在医疗保健中的美学问题也显现在女性一生的各期中。了解女性的生理特点，有助于女性保持身心健美。妇女一生可划分为六个阶段。

（1）新生儿期。

出生后 4 周内称新生儿期。女性胎儿在母体内受到母体性腺及胎盘所产生的女性激素影响，子宫、卵巢及乳房等均有一定程度的发育，出生后与母体分离，血液中女性激素量迅速下降直到消失。所以有些新生儿在出生时乳房肿大或分泌少量乳汁，个别新生儿出生数日后可出现少量阴道流血。这些都是生理现象，短期内可自然消失。

（2）幼年期。

从出生 4 周到 12 岁称幼年期。在 10 岁以前，儿童身体持续发育，但生殖器仍为幼稚型，约 10 岁起，卵巢中开始有少量卵泡发育，但仍不到成熟阶段。卵巢形态逐步变为扁卵圆形。

女性特征开始呈现,皮下脂肪在胸、髋、肩部及耻骨前面积储;子宫、输卵管及卵巢逐渐向骨盆腔内下降;乳房开始发育。

(3)青春期。

从月经初潮至生殖器官逐渐发育成熟的时期称青春期。这一时期的生理特点是身体及生殖器官发育迅速,第二性征形成,开始出现月经。

① 生殖器官的发育:下丘脑与垂体促性腺激素分泌量的增加及作用的加强,使卵巢发育与性激素分泌逐渐增加,内、外生殖器亦有明显变化,称第一性征。外生殖器从幼稚型变为成人型;卵巢增大,皮质内有不同发育阶段的卵泡,致使卵巢表面稍呈凹凸不平。

② 第二性征:月经来潮是青春期开始的一个重要标志。由于卵巢功能尚不健全,故初潮后月经周期也多无一定规律,须经逐步调整才能接近正常。

(4)性成熟期。

卵巢功能成熟并有性激素分泌及周期性排卵的时期称性成熟期。一般自 18 岁左右开始逐渐成熟,持续约 30 年。在性成熟期,生殖器各部和乳房也都有不同程度的周期性改变。此期妇女生育活动最旺盛,故称生育期。

(5)更年期(围绝经期)。

妇女卵巢功能逐渐衰退,生殖器官开始萎缩向衰退过渡的时期称女性更年期。此期最突出的表现为经量渐少,最后绝经。一般发生在 45～52 岁,但这个时期长短不一。又分别有绝经前期、绝经期及绝经后期之称。在更年期内,多数妇女的卵巢分泌功能减退比较缓慢,机体的自主神经系统能够调节和代偿,故不致发生特殊症状,仅有 10％～30％的妇女不能适应而发生自主神经功能紊乱,出现一系列症状。

(6)老年期。

此期卵巢功能进一步衰退、老化。卵巢缩小、变硬、表面光滑;阴唇的皮下脂肪减少,医学教育网搜集整理阴道粘膜变苍白光滑,阴道逐渐缩小;子宫及宫颈萎缩,这些都是生理上的正常现象。国际上一般以年龄 60 岁以后为老年期。由于衰老,性激素减少,易致代谢紊乱。

2. 当代妇女审美特征

近年来随着经济、社会的迅速发展,人们对美的追求也越来越明确、大胆。与过去相比,中国女性的审美观念有了三大变化。

(1)美化自己的目的发生了改变。

虽然中国自古以来就有"女为悦己者容"的说法,但现在的女孩已经是在"为悦己而容"了。对此,社会学家指出,如今发生的这些改变说明,在男女地位和关系中,女性已经开始变被动为主动,变迎合为征服,有的甚至做到了以自我为中心,实现了生活形式和精神层面的双重独立。

(2)从掩饰女性特征到以"性感"为美。

上世纪五十年代到七十年代,我国女性所崇尚的美是朴实、精干、男性化的刚强,那时的女性齐刷刷地剪短发、穿宽大的衣服,羞于向人们展示女性特征。然而近年来,人们的审美开始向女性原有的柔美、性感回归。都市中的女性勇敢地亮出了自己漂亮的双腿,吊带衫和长卷发也长盛不衰。不少女性为了更有"女人味"还不惜重金隆乳、垫臀。

调查显示,41％的中国女性希望自己拥有的首要魅力就是性感,其次是美丽的容貌,然后是亲切感。

(3)从描眉画眼到注重气质。

上世纪八十年代到九十年代初,美容还是一个很狭义的概念,那时很多女性都把化妆等同于美容,大街上常常能看到一些因为爱美把自己搞成"熊猫眼"或"血盆大口"的女孩。但近年来,我国女性对脂粉的兴趣越来越淡,而是把力气下在提升气质上。不少女性开始跳芭蕾、练形体、学钢琴、读名著。因为大多数女人都懂得了一个道理:再漂亮的女人都会老,但是气质好的女人却是越老越有味道。

3. 女性医疗保健审美原则及实施

(1) 女性医疗保健审美原则。

女性一生中随着年龄的增长、性器官的发育,身体发生着一系列变化,从青春期到老年期均有不同的特点,为使妇女在各期中保持身心健美,必须加强妇女保健。在妇女保健实施中,必须注意以下几条保健审美原则:首先要加强妇女保健,保障女性身心健美,努力普及妇女生理卫生教育,使妇女了解各时期的身体生理变化和保健知识;定期开展妇科普查,对疾病早发现、早治疗;注意加强妇女劳动保护,维护女性形体健美;其次要指导合理选用药物,避免药物损害女性健美;最后则是个人重视保护性器官发育和功能健全。

(2) 女性医疗保健审美的实施。

① 日常饮食方面要注意多食果蔬,因为果蔬不仅富含纤维素、维生素,更重要的是植物雌激素,多食果蔬可使女性青春常驻,同时宁淡勿咸,注意每人每天摄盐不宜超过 5 克,少吃盐,可有效预防高血压、脑卒中、心脏病;再次烟酒之害,女性尤甚,戒烟限酒可有效预防肺癌、食道癌、肝癌等。

② 生活习惯方面要注意劳逸结合,进行晨跑锻炼、旅游等,既回归自然,又有益身心。育龄妇女更要注意优生优育,坚持一夫一妻,可有效预防产科意外、艾滋病等对身体带来的病症。

③ 心理状态要调整好,生活中乐观向上,多笑少哭,对待外貌保持自然的心态,明白锻炼减肥可行,盲目节食有害,体重指数应控制在 20~25,即体重数(kg)/身高数平方(m²)等。

④ 社会适应方面,要敬业爱岗,因为事业有成的女性多半人缘好,社会适应性强,可有效预防心理压力带来的危害;要敬老爱幼,一般中年女性是家庭和睦的纽带,心地宽厚,善解人意,能使自己和全家受益。

## (三) 老人

按照国际规定,65 周岁以上的人确定为老年人;在中国,60 周岁以上的公民为老年人。随着社会老龄化的日益加重,中国的老年人越来越多,所占人口比例也越来越高,未来 20 年我国老年人口将进入快速增长期,到 2050 年老年人口将达到全国人口的三分之一。随着数量的不断增加,老年人的医疗保健问题,值得各界关注。

1. 生理特点

衰老是个体生长、成熟的必然的连续变化过程,是人体对内外环境适应能力减退的表现。老年人生理状况通常发生以下变化。

(1) 体表外形改变老年人须发变白,脱落稀疏;皮肤变薄,皮下脂肪减少;结缔组织弹性减低导致皮肤出现皱纹;牙龈组织萎缩,牙齿松动脱落;骨骼肌萎缩,骨钙丧失或骨质增生,关节活动不灵;身高、体重随增龄而降低(身高在 35 岁以后每 10 年降低 1 cm);指距随增龄而缩短。

(2) 器官功能下降老年人的各种脏器功能都有不同程度的减退,如视力和听力的下降;心脏搏出量可减少 40%~50%;肺活量减少 50%~60%;肾脏清除功能减少 40%~50%;脑组织萎缩,胃酸分泌量下降等。由此,导致老年人器官储备能力减弱,对环境的适应能力下降,容易出现各种慢性退行性疾病。

(3) 机体调节控制作用降低老年人动作和学习速度减慢,操作能力和反应速度均降低,加之记忆力和认知功能的减弱和人格改变,常常出现生活自理能力的下降;老年人免疫防御能力降低,容易患各种感染性疾病;免疫监视功能降低,容易患各种癌症。

2. 审美特征

"爱美之心人皆有之",美感是人类的一种高级社会情感,是一种对客观事物美的内心体验,老年人也不例外。老年人虽然身体上打上了年龄的烙印,但是心理上依然想变得年轻有活力,例如,老年女性整容热潮早已兴起,更多的老年男性爱穿得年轻时尚。爱美是人的天性,爱美是人精神的需要,也是社会责任感的产物,更是一种文明的标志,新的时代赋予老年人新的自我审美意识。美丽的外表不仅有助于提高生活质量,而且也可以增加自信。随着我国经济的快速发展和社会保障的提高,现在老年人大多物质生活比较充裕,也有了充裕的时间来追求自己心目中美的理想,即便受传统思想的影响,我国老年人的爱美欲望会受到心理的自我约束,但依然会将爱美心理进行转移和寄托,例如,想方设法美化家庭环境,外出旅游或者探亲访友时讲究穿着样式、面料贵重及样式新颖等,还有希望自己的子女也打扮得漂漂亮亮等都是老年审美的表现。

3. 老年保健审美原则与实施

老年保健审美原则是开展老年保健工作的行动准则,为今后的老年保健工作提供指导。

(1) 全面性原则。

老年人健康包括身体、心理和社会三方面的健康,故老年保健也应该是多维度、多层次的。全面性原则包括:①老年人的躯体、心理及社会适应能力和生活质量等方面的问题;②疾病和功能障碍的治疗、预防、康复及健康促进。因此,建立一个统一的、全面的老年保健计划是非常有益的。许多国家已经把保健服务和计划纳入不同的保健组织机构,例如,身体的、心理的和环境的组织机构中,为了使这些机构能与各种社会服务一起更好地适应老年人具体的健康需求,需要寻找一个更为统一协调的办法。

近20年来各发达国家更加重视以支持家庭护理为特色的家庭保健计划,这一计划中的医护人员或其他服务人员可以为居家的老年人提供从医疗咨询、诊疗服务、功能锻炼、心理咨询一直到社会服务的一系列支持性服务,受到老年人的欢迎。

(2) 区域化原则。

为了使老年人能方便、快捷地获得保健服务,服务提供者能更有效地组织保健服务,所提供的保健要以一定区域为单位,也就是以社区为基础提供的老年保健。社区老年保健的工作重点是针对老年人独特的需要,确保在要求的时间、地点,为真正需要服务的老年人提供社会援助。为此,受过专门训练的人员是非常重要的。疾病的早期预防、早期发现和早期治疗,营养、意外事故、安全和环境问题及精神障碍的识别,全部有赖于医生、护士、社会工作者、健康教育工作者、保健计划设计者所受到的老年学和老年医学方面的训练。另外,还需要有老年病学和精神病学专家在制订必要的老年人保健计划和服务方面给予全面指导。

(3) 费用分担原则。

由于日益增长的老年保健需求和紧缺的财政支持,老年保健的费用应采取多渠道筹集社会保障基金的办法,即政府承担一部分、保险公司的保险金补偿一部分、老年人自付一部分。

这种"风险共担"的原则越来越为大多数人所接受。

（4）功能分化原则。

老年保健的功能分化是随着老年保健的需求增加，在对老年保健的多层次性有充分认识的基础上，对老年保健的各个层面有足够的重视，在老年保健的计划、组织和实施及评价方面有所体现。例如，由于老年人的疾病有其特征和特殊的发展规律，老年护理院和老年医院的建立就成了功能的最初分化；再如老年人可能会存在特殊的生理、心理和社会问题，因此，不仅要有从事老年医学研究的医护人员，还应当有精神病学家、心理学家和社会工作者参与老年保健，在老年保健的人力配备上也显示明确的功能分化。

（5）联合国老年政策原则

① 独立性原则。老年人应当借助收入、家庭和社区支持及自我储备去获得足够的食物、住宅及庇护场所；老年人应当有机会继续参加工作或其他有收入的事业；老年人应当能够参与决定何时及采取何种方式从劳动力队伍中退休；老年人应当有机会获得适宜的教育和培训；老年人应当能够生活在安全和适合于个人爱好和能力变化相适应以及丰富多彩的环境中。

② 参与性原则。老年人应当保持融入社会，积极参与制定和实施与其健康直接相关的政策，并与年轻人分享他们的知识和技能；老年人应当能够寻找和创造为社区服务的机会，在适合他们兴趣和能力的位置上做志愿者服务；老年人应当能够形成自己的协会或组织。

# 第三节　医学审美

## 一、审美

### （一）审美的定义

审美作为人把握世界的特殊方式，是人在感性与理性的统一中，按照"美的规律"来把握现实的一种自由的创造性实践。

### （二）审美的特征

概括地说，审美活动的特征主要表现为：

审美活动以一种审美（艺术）的眼光看待人类的生活与生产劳动。这里面又包括了两层意思：一是在生活与生产劳动过程中，人能够按照"美的规律"来创造。在这一创造过程中，人克服了完全受制于外部自然的被动性，真正实现了合规律性与合目的性的统一。例如，动物（像蜜蜂、蚂蚁、海狸等）为自己构筑巢穴或居所，仅仅是其本能的一种活动，它们世世代代都是一个样子；而人却可以根据自己的需要和对象的特点、规律，为自己建造各式各样功能不同、风格迥异的房子，四合院、别墅、宫殿、摩天大楼，或圆，或方，或木结构，或钢筋水泥……其中更可以充分地体现出建造者的趣味和标准，凝聚人的感情。二是人类生活与生产劳动的静态成果，以其美的外在形式、合规律性与合目的性相统一的内容，感性地显现了人的自由自觉的本质，从而使人能够以愉快的心情对这一成果进行审美观照。它不是被动的感知，而是主动积极的审美感觉，是既有思维又有情感的反映和认识，并由这种认识产生情感上的满足和愉悦。

由于审美活动已经从物质的生产劳动中独立出来,它所体现的审美价值不是隐藏在实用价值背后,而是已经在人类生活和劳动生产及其成果中占据了主导地位,因此,这时的审美价值将以特殊的形式成为衡量一切生活与生产劳动合理与否的重要尺度。

在审美活动中,对生活与生产劳动过程及其结果的把握,更多是从感性形式方面进行的。换句话说,审美活动从直观感性形式出发,始终不脱离生活与生产劳动过程及其结果的直观表象和情感体验形式。但由于美的合规律性与合目的性的统一,所以审美活动又总是同时伴有一定的理性内容,会在理性层面上引发人们的深入思索。只是与那种一般认识活动不同,审美活动中的理性内容并不以概念为中介,即不是以概念形式出现,而是以情感、想象为中介,以形象为载体。正由于这样,审美活动才得以保持着自由的独立品格。

## 二、医学审美及医学审美特征

### (一)医学审美概念

医学审美是更高层次的医学美学实践活动,是指人类在医学理论和实践活动中,逐步形成和发展起来的审美的情感、认识和能力的总和。它是客观存在的具体形象在作为社会主体的人们头脑中的反映,是人们主观上的一种意识和观念。

它包括医学审美趣味、医学审美感受、医学审美观念、医学审美能力和医学审美理想等多种内容。这些内容,一方面在思想观念上,受社会经济、政治和哲学、伦理等的影响;另一方面在物质关系上,与医学实践活动紧密联系,受医学实践活动水平的制约。

### (二)医学审美关系

医学审美关系是指在医学审美实践活动中,作为审美主体的人与审美对象之间的关系。医学审美主体是指能在医学实践活动中以审美态度和审美能力探索研究医学美和创造医学美,实现医学审美需求的行为主体,在医学审美实践活动中的医务工作者、患者、健康的社会人群都可以充当医学审美主体。

医学审美客体是与医学审美主体相对应的概念,是医学审美主体的审美对象,指在医学审美活动中具有医学美特质的一切人、事、物,包括医学理论、医学技术、医疗仪器设备、医疗环境、医务工作者、患者等。它是激起医学审美主体的审美意识的客观存在,也是医学美感的源泉,同时又制约着医学审美主体的审美态度和审美创造。

审美主客体的关系是审美实践中最重要的关系,没有审美主客体,审美实践就无法产生和进行。在医学审美实践中,审美主客体共处一个统一体中,既相互依存,又相互制约,构成对立和统一的关系,研究审美主客体关系可以充分满足病人的审美需求,提高医学审美水平。

### (三)医学审美的特征

医学审美是医学实践活动中不可缺少的组成部分,它具有自身的独特性,具体表现在以下几个方面:

1. 医学审美是更高层次的医学实践活动

医学实践活动是围绕保障和促进人的身心健康,提高人的生命质量为最终目的的实践活动。医学实践活动按其所涉及的直接目的可分为相互联系又互有区别的三类:其一,求"真"的医学实践活动。"真"指与客观事实相符合,与"假"、"伪"相对,是医学美创造的保障,这类活动的直接目的在于研究人的健康和疾病发生发展的机理和演化规律,如药理学、病理学知识的形成。其二,求"善"的医学实践活动。"善"指心地仁爱,品质淳厚,"善"是医学价值判断的根本宗旨,这类活动主要包括医务人员依据自己所学的医学知识和经验对患者进行客观正确的诊断治疗,以帮助解除病痛、促进身心健康的各种"善"的行为。其三,求"美"的医学实践活动。医学审美活动属于此类范畴。

在"求真""求善""求美"三者关系中,"求真"是实现"求善"和"求美"的保证;"求善"是"求真"的目的,也是"求美"的前提;"求美"则是"求善"的升华。以义齿修复的整个医疗过程为例,医生自始至终所体现出来的良好医德、所作义齿能满足咀嚼功能的要求,体现了医学实践"求善"的要求;医疗环境的优雅、医疗言行的优雅以及义齿"色、形、质"的良好形势美感,则体现了医学实践"求美"的需要;对于义齿性能和制作工艺的认识以及完成义齿所需技能的掌握,则体现了医学实践"求真"的需要。

**2. 医学审美是一种特殊的审美**

医学审美的这种特殊性体现在以下几方面:

(1)医学审美具有高度的神圣感。

从古至今不衰的生命神圣论告诉我们,我们要敬畏生命,生命属于每个人,且只有一次。应尊重、珍惜生命,人的生命高于一切,涉及人生命的医学审美也自然是神圣的;医生要敬畏病人,因为他把生命交给医生,要敬畏医学,因为医学是一个未知数最多的探索领域。

(2)医学审美必须遵循医学规律的特殊要求。

医学领域的审美,不仅要遵循一般的审美规律,也要受医学领域自身规律的约束。医学的局限性就是医学的特点是研究人类自身,而人类自身的未知数最多。另外医学有很大的风险性,医疗的特点是在活的人体上施行诊断和治疗。医学的局限在于认识的局限,医学的局限在于方法的局限,医生与病人,要注意这三句话:To Cure Sometimes, To Relieve Often, To Comform Aways(有时是治病;常常是帮助;却总是安慰)。

(3)审美具有功利性。

生命健康是医学美的基础,医学审美只有在充分考虑医学功利之后,对形式外观审美才能显示出它的意义。

**3. 医学审美的复杂性**

由于医学审美的对象是人、是患者,这使医学审美具有了其独特的复杂性。首先,人的生命具有复杂性。生命体不同于冰冷的无机体,生命体有着比无机体复杂得多的结构和变化,人的生命不仅有自然属性,还有社会属性。这使医学审美主体不仅要具有特有的医学知识和技术来考虑审美对象的结构和功能,还要顾及患者的身心及审美需要。其次,医学审美要求的复杂性。医学审美主体和医学审美客体会由于他们不同的职业背景、教育程度及不同的民族等因素造成审美主体与审美客体的巨大审美差异,使审美要求表现出复杂性。

## 三、医学审美评价

### (一)医学审美评价的内涵

评价,作为一种对人或事物价值的认识,是人们以各种精神活动的方式表现出来的,对一定价值关系的现实结果和可能后果的反映。医学审美评价指社会人群、就医的伤病者和医务人员，依据一定的审美标准，对医学实践过程的事物和行为具有的医学审美价值，包括美与不美以及美的程度所作的一种判断。更概括地说，医学审美评价是指人们依据一定的审美原则、审美观念、审美程序等，对医学审美对象进行美的价值判断。由于人们所处的社会条件和角色不同，所受的教育、生长环境与文化背景各异，难免有着评价上的差别。医药卫生事业面向社会，为伤病者和社会人群的健美、长寿的需求服务，医务人员的预防和诊治工作做得怎样，其医学审美价值如何，它同医务人员的医学知识和技术水平以及思想品德有关，同医务人员的审美能力也有关。

（二）医学审美评价的分类

医学审美评价主要由医务工作者的社会角色特征所决定，医务工作者的医学审美评价是一种高层次的审美欣赏，在整个医学审美评价中起着导向和提高的作用。从评价的角度分类，医务工作者的医学审美评价一般可分为专业评价、系统评价和局部评价三种类型；依据医学审美评价主体可以分为社会的、院方及医务人员群体、患者及家属群体、医务人员个人；一般可以归结为两种评价，即社会评价和自我评价，但主要侧重社会评价方面。

（三）医学审美评价的作用

通过医学审美评价，可以进一步促进和提高广大医务人员的医学审美水平和医学审美能力，促进现代医学科学的发展，提高医学科学为患者服务的水平，其主要作用有：

1. 促进医学科学的进步

医生从事着阳光下最神圣的职业，这需要高尚的情操和思想境界为保证，需要完备的审美知识为前提，医学美学的理论和实践在我国是近几年才在医学领域推行和实施的，医务人员要默默耕耘、辛勤劳作、终身学习、奋斗不息，更要竭尽全力解除病痛，维护医学的圣洁与荣誉。医学美学评价有助于医学美学理论和知识深入人心，有助于把医学美学理论和科学知识联系起来，促进医学科学的进步和发展。

2. 促进医患关系的和谐

医学审美评价主体为医务人员群体和患者，他们之间相互交流经验、相互协作的过程本身就是审美比较、审美评价的过程，建立有效的评价机制、可以督促改进医疗服务工作，提高服务技巧和能力，有效缓和改善医患关系。

改革开放30余年，特别是近10年来，我国医患矛盾的激化已经成为公众关注的焦点，在呼唤法律手段解决医患纠纷的同时，人们也开始注意到社会人文因素对医患关系的深层影响，导致医患矛盾的因素是多方面的：医疗机构管理不善，服务不到位，药品价格虚高，医院不合理的收费，都引起患者的不满；个别医护人员医德医风欠缺，医疗技术不精，服务态度不佳，缺乏和患者的沟通，造成医患对立；人们对健康的要求普遍提高，自我保护意识明显增强，但对医疗工作的高风险性、不确定性缺乏了解，对治疗结果的期望值过高，也是造成医患关系紧张的重要原因；而少数媒体对医患矛盾不合事实、不负责任的宣染报道，也往往起了推波助澜的作用。

在我国医生从事的是责任重大、风险率很高、性命攸关的一种特殊职业，既要担负着医疗工作中艰巨而神圣的任务，又要做科研带教学，知识呈现几何速度增长，日常工作负担日益加重，压力、风险、挑战俱在，某种程度上甚至超过前人所承受的负荷。这就需要医生不但要有扎实的理论功底,还要在实践中反复不懈的的验证,用一生认真的学习、思考和总结,来培养良好的综合素质。

# 第四节　医学美学修养

当代的医学生和医务人员应当重视综合素质的养成与提高,培养正确健康的审美观及审美情趣,提高认识美、懂得美、感受美、塑造美和创造美的能力和水平,从而成为既具有精湛的医疗技术,又具有崇高精神境界和审美能力的全面的医学人才。那么,如何加强医学美学的修养呢?

## 一、医学美学修养的内涵

医学美学修养就是医务人员和医学生在理论学习和实践活动中,理解美的一般和特殊本质,掌握评价美和医学美的要求与标准,提高医学审美水平,培育感受和创造医学美的能力,将医学美的要求变为自身素质的一部分,从而提高自己人格美。

## 二、医学美学修养的意义

医学美学修养对于个人和医学科学进步、社会发展都有重要的意义。

医学美学修养包括医学美学理论的学习和完美人格态度的再修养。医学科学博大精深,要做到诊疗技术的精益求精,必须要有很高的医学美学修养。例如一位外科医生为患者动手术前,需要精心设计手术方案,在为患者去除病痛的同时,最大限度地维持患者生活质量,减少手术疤痕给患者带来的影响,不经过长期的医学美学修养,没有很深的医学美学造诣,就做不到技术的精益求精。

另外,随着社会发展,医务人员的人格美要求也是进一步提升。人类对生存质量的要求与日俱增,个人对自身价值的实现日益关注,身为医生单纯依靠技术的时代已行将结束。在追求高科技、完善高精尖医疗器械等"硬件"的同时,"软件"升级也不容忽视。现代医务人员,必须要改变传统的服务理念,加强美学修养,提高自身素质,再塑医生的形象,以使"人性化"服务和"人本观"理念落到实处,其中素质的培养、修养当属重中之重,具有迫切的现实意义和深远的历史影响。作为素质培养的一环,技术素质培养固然重要,但作为全面的素质培养要求而言,技术仅为其一,人格培养有时更凸显其重要性。

## 三、医学美学修养的方法和途径

提高医学美学修养是学校教育、社会发展和医务人员个人努力共同促成的结果。社会发展对医学美学提供了要求和标准,学校系统有意识的美育是医学美学修养的重要手段,而这些外在的教育影响最终还须通过个人的主观努力才能真正成为人的素质修养。那么医务人员如何从学生时代就加强自己的医学美学修养呢?总结起来四句话:在勤于学习中加强,在勇于实践中养成,在善于自省中提高,在严于律己中升华。

### (一)在勤于学习中加强

医学美学修养是一个动态的、没有止境的过程,是一个与时俱进、艰辛求索、不断改造的过程。学习对于每一个从事医疗行业的人来说，不仅是自我的精神追求，更是时代赋予的重要责任。加强医学美学修养首先应要注重美学知识的学习，掌握知识是提高修养的基础和前提。不同领域的美学知识是相通的，医学生和医务人员一是要学习艺术美知识，并在感受音乐、美术、文学等人类优美的艺术作品中，丰富自己的美学知识，陶冶自己的情操；二是要善于发现美。著名的雕塑家罗丹说："生活中不是缺少美，而是缺少发现美的眼睛。"蜿蜒于群山中的万里长城是一种气势磅礴的美；巴黎铁塔是一种辣峭的美；丽江古城是一种典雅的美；威尼斯水城是一种浪漫的美；波浪滔天的大海是一种浩瀚的美；一个和善的举动，一句暖人的话语是一种语言行为的美……无论哪种美，都是这个大千世界的一部分，都值得我们去尊重。只要我们用心灵去发现，美就无处不在。因为有了美，我们的心灵就会充满爱，生命就变的多姿多彩；三要加强医学美学知识的学习。医学美学是人类美学的一部分，但又有着医学领域中的特殊性。作为医学生和医务人员，我们要不断学习本职业务知识，努力增强自己发现美、创造美的能力。

### （二）在勇于实践中养成

学习的目的在于运用，同时只有与实践相结合，才能把理论学深学透。医学美学修养的过程也如此。美是在实践中发现和创造的，美也是在实践中实现的。医学生和医务人员在学习、生活、实习、工作过程中时时刻刻和美学打交道，要将学习而得的美学理论转化为服务病人、治病救人的现实本领，必须要通过实践环节来实现。实践是成就事业的磨刀石，也是提升修养的练兵场，任何修养都要在实践中养成，也要在实践中验证。

有一个船夫在激流的河中驾驶小船，船上坐着一个想渡到对岸去的哲学家。于是发生了下面的对话：哲学家问："你懂得历史吗？"船夫回答："不懂。"哲学家说："那你就失去了一半生命！"哲学家又问："你研究过数学吗？"船夫回答："没有。"哲学家说："那你就失去了一半以上的生命！"哲学家刚刚说完了这句话，风把小船吹翻了，哲学家和船夫两人都落入水中。于是，船夫喊道："你会游泳吗？"哲学家说："不会。"船夫说："那你就失去了整个生命。"

这是马克思最喜欢的一则寓言，说明了实践的重要性。

### （三）在善于自省中提高

自省是一种修养，而不是一种简单对过去的咀嚼。如果说人生是一盘棋，那么当下到僵局的时候，自省便是指引你继续前进的灵感。通过自省，人才能不断发现自己的弱点和不足，从而与自己做斗争。孔子说"吾日三省吾身。"有好的修养的人一定是善于在自省中提高的人。

自省不等于是盲目的自责，我们自省的话语应该是积极的，是在往好的方面引导自己的思想言行：我的说法有没有对他人有益？我的想法是不是善意的、有建设性的？我的做法是不是有益于社会？我的情绪是不是正面的，是不是有助于清除情绪污染、净化自己和他人的心灵空间？自省的最高层次，就是对自己和世界时刻保持清醒的认识，从而不断塑造和提高自己的人格美。通过自省，我们才能进一步将理论的与实践相结合。

### （四）在严于律己中升华

严于律己、宽以待人，这个道理众人皆知，而真正做到严于律己的人并不多。很多人看不到自身的不足和短板，出了问题总是一味的埋怨别人和环境，长此以往的结果是思想僵化、经验教条、固步自封。所以我们要能够坚持严于律己，努力按照医学美的要求不断提升自己的品味和品格,使自己的思想不断升华,进而塑造自己的人格美,做个真正有医学美学修养的人。须知医术凝聚着多少人生的希望和渴盼,性命相托之中维系着多少家庭的悲欢与离合,乃至社会的稳定及发展。患者把最宝贵的生命托付给医生,医生应意识到这沉甸甸的份量和治病救人这一职业的崇高神圣,要慎之又慎,诚如著名医学家张孝骞所言"如临深渊,如履薄冰"。

最后要强调的是,一个人的美学修养不仅是一个专业问题,更是反映着这个人的思想道德、志趣情操、人格品质等诸多方面的修养程度。作为一名热爱生命健康之美,有志于人民健康事业的当代医学生,一定要怀有一颗感恩社会的心灵,培养高度的社会责任感和献身医学的精神品德,从而达到内外兼具的美学修养。

思考题:

1. 什么是医学美学?其性质是什么?当代医学美学的任务有哪些?
2. 医务人员美主要体现在哪些方面?
3. 临床医疗中审美原则有哪些?
4. 护理美学包括哪些方面?具体的实施措施有哪些?
5. 女性医疗保健中审美原则是什么?其实施措施有哪些?
6. 医学审美的定义是什么?医学审美有哪些特征?
7. 简述医学美学修养的内涵?个人如何加强医学美学修养?

# 第六章 医事法律素养

　　某县级医院条件受限,在查不出病因的情况下将患者留院观察,后患者在转院途中身亡。死者家属起诉至法院要求院方赔偿各项费用共计 16 万余元。近日,云南省麻栗坡县人民法院审结了这起医疗损害责任纠纷,该院一审判决医院赔付原告丧葬费、死亡赔偿金、车旅食宿费、精神抚慰金等共计 98 128.50 元的 20%,即 19 625.70 元。那么在本案中患方主张医疗机构侵犯了患方的什么权利? 依据是什么?

　　随着卫生体制改革的不断深入和人们法律意识的不断增强,医事主体的法律素养将对我国医疗事业和医学教育产生巨大的影响。了解掌握、尊重遵守、灵活运用相关医事法律已成为广大医务人员执业能力水平的重要衡量指标。

## 第一节　医事法律素养概述

### 一、医事法律的基本概念

　　所谓医事法律就是国家制定或认可、并由国家强制力保证实施的、旨在调整保护医疗服务健康活动中所形成的各种社会关系的法律规范的总和。医事法律同其他法律一样,都是掌握国家政权的统治阶级,从本阶级的需要出发,根据一定的社会物质生活条件,通过立法程序制定或认可,并由国家强制力保证实施的行为规范。因此,医事法律是统治阶级的意志和利益在医学领域中的具体体现。

　　我国的医事法律是我国社会主义法律体系中的一个法律部门,旨在保护人体生命、健康及相关权利的法律规范的总和,其立法目的在于调整、确认、保护和发展各种医事法律关系和医疗秩序,与其他法律规范有着重大区别。虽然对于该法律部门的定位及法律属性尚有一些争论,但是其作为一个法律部门的存在已经有了相应的基础。涉及医疗行为和医疗服务活动相关的法律规则,由于数量上的庞杂以及内容上的特殊性,都难以用已有的法律部门来概括,我国现有任何一个法律部门都已经很难包容医事法律。

### 二、医事法律素养的基本含义

　　法律素养的本质是知法、懂法、用法、守法、护法,是人在长期学习、理解、应用、评价和遵守法律过程中形成的稳定的各种特性和能力的总和。法律素养的基本内容和构成要素有法律知识、法律能力、法律行为、法律文化(观念)。具体说就是人应具备完整、系统的法律知识结构,树立正确的法律观念,具有健康的法律心理,拥有先进的法律文化。即主动用法、依法办事,运用法律维护国家和集体的利益,运用法律维护自己的正当权益。法律素养的特征有:个体性与群体性;基础性与特殊性;潜在性与流动性;稳定性与发展性。

　　所谓医事法律素养是指一个人认识和运用医事法律的能力和意识。它主要包含三层含义：一是指对医事法律知识的认识和掌握，即知道医事法律相关的规定；二是医事法律意识、医事法律观念，即对医事法律尊崇、敬畏、有守法意识，遇事首先想到法律，能履行法律的判决；三是医事法律信仰，即个人内心对于医事法律应当被全社会尊为至上行为规则的确信，这是对医事法律认识的最高级阶段。医务工作者肩负着医学科技、人类健康生存、卫生服务的重任，他们的素养是知识、能力、品质、个性等各要素的综合体。而医务工作者的医事法律素养是除其医疗技术以外所迫切需要提高的一项重要内容，是医学人文素养的重要组成部分，因为它将直接关乎他们开展医疗实践活动的效果以及自己在医学道路上的发展，是医务工作者的必备素养。

### 三、医事法律素养与医事法律知识的关系

医学是需要终生学习的一门学科。加强医事法律素养教育，不仅是医务工作者的职业需求所决定，更是新时代所要求。

一个人的法律素养如何，是通过其掌握、运用法律知识的技能及其法律意识表现出来的。法律知识主要由两部分组成：一是现行法律条文中关于法律规则的知识；二是法律学问中关于原理的知识，即所谓的法理知识。我们常常提及的一般意义上的学法、懂法，就是要求既熟知一些基本的法律条文，同时又掌握一定的普遍适用的法律原理，这是法律素养的客观方面。而法律意识，它是社会意识的一种形式，是人们的法律观点和法律情感的总和，其内容包括对法的本质、作用的看法，对现行法律的要求和态度，对法律的评价和解释，对自己权利和义务的认识，对某种行为是否合法的评价，关于法律现象的知识以及法制观念等，它是人类在法律方面的实践活动的精神成果，包含着人类在认识法律现象方面的世界观、方法论、思维方式、观念模式、情感、思想和期望。法律意识不是自发形成的，它是人们在社会生活中学习和自觉培养的结果，也是法律文化传统潜移默化的影响的结果，它是法律素养的主观方面。良好的公民法律意识能驱动公民积极守法。公民只有具有了良好的法律意识，才能使自己的守法行为由国家力量的外在强制转化为公民对法律的权威以及法律所内含的价值要素的认同，从而就会严格依照法律行使自己享有的权利和履行自己应尽的义务；就会充分尊重他人合法、合理的权利和自由；就会积极寻求法律途径解决纠纷和争议，自觉运用法律的武器维护自己的合法权利和利益；就会主动抵制破坏法律和秩序的行为。

医务工作者的法律素养是医学人文素养的重要组成部分，包括两个层面：一是从法律规则掌握层面来看，这是法律素养的客观方面和浅层次要求，要求对现行一些基本的法律原理和法律条文有必要的掌握。医务工作者对法律的掌握，就是要了解自己在医务活动中将会涉及哪些具体的法律规定，具有哪些法定的权利、义务和责任，以便于其在未来的工作中有效防范和依法妥善处理出现的医患纠纷，更好地履行自己的职责。二是从法律意识层面来看，这是法律素养的主观方面和深层次要求。法律意识不仅仅是一种思想，而是调节人们行为的原动力。正如卢梭所说：一切法律之中最重要的法律，是铭刻在公民的内心里，它每天都在获得新的力量。自发形成的法律意识一般较为零散和片面，积极和系统的法律意识的形成则必须通过有意识的培养和自觉的养成。医学生和医务工作者法律素养的养成，是将社会对医务工作者的思想行为要求内化为其对法治理念和法律规范的认同，从而积淀坚实的法律信仰，树立依法行医、规范行医、文明行医的意识，成为具有法治精神、人文精神、敬业精神的医务人才。

## 四、医事法律的历史沿革

### （一）我国医事法律的发展

#### 1. 我国古代社会的医事立法

在生产、生活实践中，我国先民不但为后人积累了大量宝贵的医学知识，而且也为世界医学的发展做出了自己独特的贡献，其中就包括，我国是世界上最早运用法律手段管理社会医事的国家之一。

早在两千多年前我国就有了医事方面的法律规范，散见于各种律书和古籍之中，构成了我国医事法律的发展轮廓和演变轨迹。奴隶制时代的医事法，是我国医事立法的启蒙时期。商朝就已产生了医事法律条文，即医事管理制度的规定。西周的《周礼》记载了我国最早的医事管理制度，包括负责医药的机构、病历书写和医生考核制度等。周代有世界上最早的病历记录和报告制度，"凡邦之有疾者……则使医分而治之。死终则书其所以，而入于医师"（《周礼·天官》）。

医事立法在封建社会时期得到进一步的发展。继周而后立的秦虽然存在时间短暂，但是其医事制度的发展并没有停止。根据史料和对于出土文物的考证，秦朝的医事制度沿两个线索发展：一为普通医学；二为法医学。杜佑的《通典》记载："秦有太医令丞，主医药。"除太医令和太医丞以外，秦代还有所谓的侍医，即提药箱立于殿上随时奉召的医生。《史记·刺客列传》记载："是时，侍医夏无且以其所奉药囊提荆轲也。"

从两晋经隋唐至五代，封建社会近 700 年上升时期，医事立法有了较大发展。著名的封建法典《唐律》中，有许多涉及医药卫生的条文，对医师误伤、调剂失误、针刺差错、贩卖毒药、行医欺诈等行为均有刑罚规定，对饮食卫生、卫生管理也有一些规定。唐显庆四年（659 年），颁布了可称世界史上第一部由国家编撰的药典《唐新修本草》，比西欧至少早 4～8 个世纪。

宋金时期，医药卫生制度在许多方面沿袭唐制，但医事立法上有所发展。北宋王安石颁布了《市易法》，对药品检验制度作了规定。宋朝于 12 世纪颁布的《安剂法》，规定医务人员人数和升降标准，这是我国最早的医院管理规章。著名医学家宋慈所著的《洗冤录》，是现存世界最早的法医学著作，自 13 至 19 世纪 600 年间，被历代法官和检察官奉为经典。同时，宋代还明确规定如果在籍医科学生犯罪，则医生资格将被剥夺，而不论医业是否精湛。

元明清各朝代也都颁布过一些医事方面的法令。《元典章》中明确规定禁止假医假药，禁止贩卖毒药；对医生三年一大考，合格者方可行医；对误人性命的庸医，必须酌情惩处；还专门规范了医事纠纷的诉讼程序和免除医户差役、赋税等内容。如医生和百姓发生争执和诉讼时，管民的官和管医的官共同决断。明代《大明会典》，清代《大清律》《新清律》，对于医家行医，考试录用，庸医处罚等一系列医事法规都具有权威性，奠定了中国医事法律的基础，是古代中国医事法制建设的一次界碑性转折。但是，由于明清之前的中国封建时代是诸法合体，国家并不存在专司医事行政职能的行政机关，纯粹调整医事问题的法律文件也不多见。

#### 2. 中华民国(1912—1949)时期的医事立法

中华民国时期是我国医事立法专门化、具体化的时期。中华民国设卫生部负责全国医药卫生工作，制定了卫生行政大纲和涉及卫生行政、防疫、公共卫生、医政、药政、食品卫生和医学教育等多方面内容的一系列法规，如《全国海港检疫条例》《公立医院设置规则》《中医条例》《医师法》《药师法》《医事人员检核办法》《传染病预防条例》等。虽然这些法律由于历史原因并未全面实施,而且也缺少完善的监督执法体制,但它却是中国医事法律初步形成的一个重要历史时期。

新民主主义革命时期的医事法,是中国共产党在革命根据地和解放区制定的。根据地在建立健全卫生管理机构,大力加强卫生工作同时,进行了医事立法,先后颁布实施了《卫生法规》《卫生运动纲要》《卫生防疫条例》《暂行传染病预防条例》《医师管理条例》等一系列医事法规,在中国医事法史上揭开了新的一页。这些法规的实施,使根据地医疗卫生事业有法可依,有章可循,也为新中国的医事立法奠定了基础,新中国的医事法就是发端于新民主主义革命时期的革命根据地和解放区。

3. 中华人民共和国成立后的医事立法

中华人民共和国成立后,党和政府制定了大量的医事卫生法规保障公民的身体健康,也标志着我国的医事法制建设及发展进入了新的阶段。目前,我国已经颁布实施《中华人民共和国国境卫生检疫法》《中华人民共和国红十字会法》《中华人民共和国母婴保健法》《中华人民共和国献血法》《中华人民共和国执业医师法》《中华人民共和国人口与计划生育法》《中华人民共和国传染病防治法》《中华人民共和国食品安全法》《中华人民共和国药品管理法》《中华人民共和国职业病防治法》《中华人民共和国精神卫生法》医事法律 11 部;国务院制定颁布卫生法规 20 多部;卫生、计划生育、药品监督、国境检疫、中医药等国家行政机关也制定颁布了大量部门规章;此外,各省、自治区、直辖市也结合实际制定了一大批地方性医事法规或规章。我国的医事法律体系初步形成,卫生事业逐步走上了法治化轨道。

(二) 国外医事法律的发展

据文献记载,早在公元前,古埃及、古印度和古罗马等就有了关于食品卫生、疾病预防、城市公共卫生和对医师管理、医疗事故处理等方面的规定。公元前 3000 年,古埃及就颁布了对于掩埋尸体以及处罚违纪医生、严禁弃婴等有关医药卫生的规定。古印度的《摩奴法典》以及公元前 1750 年古巴比伦王国颁布的《汉漠拉比法典》都有医药卫生方面的条文。古罗马奴隶制社会的医疗卫生法律最为发达,前 450 年颁布的《十二铜表法》《阿基拉法》《科尼利拉法》《得森维尔法》等,对医疗卫生都作了明文规定,古罗马人在历史上首先规定了行医许可制度,反映了奴隶制时代的医药卫生法学体系已开始萌芽,为世界医事立法奠定了良好的基础。

随着西方资本主义制度的确立,医事立法日趋发展。英国 1601 年制定的《伊丽莎白济贫法》是近代意义上最早的医事立法,影响达 300 余年。1848 年英国又制定了《医事法》《医疗法》,1859 年公布了《药品食品法》,1878 年颁布了《全国检疫法》,以后又逐步制定了《助产士法》《妇幼保健法》等。

20 世纪 60 年代以来,医事立法得到了迅速发展。世界上许多国家都把医事立法作为贯彻实施国家提出的医药卫生方针政策,实现医药卫生领域重大战略目标的主要手段。虽然各国政治、经济、历史、文化传统有所差异,但都根据各自国家不同时期的任务和存在的医事问题,加强了医事立法。其主要内容涉及公共卫生、疾病防治、医政管理、药政管理、医疗保健、精神卫生等诸多方面。

### (三)国际医事法律的发展

地球是一个总的生态系统,健康不单取决于个体行为和孤立事件。近代以来,工业经济的发展对人类健康和地球生态环境的日益明显的影响,使不同国家的人民迫切地感到,需要国际合作来解决人类面临的种种卫生问题,这就促使了国际医事法的出现。

保护人体健康的国际协定,可以追溯到 19 世纪中叶,其动因则是早年工业国家,为了国际贸易以及减轻战争带来的疾病而达成的国际检疫协议。1851 年,在巴黎举行的由 11 个国家参加的第一次国际卫生会议上,产生了第一个地区性的《国际卫生公约》。1905 年,美洲 24 个国家签定了《泛美卫生法规》。第二次世界大战以后,国际医事法发展步伐日益加快。1948 年世界卫生组织(WHO)成立后,为了实现其"使全世界人民获得可能的最高水平的健康"的宗旨,把提出国际卫生公约、规划和规范,作为自己的任务之一,并积极推动国家间卫生立法的交流合作。WHO 近年来还加强了对医事立法的研讨,并主持召开了一系列国际卫生立法会议。联合国及其他有关机构,也制定了多项与保护人体健康有关的国际卫生条约或形成了有关决议和宣言;医事立法还得到了国际性非政府组织的大力支持。其中影响较大的是世界医学会(WMH),它所制定一系列世界性的医学原则为国际医事立法奠定了良好的基础。

目前,国际医事法的内容涉及到公共卫生与疾病控制、临床医学、职业卫生、人口与生殖健康、特殊人群健康保护、精神卫生、卫生资源、药物管理、食品卫生、传统医学等诸多方面。

### (四)医事法律的发展趋势

随着社会经济和科学的发展进步,医疗卫生所涉及的范围和研究领域不断扩大,其功能与作用越来越重要,与社会的关系越来越密切。因此,医药卫生事业的发展更加需要有法律的支持和保障。同时,法律也要随着人们的社会物质生活条件的改善而改变,以适应社会发展的需要。当今,医学科学技术的飞速发展,使医事法律面临着严重的挑战。诸如,医药卫生资源的配置、死亡方式的转变、高技术生殖的应用、脏器移植及人工器官的应用和行为控制、人体实验、遗传工程、人口控制和计划生育、公共卫生与人类健康、食品卫生、药品管理等。正因为上述问题关系到全人类的健康与生存,需要制定明确的准则,并将其用法律的形式确定下来,才能更好地为人类健康服务。所以,各国和有关国际组织不断加快医事立法进程,努力完善医事法律体系,并呈现出如下发展趋势:

1. 理论研究深入化

目前,许多国家都已建立医事法律这门学科,开展了医事法律的教育工作,有的医学院和法学院开设了医事法律课程,并应用医事法学理论指导医事立法和执法工作。

2. 法律体系完整化

立法起步较早的国家,将从单项立法到综合立法逐步过渡,并在此基础上,建立起较为完整的医事法律体系。

3. 立法范围扩大化

一是随着医学科学新技术和社会的发展,制定一批新的医事法律,诸如器官移植和利用人工器官法、生殖技术法、病人权利法、基因工程应用法等。二是医事立法开始涉及一些以往不可能涉及的伦理道德问题,如死亡的权利、标准、方式,计划生育和堕胎等。三是通过立法促进个人生活方式和行为健康化,制定初级卫生保健法、老年保健法、社会心理和卫生行为法,同时加强医疗保险和控制医疗费用增长的立法,普及全民卫生保健。四是加强环境、药品、食品等的法制管理,使人人都有一个宁静、安全、舒适的生活环境。

4. 技术规范法律化

现代医药卫生事业,在很大程度上是在现代自然科学及工程技术高度发展的基础上展开的。现代自然科学及工程技术给人类健康带来了巨大的利益,但也带来了许多复杂的问题,如何最大限度地用其利,避其害,就涉及到很多技术规范。由于技术规范与法律规范属于不同的范畴,因此,必须把技术规范上升为技术法规,把遵守技术规范确定为法律义务,才能达到保护人类健康的目的。

## 五、医事法律的基本原则

医事法律的基本原则,是指贯穿于各种医事法律和法规之中的,对调整保护人体生命健康而发生的各种社会关系具有普遍指导意义的准则,是国家医药卫生工作根本方针、政策在法律上的具体体现。

### (一)保护公民身心健康的原则

公民的生命健康权是一项基本人权,是法律赋予公民的各种权利中最根本的权利,是享有和实现其他权利的基础。医事法律重要的一面就是解决公民身心健康受到侵害后所享有的权利和侵害他人身心健康所应承担的义务,这既是人道主义的必然要求,也是医学的根本任务和法律的重要任务,是法与医学的共同追求。

### (二)预防为主的原则

预防为主是我国卫生工作的根本方针,也是卫生立法及执法必须遵循的一条重要原则。医事工作要正确处理防病和治病的关系,把防疫工作放在首位,坚持防治结合,预防为主。这是一项综合性的系统工程,必须增强全体公民的预防保健意识,明确医药卫生防疫工作是全社会的共同责任。同时,防患于未然还能够有效减小社会成本,节约资源。

### (三)国家卫生监督的原则

国家卫生监督原则,是指卫生行政部门和法律授权承担公共卫生事务管理的组织,对管辖范围内的个人和社会组织贯彻执行国家卫生法律、法规、规章的情况,要予以检查督导,坚持依法办事,严格执法,同一切违反卫生法的行为作斗争。其内容包括医政监督、药政监督、防疫监督和其他有关卫生监督。

### (四)全社会共同参与的原则

社会性体现为作为制定法律的国家,不仅具有为统治阶级服务的作用,而且还担负着管理社会的职能。可见法律不仅具有阶级性,而且也具有社会性。医药卫生工作具有广泛的社会性,它的主要任务是防病治病,保障社会全体成员的健康,关系整个社会经济发展和全社会每个公民的根本利益。要做好医药卫生工作,加强医事法制建设,就必须充分调动各级政府、组织和广大民众的积极性。只有全社会参与才能保证相关措施和工作取得应有的成效。

## 六、加强医务人员医事法律素养的重要性

当前,医患纠纷在医疗工作中屡屡发生,多方面原因中,部分医务人员的法律素养不高是其中的一个重要方面。作为一名医务人员,不仅要有精湛的医务技能,为患者解除病痛,还应具有必备的法律修养和高尚的医德医风,维护社会公益,展示良好的职业形象。

### (一)加强医务人员医事法律素养是适应法治社会和以法治国的需要

当前,我国正在全面建设法治社会,人们的各种行为要通过具体的法律进行规范和约束,要在法律的框架下从事生产经营活动。这要求每个公民要有一定的法律素养,做到知法、懂法、守法、用法,增强法律意识,提高法律素养,增强依法办事的自觉性。

但是,我国医务人员还普遍存在着以下问题:第一,权利意识淡薄。如医护活动中有意无意地损害了病人的合法权益或病历记录不全、病情交代不清等。一旦医患双方对医疗后果认定发生分歧,就难免陷入各种医患纠纷中。第二,对医疗市场形势认识不足。随着患者维权意识增强,人们越来越关注医疗技术、服务态度及医疗费用等,而有的医务人员对此并未引起高度重视。第三,医务人员的服务质量不到位。部分医疗机构甚至存在"门难进、脸难看、话难听、事难办"的现象。第四,执行规章制度不严格。如医务人员不按医疗规范操作,工作不细致,责任心不强,造成误诊、误治而引发医患纠纷。以上问题的出现无不与医务人员法律素质较低有关,不仅严重不符法治社会精神,也破坏了社会和谐。

### (二)医事法律素养是医学学科性质的基本要求

医学与其他学科相比,既有共性一面,也有其特殊性一面,医学与其他学科最大的不同就在于医学的社会性。医学的对象是人,医学的发展是由人来实现的,所以医学在其发展过程中要面对许多复杂的社会关系,法律就是对这些社会关系进行调整和规范。而调整和规范的立足点则是医学的法义内核——"健康保护",这是医学的宗旨和核心,法律从制度上面对此进行调整和维护,使医学的发展不偏离这个方向,医学离开了法律将无法顺利发展。

这就要求医务工作者对医事法律素养高度重视,将社会对医学的规范要求内化为其对法治理念和法律规范的认同。从而积淀坚实的法律信仰,树立依法行医、规范行医、文明行医的意识。总之,医务人员只有了解和掌握医务活动中将会涉及到的具体法律规定,明确医务工作者具有的法定权利、义务和责任,树立坚定的法制观念,才能在医务工作中有效防范和依法妥善处理出现的医患纠纷,更好地履行自己的岗位职责。

### (三)医事法律素养是保证患者权益、优化服务的需要

患者就医,标志着医院与患者建立了合作关系,彼此之间有了权利和义务。患者在医疗过程中,享有人身、财产不受损害的权利。然而在现实生活中发生的种种医患纠纷原因很多,其中一个重要原因就是医务法律素养不高。受中华传统医学的影响,一些医务人员甚至在校医学生的头脑里还只存在着施恩济世,济世救人的施舍观念,认为对患者实施的抢救、治疗是对患者的恩赐,而忽视医患之间的关系是权利义务对等的医疗服务合同的关系,这必将成为他们未来难以适应新的执业环境的一个关键因素。这说明,在医学领域里,还严重地存在着强化医务人员的权利,而忽视自己的义务和患者权利的现象,这又势必为将来的医患纠纷埋下隐患。

这就要求社会应当切实注重医务人员医事法律素养的培养,把提高医务人员医事法律素养的教育与医学专业教育摆在同等重要的地位,使医务人员对医务活动可能产生的法律关系及法律后果有预见性,自觉地执行规章制度,避免患者的合法权益受到损害,使每位患者感到安全满意。

（四）加强医事法律素养是维护医务人员权益、降低执业风险的需要

医务工作直接关系到人的健康与生命,具有很高的风险性。医务人员在临床医疗工作中,医疗行为如果处理不好,就很容易成为侵害行为。而且医疗方法往往也有很多选择,由于医患双方对医院的医疗服务行为认识不一致,容易导致一系列纠纷,包括医疗事故、医疗意外、医用产品致害等。有些医务人员认为一些规定只是个程序,是形式,但是,如果正当的医疗行为没有通过正当的程序操作,也会引发医疗纠纷。如果医学生不具备必需的法律素质,那么,他们很难合法地从事医疗职业,也很难在执业中受到法律的保护。

医务人员作为国家的公民,应该懂法,并运用法律维护自己的合法权益。这样,当医务人员受到患者家属的无理取闹、殴打谩骂时,当医务人员被诉讼法律时,具有一定法律素养的医务人员就会拿起法律的武器,通过法律途径,维护自己的合法权益;而法律素养不高的人,往往不知道运用法律保护自己,甚至酿成不良后果。

医学生和医务人员不能仅仅懂得专业技术,还必须了解法律的规定,知道法定的禁区。有的时候,医学的标准可能会与法律的界定发生冲突,相对而言,法律要严格一些,这些都需要医务人员加强医事法律素养,以降低执业风险,从而减少不必要的隐患,为社会造福。

# 第二节　我国医事法律基本常识介绍

## 一、医疗机构管理的法律制度

### （一）我国医疗机构管理法律的立法概述

在我国的医师执业机构构成中,医疗机构所占的比例最大,成分也最复杂。从纵向划分,我国的医疗机构管理法律体系首先是指国务院发布的《医疗机构管理条例》。《医疗机构管理条例》作为法规,是我国医疗机构管理法律体系的主干,是纲领性法规。它概要地规定了我国医疗机构管理的各项制度,规定了医疗机构管理的基本原则、医疗机构必须遵守的规范以及违反有关规定的法律责任。其次,包括卫生部颁布的有关部门规章和文件以及各省、自治区、直辖市颁布的地方性规章和文件,主要有卫生部制定和颁布的与《医疗机构管理条例》相配套的规章和文件,包括《医疗机构管理条例实施细则》《医疗机构设置规划指导原则》《医疗机构基本标准》《医疗机构监督管理行政处罚程序》《医疗机构评审办法》《医疗机构评审标准》《医疗机构评审委员会章程》《中外合资、合作医疗机构管理办法》和《医疗机构诊疗科目名录》等。从横向划分,上述我国的医疗机构管理法律体系包括医疗机构设置规划和设置审批制度、医疗机构名称管理制度、医疗机构登记校验制度、医疗机构评审制度、医疗机构监督管理制度等若干法律制度。

（二）医疗机构的概念

医疗机构，是指以救死扶伤、防病治病、保护公民健康为宗旨的，依据《医疗机构管理条例》的规定，经登记取得《医疗机构执业许可证》，从事疾病诊断、治疗、教学活动的医院、卫生院、疗养院、门诊部、诊所、卫生所（室）以及急救站等医疗单位。从概念上看，医疗机构不包括计划生育技术服务机构，但是从广义上讲，由于计划生育机构也从事"医疗活动"，因此，计划生育技术服务机构也属于医疗机构的范畴。

（三）医疗机构设置审批制度

医疗机构设置应当符合医疗机构设置规划和医疗机构基本标准，合理配置和利用医疗资源，县级以上地方人民政府卫生行政部门要根据本行政区域内的人口、医疗资源、医疗需求和现有医疗机构的分布状况，制定本行政区域医疗机构设置规划，机关、企业和事业单位可以根据需要设置医疗机构，并纳入当地医疗机构的设置规划。医疗机构基本标准由国务院卫生行政部门制定。单位或者个人设置医疗机构，必须经县级以上地方人民政府卫生行政部门审查批准，申请设置医疗机构应当提交设置申请书、设置可行性研究报告、选址报告和建筑设计平面图。不设床位或者床位不满 100 张的医疗机构，向所在地的县级人民政府卫生行政部门申请；床位在 100 张以上的医疗机构和专科医院按照省级人民政府卫生行政部门的规定申请。批准设置的，发给设置医疗机构批准书。机关、企业和事业单位按照国家医疗机构的基本标准设置为内部职工服务的门诊部、诊所、卫生所（室），报所在地的县级人民政府卫生行政部门备案。

《医疗机构管理条例实施细则》第 12 条规定，有下列情形之一的，不得申请设置医疗机构：①不能独立承担民事责任的单位；②正在服刑或者不具有完全民事行为能力的个人；③医疗机构在职、因病退职或者停薪留职的医务人员；④发生二级以上医疗事故未满五年的医务人员；⑤因违反有关法律、法规和规章，已被吊销执业证书的医务人员；⑥被吊销《医疗机构执业许可证》的医疗机构法定代表人或者主要负责人；⑦省、自治区、直辖市政府卫生行政部门规定的其他情形。有前款第②、③、④、⑤、⑥项所列情形之一者，不得担任医疗机构的法定代表人或者主要负责人。

（四）医疗机构执业登记制度

医疗机构执业都必须进行登记，领取《医疗机构执业许可证》，医疗机构的执业登记，由批准其设置的人民政府卫生行政部门办理，机关、企事业单位设置的医疗机构由所在地县级以上的卫生行政部门办理。申请医疗机构执业登记，应当同时具备的条件有：设置医疗机构批准书；符合医疗机构的基本标准；有适合的名称、组织机构和场所；有与其开展的业务相适应的经费、设施、设备和专业卫生技术人员；有相应的规章制度；能够独立承担民事责任。登记机关审核合格者，予以登记，发给《医疗机构执业许可证》。《医疗机构执业许可证》每到一定时间需要校验，一般床位在 100 张以上的综合医院、中医医院、中西医结合医院、民族医院以及专科医院、疗养院、康复医院、妇幼保健院、急救中心、临床检验中心和专科疾病防治机构的校验期为 3 年，其他医疗机构的校验期为 1 年。《医疗机构执业许可证》不得伪造、涂改、出卖、转让、出借。

（五）医疗机构执业规则

医疗机构进行登记，领取了《医疗机构执业许可证》之后，才有条件开始营业，这是执业医疗机构合法行医的前提。任何单位或者个人未取得《医疗机构执业许可证》，不得开展诊疗活动。为内部职工服务的医疗机构未经许可和变更登记的，不得向社会开放。医疗机构被吊销或者注销执业许可证后，不得继续开展诊疗活动。

根据《医疗机构管理条例》规定，医疗机构执业，必须遵守有关法律、法规和医疗技术规范。具体内容有：①医疗机构必须将《医疗机构执业许可证》、诊疗科目、诊疗时间和收费标准悬挂于明显处所；②医疗机构必须按照核准登记的诊疗科目开展诊疗活动；③医疗机构不得使用非卫生技术人员从事医疗卫生技术工作；④医疗机构应当加强对医务人员的医德教育；⑤医疗机构工作人员上岗工作，必须佩带载有本人姓名、职务或者职称的标牌；⑥医疗机构对危重病人应当立即抢救。对限于设备或者技术条件不能诊治的病人，应当及时转诊；⑦未经医师（士）亲自诊查病人，医疗机构不得出具疾病诊断书、健康证明书或者死亡证明书等证明文件；未经医师（士）、助产人员亲自接产，医疗机构不得出具出生证明书或者死产报告书；⑧医疗机构施行手术、特殊检查或者特殊治疗时，必须征得患者同意，并应当取得其家属或者关系人同意并签字；无法取得患者意见时，应当取得家属或者关系人同意并签字；无法取得患者意见又无家属或者关系人在场，或者遇到其他特殊情况时，经治医师应当提出医疗处置方案，在取得医疗机构负责人或者被授权负责人员的批准后实施；⑨医疗机构发生医疗事故，按照国家有关规定处理；⑩医疗机构对传染病、精神病、职业病等患者的特殊诊治和处理，应当按照国家有关法律、法规的规定办理；⑪医疗机构必须按照有关药品管理的法律、法规，加强药品管理；⑫医疗机构必须按照人民政府或者物价部门的有关规定收取医疗费用，详列细项，并出具收据；⑬医疗机构必须承担相应的预防保健工作，承担县级以上人民政府卫生行政部门委托的支援农村、指导基层医疗卫生工作等任务；⑭发生重大灾害、事故、疾病流行或者其他意外情况时，医疗机构及其卫生技术人员必须服从县级以上人民政府卫生行政部门的调遣。

医疗机构的监督管理职权主要由县级以上人民政府卫生行政部门行使。国家实行医疗机构评审制度，由专家组成的评审委员会按照医疗机构评审办法和评审标准，对医疗机构的执业活动、医疗服务质量进行综合评价。

【案例】2005年6月，某地卫生监督所发现在电视、报刊上频繁出现某部队医院肝病治疗中心的医疗广告。6月7日，该地卫生局、卫生监督所工作人员对位于该部队医院二楼的"某部队肝病治疗中心"进行了现场检查。该中心设有诊室、治疗室、药房、化验室。检查人员对药房工作人员高某进行询问得知，该药房仅对该中心所开具的处方调配并进行现金收费；对护士李某询问得知，其为该中心自行聘任的工作人员，中心工作人员工资均由该中心发放；该中心医生刘某的《医师执业证书》为吉林省卫生厅发放，并未在本地变更注册；经对中心负责人林某询问，方知中心与该部队医院仅签承包合同。中心工作人员均不能出示军队相关证件。综合上述检查情况证实中心工作人员为非该部队人员。当日该地卫生监督所对该中心予以立案调查。该地卫生局、卫生监督所查清事实后，经合议，认定该中心承包某部队医院科室并以该医院名义开展肝病诊疗活动，同时中心未取得"医疗机构执业许可证"而擅自执业，违反《医疗机构管理条例》第24条规定。

依据《医疗机构管理条例》第44条规定决定对其给予如下行政处罚：①没收药品、非法所得；②罚款1万元并责令其立即停止执业活动。该地卫生监督所同时将有关情况函告该医院所在部队卫生主管部门，函告当地工商行政管理部门。

## 二、执业医师法

### (一)执业医师法概述

《中华人民共和国执业医师法》于1998年6月26日经第九届全国人大常委会审议通过，自1999年5月1日起施行。1999年7月卫生部又颁布了配套的《医师资格考试暂行办法》、《医师执业注册暂行办法》，使《中华人民共和国执业医师法》的规范内容更加具体、明确。执业医师法是第一部关于卫生人员管理的法律，其第1条阐述了该法的立法宗旨："为了加强医师队伍的建设，提高医师的职业道德和业务素质，保障医师的合法权益，保护人民健康，制定本法。"根据其第2条规定，该法适用于依法取得执业医师资格或者执业助理医师资格，经注册在医疗、预防、保健机构中执业的专业医务人员。

### (二)医师资格考试制度

医师资格考试是评价申请医师资格者是否具备职业所必需的专业知识与技能的考试，是医师执业的准入考试。《中华人民共和国执业医师法》(以下简称《执业医师法》)第一次以法律形式确定了我国的国家医师资格考试制度。

1. **医师资格考试的组织管理**

我国医师资格统一考试的办法，由国务院卫生行政部门制定。医师资格考试由省级以上人民政府卫生行政部门组织实施。组织考试原则有三统一，即统一办法、统一标准、统一组织。

2. **医师资格考试的种类**

我国医师资格考试分为执业医师资格考试和执业助理医师资格考试。考试的类别分为临床医师、中医(包括中医、民族医、中西医结合)师、口腔医师、公共卫生医师四类。考试方式分为实践技能考试和医学综合笔试。医师资格考试每年一次，时间为9月份。

3. **医师资格考试的条件**

(1)申请执业医师资格考试的条件。

具有高等学校医学专业本科以上学历，在执业医师指导下，在医疗、预防、保健机构中试用期满一年的；

取得执业助理医师执业证书后，具有高等学校医学专科学历，在医疗、预防、保健机构中工作满二年的；

具有中等专业学校医学专业学历，在医疗、预防、保健机构中工作满五年的。

(2)申请执业助理医师资格考试的条件。

具有高等学校医学专科学历或者中等专业学校医学专业学历，在执业医师指导下，在医疗、预防、保健机构中试用期满一年的，可以参加执业助理医师资格考试。

(3)其他人员参加医师资格考试的条件。

以师承方式学习传统医学满三年或者经多年实践医术确有专长的，经县级以上人民政府卫生行政部门确定的传统医学专业组织或者医疗、预防、保健机构考核合格并推荐，可以参加执业医师资格或者执业助理医师资格考试。考试的内容和办法由国务院卫生行政部门另行制定。

医师资格考试成绩合格,取得执业医师资格或者执业助理医师资格。

### (三)医师执业注册制度

根据《执业医师法》的规定,我国从事医师执业活动必须具有两项基本条件:第一是取得医师资格;第二是要进行注册,领取医师执业证书。医师执业注册,是指对具备医师资格者进行执业活动的管理,有医师资格者必须经过注册才能进行执业活动。

1. 医师执业注册的条件和程序

(1)申请。取得医师资格的,可以向所在地县级以上人民政府卫生行政部门申请注册。

(2)审核。受理申请的卫生行政部门应当自收到申请之日起三十日内,对申请人提交的申请材料进行审核。

(3)注册。经审核合格的,主管部门予以注册,并发给由国务院卫生行政部门统一印制的医师执业证书。此外,医疗、预防、保健机构可以为本机构中的医师集体办理注册手续。医师经注册后,可以在医疗、预防、保健机构中按照注册的执业地点、执业类别、执业范围执业,从事相应的医疗、预防、保健业务。

2. 不予注册的情形

《执业医师法》第15条规定,有下列情形之一的,不予注册:

(1)不具有完全民事行为能力的;

(2)因受刑事处罚,自刑罚执行完毕之日起至申请注册之日止不满二年的;

(3)受吊销医师执业证书行政处罚,自处罚决定之日起至申请注册之日止不满二年的;

(4)有国务院卫生行政部门规定不宜从事医疗、预防、保健业务的其他情形的。

受理申请的卫生行政部门对不符合条件不予注册的,应当自收到申请之日起三十日内书面通知申请人,并说明理由。申请人有异议的,可以自收到通知之日起十五日内,依法申请复议或者向人民法院提起诉讼。

3. 注销注册的规定

《执业医师法》第16条规定,医师注册后有下列情形之一的,其所在的医疗、预防、保健机构应当在三十日内报告准予注册的卫生行政部门,卫生行政部门应当注销注册,收回医师执业证书:

(1)死亡或者被宣告失踪的;

(2)受刑事处罚的;

(3)受吊销医师执业证书行政处罚的;

(4)依照本法第三十一条规定暂停执业活动期满,再次考核仍不合格的;

(5)中止医师执业活动满二年的;

(6)有国务院卫生行政部门规定不宜从事医疗、预防、保健业务的其他情形的。

被注销注册的当事人有异议的,可以自收到注销注册通知之日起十五日内,依法申请复议或者向人民法院提起诉讼。

4. 变更注册的规定

医师变更执业地点、执业类别、执业范围等注册事项的,应当到准予注册的卫生行政部门办理变更注册手续。

（四）医师的执业规则

医师执业规则是指医务人员依照法律规定，在执业过程中所应遵守的一系列行为准则，并具有强制性。包括医师执业的权利、义务以及正确行使权利和义务所必须遵守的执业规则。

1. 权利

《执业医师法》第21条规定，依法取得医师资格，依法注册的执业医师，在执业活动中具有以下7项权利：

（1）在注册的执业范围内，进行医学诊查、疾病调查、医学处置，出具相应的医学证明文件，选择合理的医疗、预防、保健方案。这项权利是医师从事执业活动应享有的基本权利，即医师的诊断、处方和治疗权；

（2）按照国务院卫生行政部门规定的标准，获得与本人执业活动相当的医疗设备基本条件；

（3）从事医学研究、学术交流，参加专业学术团体；

（4）参加专业培训，接受继续医学教育；

（5）在执业活动中，人格尊严、人身安全不受侵犯；

（6）获得工资报酬和津贴，享受国家规定的福利待遇；

（7）对所在机构的医疗、预防、保健工作和卫生行政部门的工作提出意见和建议，依法参与所在机构的民主管理。

2. 义务

《执业医师法》第22条规定，医师在执业活动中应履行以下5项义务：

（1）遵守法律、法规，遵守技术操作规范；

（2）树立敬业精神，遵守职业道德，履行医师职责，尽职尽责为患者服务；

（3）关心、爱护、尊重患者，保护患者的隐私；

（4）努力钻研业务，更新知识，提高专业技术水平；

（5）宣传卫生保健知识，对患者进行健康教育。

3. 执业规则

《执业医师法》第25条至第29条规定，医师执业应当遵守以下规则：

（1）医师实施医疗、预防、保健措施，签署有关医学证明文件，必须亲自诊查、调查，并按照规定及时填写医学文书，不得隐匿、伪造或者销毁医学文书及有关资料；

不得出具与自己执业范围无关或者与执业类别不相符的医学证明文件；

（2）对危急患者，医师应当采取紧急措施进行诊治，不得拒绝急救处置；

（3）医师应当使用经国家有关部门批准使用的药品、消毒药剂和医疗器械；除正当诊断治疗外，不得使用麻醉药品、医疗用毒性药品、精神药品和放射性药品；

（4）医师应当如实向患者或者其家属介绍病情，但应注意避免对患者产生不利后果；医师进行试验性临床医疗，应当经医院批准并征得患者本人或者其家属同意；

（5）医师不得利用职务之便，索取、非法收受患者财物或者牟取其他不正当利益；

（6）遇到自然灾害、传染病流行、突发重大伤亡事故及其他严重威胁人民生命健康的紧急情况时，医师应当服从县级以上卫生行政部门的调遣；

（7）医师发生医疗事故或者发现传染病疫情时，应当按照有关规定及时向所在机构或者卫生行政部门报告；发现患者涉嫌伤害事件或者非正常死亡时，应当按照有关规定向有关部门报告；

（8）执业助理医师应当在执业医师的指导下，在医疗、预防、保健机构中按照其执业类别执业；在乡、民族乡、镇的医疗、预防、保健机构中工作的执业助理医师，可以根据医疗诊治的情况和需要，独立从事一般的执业括动。

### （五）执业医师的法律责任

#### 1. 行政责任

《执业医师法》规定承担行政责任的形式主要是行政处罚或者行政处分，承担行政责任主要有以下 6 种情形：

（1）以不正当手段取得医师执业证书的，由发给证书的卫生行政部门予以吊销；对负有直接责任的主管人员和其他直接责任人员，依法给予行政处分；

（2）未经批准擅自开办医疗机构行医或者非医师行医的，由县级以上人民政府卫生行政部门予以取缔，没收其违法所得及其药品、器械，并处 10 万元以下的罚款；对医师吊销其执业证书；

（3）医疗、预防、保健机构对属于注销注册情形而未履行报告职责，导致严重后果的，由县级以上人民政府卫生行政部门给予警告；并对该机构的行政负责人依法给予行政处分；

（4）卫生行政部门工作人员或者医疗、预防、保健机构工作人员违反《执业医师法》有关规定，弄虚作假、玩忽职守、滥用职权、徇私舞弊，尚不构成犯罪的，依法给予行政处分；

（5）医师在执业活动中，违反本法规定，有下列行为之一的，由县级以上人民政府卫生行政部门给予警告或者责令暂停 6 个月以上 1 年以下执业活动；情节严重的，吊销其执业证书：①违反卫生行政规章制度或者技术操作规范，造成严重后果的；②由于不负责任延误急危患者的抢救和诊治，造成严重后果的；③造成医疗责任事故的；④未经亲自查查、调查，签署诊断、治疗、流行病学等证明文件或者有关出生、死亡等证明文件的；⑤隐匿、伪造或者擅自销毁医学文书及有关资料的；⑥使用未经批准使用的药品、消毒药剂和医疗器械的；⑦不按照规定使用麻醉药品、医疗用毒性药品、精神药品和放射性药品的；⑧未经患者或者其家属同意，对患者进行实验性临床医疗的；⑨泄露患者隐私，造成严重后果的；⑩利用职务之便，索取、非法收受患者财物或者牟取其他不正当利益的；⑪发生自然灾害、传染病流行、突发重大伤亡事故以及其他严重威胁人民生命健康的紧急情况时，不服从卫生行政部门调遣的；⑫发生医疗事故或者发现传染病疫情，患者涉嫌伤害事件或者非正常死亡，不按照规定报告的。

#### 2. 刑事责任

《执业医师法》规定，违反《执业医师法》，构成犯罪的，应依法追究刑事责任。

《刑法》第 335 条规定，医务人员由于严重不负责任，造成就诊人死亡或者严重损害就诊人身体健康的，处 3 年以下有期徒刑或者拘役。

《刑法》第 336 条规定，未取得医生执业资格的人非法行医，情节严重的，处 3 年以下有期徒刑、拘役或者管制，并处或者单处罚金；严重损害就诊人身体健康的，处 3 年以上 10 年以下有期徒刑，并处罚金；造成就诊人死亡的，处 10 年以上有期徒刑，并处罚金。

未取得医生执业资格的人擅自为他人进行节育复通手术、假节育手术、终止妊娠手术或者摘取宫内节育器，情节严重的，处 3 年以下有期徒刑、拘役或者管制，并处或者单处罚金；严重损害就诊人身体健康的，处 3 年以上 10 年以下有期徒刑，并处罚金；造成就诊人死亡的，处 10

年以上有期徒刑,并处罚金。

《刑法修正案(六)》将商业贿赂罪的主体,扩大到公司、企业或其他单位的工作人员。这些人员利用职务之便,索取他人财物或者非法收受他人财物,为他人谋取利益,数额较大的,须承担刑事责任;或者在经济往来中,利用职务之便,违反国家规定,收受各种名义的回扣、手续费,归个人所有,数额较大的,也要承担刑事责任。

3. 民事责任

《执业医师法》规定,医师在医疗、预防、保健工作中造成事故的,依照法律或者国家有关规定处理。未经批准擅自开办医疗机构行医或者非医师行医,给患者造成损害的,依法承担赔偿责任。使患者的身体健康遭到损害的,非法行医的公民或单位应承担当事人的医疗费、生活补助费、误工工资等损害赔偿责任;造成死亡的还应承担死者的丧葬费、遗属抚恤金等。

《医疗事故处理条例》规定,医疗机构及其医务人员在医疗活动中违反医疗卫生管理法律、行政法规、部门规章和诊疗护理规范、常规,过失造成患者人身损害的,构成医疗事故,要依法赔偿损失。

【案例】1999年9月13日,李某与李二发生争吵,相互拉扯,李二当天到某医院做X光摄片检查,接诊医师邓某做X线检查后认为"左肘关节未见异常",并出具检查报告单。事后,李二找到医师赵某,让赵某为其出具"左肘肱骨内上髁撕脱性骨折"报告单,赵某开具报告单。据此,公安局、法院作出司法鉴定,认定李二属轻微伤三级。2001年7月、9月,李二先后两次以李某造成其轻微伤三级伤害的事实为由,向沙县法院提起民事诉讼。2003年1月,沙县法院委托南平市第一医院对李二伤情重新鉴定,认定李二当时没有骨折。2004年5月24日,李某向沙县法院起诉,要求赵某赔偿精神损害3万元,某医院对赵某行为承担连带责任。

法院认为,被告系医疗机构和医务人员,其行为应当遵守相关的法律。被告赵某虽为放射科医师,但没有亲自为李二诊查病情,为此其签署的李二检查报告单,属于超范围执业行为,违反了《执业医师法》的规定。赵某签署的诊查结论是在履行职务过程中实施的,且已经某医院盖章认可,故其行为应认定为某医院行为。被告作为医务人员和医疗机构,在履行医疗职责过程中,违反有关医疗法律规定,出具与病情不符的诊查报告单,他人使用后给原告造成损害,其行为有过错,应承担赔偿责任。被告赵某的过错系履行医务职责过程中发生,系职务行为,应由其医疗管理单位被告某医院承担责任。原告因为被告的过错行为,长期工作生活陷于被动,名誉与身心健康受到一定程度的损害,被告应予精神抚慰,适量支付精神赔偿金。最后,福建省三明市中级人民法院终审判决,被告某医院赔偿原告李某精神损害1000元。

# 三、护士管理的法律制度

## (一)护士管理的法律规定概述

护士是指依法取得《中华人民共和国护士执业证书》(以下简称《护士执业证书》)并经过注册的护理专业技术人员。境外人员申请在中华人民共和国境内从事护士工作的,必须依本办法的规定通过执业考试,取得《护士执业证书》并办理注册。护士申请开业及成立护理服务机构,由县级以上卫生行政部门比照医疗机构管理的有关规定审批。

《中华人民共和国护士管理办法》(以下简称《护士管理办法》)已于1993年3月26日由卫生部颁布,于1994年1月1日起正式施行,是我国第一部关于护士管理的行政法规。《护士管理办法》为加强护士管理、提高护理质量、保障医疗和护理安全、保护护士的合法权益提供了法律依据,它从法规层面保护国家发展护理事业,促进护理学科的发展,加强护士队伍建设,重视和发挥护士在医疗、预防、保健和康复工作中的作用,护士的执业权利受法律保护。护士的劳动受全社会的尊重。

### (二)护士执业资格考试制度

护士执业资格是具有从事护士工作的基本理论和实践能力水平的标志,它涉及临床护理质量和病人医疗安全,护士执业资格管理是医政管理的一项重要内容。

我国实行护士执业考试制度,由卫生部统一执业考试,每年举行一次,考试合格者取得《护士执业证书》。获得高等医学院校护理专业专科以上毕业文凭者,以及获得经省级以上卫生行政部门确认免考资格的普通中等卫生(护士)学校护理专业毕业文凭者,可以免于护士执业考试。获得其他普通中等卫生(护士)学校护理专业毕业文凭者,可以申请护士执业考试。符合免试规定或经参加护士执业考试合格者,由省、自治区、直辖市卫生行政部门发给《护士执业证书》。

### (三)护士执业注册制度

我国实行护士执业注册制度,凡取得《护士执业证书》者,方可申请护士执业注册。注册机关为执业所在地的县级卫生行政部门。护士注册一般需要以下条件和程序:申请首次护士注册必须填写《护士注册申请表》,缴纳注册费,并向注册机关缴验一下材料:《护士执业证书》、身份证明、健康检查证明、省级卫生行政部门规定提交的其他证明。注册机关在受理注册申请后,应当在三十日内完成审核,审核合格的,予以注册;审核不合格的,应当书面通知申请者。护士注册的有效期为二年。护士连续注册,在前一注册期满前六十日,对《护士执业证书》进行个人或集体校验注册。中断注册五年以上者,必须按省、自治区、直辖市卫生行政部门的规定参加临床实践三个月,并向注册机关提交有关证明,方可办理再次注册。申请注册时有下列情形之一的,不予注册:服刑期间、因健康原因不能或不宜执行护理业务、违反本办法被中止或取消注册、其他不宜从事护士工作的。

### (四)护士执业规则

护士在执业活动中依法履行职责的权利受法律的保护,任何单位和个人不得侵犯,同时也应依法履行义务和遵守护士执业规则。

(1)护士在执业中应当正确执行医嘱,观察病人的身心状态,对病人进行科学的护理。遇紧急情况应及时通知医生并配合抢救,医生不在场时,护士应当采取力所能及的急救措施。

(2)护士有承担预防保健工作、宣传防病治病知识、进行康复指导、开展健康教育、提供卫生咨询的义务。

(3)护士执业必须遵守职业道德和医疗护理工作的规章制度及技术规范。

(4)护士在执业中得悉就医者的隐私,不得泄露,但法律另有规定的除外。

(5)遇有自然灾害、传染病流行、突发重大伤亡事故及其他严重威胁人群生命健康的紧急情况,护士必须服从卫生行政部门的调遣,参加医疗救护和预防保健工作。

（五）护士的法律责任

1. 民事责任

民事责任是指民事法律关系主体违反民事义务，侵犯他人合法权益，依照民法所应承担的法律责任。法律明确规定病人在就医过程中，不仅享有生命权、健康权、隐私权，而且还享有知情权、同意权、抉择权，当权力遭到侵害时，可以要求行为人承担侵权的民事责任。如在抢救病人过程中，护理人员用急躁、粗俗的态度和恶劣、不负责任的语言刺激病人，造成病人心理伤害就侵犯了病人的合法权益。

2. 刑事责任

我国《刑法》第335条明确规定，医务人员由于严重不负责任，造成就诊人死亡或者严重损害就诊人身体健康的，处3年以下有期徒刑或者拘役。如护士由于一时疏忽大意，未专心致志地履行职责，以致在护理文书中出现笔误，造成病人人身的损害，甚至生命的代价，就构成了"渎职罪"，应承担刑事责任。

3. 行政责任

行政责任是指行政主体及其执行公务的人员，违反其应履行的义务和职责所应承担的后果和制裁。行政责任一般由道义责任、纪律责任、法律责任三部分构成。毒麻药品一般用于癌症晚期的病人或手术后病人的镇痛等，应设专人管理。若该管理人员利用职权之便，将这些药品提供给一些不法分子倒卖或吸毒者自用，就构成了参与贩毒、吸毒罪。对于病区物品、医疗用品，管理者若利用职权占为己有，达到一定数额，并从中获利，情节严重者，即可构成盗窃公共财产罪。

【案例】患者丁某因咳嗽、憋气及发热入院2个月。初步诊断为慢性支气管炎并发感染、肺心病及肺气肿。入院后由护士甲为其静脉输液。甲在患者右臂肘上3 cm处扎上止血带，当完成静脉穿刺固定针头后，由于病人的衣袖滑下来将止血带盖住，所以忘记解下止血带。随后甲要去给自己的孩子喂奶，交护理员乙继续完成医嘱。乙先静脉推注药液，然后接上输液管进行输液。在输液过程中，病人多次提出"手臂疼及滴速太慢"等，乙认为疼痛是由于四环素刺激静脉所致，并且解释说："因为病情的原因，静脉点滴的速度不宜过快。"经过6个小时，输完了500 mL液体，由护士丙取下输液针头，发现局部轻度肿胀，以为是少量液体外渗所致，未予处理。静脉穿刺9个半小时后，因病员局部疼痛而做热敷时，家属才发现止血带还扎着，于是立即解下来并报告护理员乙，乙查看后嘱继续热敷，但并未报告医生。止血带松解后4个小时，护理员乙发现病人右前臂掌侧有2 cm×2 cm水泡两个，误认为是热敷引起的烫伤，仍未报告和处理。又过了6个小时，右前臂高度肿胀，水泡增多而且手背发紫，护理员乙才向医生和院长报告。院长组织会诊决定转上级医院，因未联系到救护车暂行对症处理。两天后，病人右前臂远端2/3已呈紫色，只好乘拖拉机送往上级医院。为等待家属意见，转院后第三天才行右上臂中下1/3截肢术。术后伤口愈合良好。但因病人年老体弱加上中毒感染引起心、肾功能衰竭，于术后一周死亡。经医疗事故鉴定委员会鉴定，结论为一级医疗责任事故。本案涉及的法理是护理人员护理规范、常规问题，是一起以违反诊疗护理规范、常规为主要原因的医疗责任事故。处理：(1)护士甲给予行政降职处分；(2)护理员乙给予行政记过处分；(3)院长给予行政警告处分；(4)将本次事故通报本地区各县医院；(5)免去病人全部住院费，并给家属一次性补偿5 000元。

## 四、执业药师管理法律制度

### （一）执业药师管理的法律规定概述

执业药师是指经过国家统一考试合格，取得《执业药师资格证书》，并经注册登记，在药品生产、经营、使用单位中执业的药学技术人员。

我国执业药师管理的法律规定主要是1999年4月1日开始施行的《执业药师资格制度暂行规定》，其制定主要是依据《中华人民共和国药品管理法》和《中共中央、国务院关于卫生改革与发展的决定》及职业资格制度的相关内容，目的和宗旨是为了加强对药学技术人员的职业准入的控制，确保药品质量，保障人民用药的安全有效。

### （二）执业药师资格考试制度

#### 1．报考条件

凡中华人民共和国公民和获准在我国境内就业的其他国籍的人员具备以下条件之一者，均可申请参加执业药师资格考试。

（1）取得药学、中药学或相关专业中专学历，从事药学或中药学专业工作满七年。

（2）取得药学、中药学或相关专业大专学历，从事药学或中药学专业工作满五年。

（3）取得药学、中药学或相关专业大学本科学历，从事药学或中药学专业工作满三年。

（4）取得药学、中药学或相关专业第二学士学位、研究生班结业或取得硕士学位，从事药学或中药学专业工作满一年。

（5）取得药学、中药学或相关专业博士学位。

执业药师资格考试合格者，由各省、自治区、直辖市人事（职改）部门颁发人事部统一印制的、人事部与国家药品监督管理局用印的中华人民共和国《执业药师资格证书》。该证书在全国范围内有效。

#### 2．管理机构

人事部和国家药品监督管理局共同负责全国执业药师资格制度的政策制定、组织协调、资格考试、注册登记和监督管理工作。

### （三）执业药师注册制度

和医师以及护士的管理一样，我国对药师管理的一个核心制度也是实行注册制度。取得药师资格并经注册后，方可按照注册的执业类别、执业范围从事相应的执业活动；未经注册者，不得以执业药师身份执业。

国家药品监督管理局为全国执业药师资格注册管理机构，各省、自治区、直辖市药品监督管理局为注册机构。人事部及各省、自治区、直辖市人事（职改）部门对执业药师注册工作有监督、检查的责任。

#### 1．申请注册的条件

申请注册者，必须同时具备下列条件：①取得《执业药师资格证书》；②遵纪守法，遵守药师职业道德；③身体健康，能坚持在执业药师岗位工作；④经所在单位考核同意。

经批准注册者，由各省、自治区、直辖市药品监督管理局在《执业药师资格证书》中的注册情况栏内加盖注册专用印章,同时发给国家药品监督管理局统一印制的《中华人民共和国执业药师注册证》,并报国家药品监督管理局备案。

执业药师注册有效期为三年,有效期满前三个月,持证者必须到注册机构办理再次注册手续。再次注册者,除需符合第13条的规定外,还需有参加继续教育的证明。在我国,接受继续教育是执业药师的义务,实行执业药师继续教育登记制度。

2. 变更注册的规定

执业药师只能在一个省、自治区、直辖市注册。执业药师变更执业地区、执业范围应及时办理变更注册手续。

3. 注销注册的规定

有下列情形之一的,由所在单位向注册机构办理注销注册手续:①死亡或被宣告失踪的;②受刑事处罚的;③受取消执业资格处分的;④因健康或其他原因不能或不宜从事执业药师业务的。

凡注销注册的,由所在省(区、市)的注册机构向国家药品监督管理局备案,并由国家药品监督管理局定期公告。

(四)执业药师的继续教育

把接受继续教育作为执业药师的义务,是为了让执业药师掌握最新的医药信息,保持较高的专业水平,更好地履行其职责。

国家药品监督管理局负责制定执业药师继续教育管理办法,组织拟定、审批继续教育内容。各省、自治区、直辖市药品监督管理部门负责本地区执业药师继续教育的实施工作。

执业药师实行继续教育登记制度。国家药品监督管理局统一印制《执业药师继续教育登记证书》,执业药师接受继续教育经考核合格后,由培训机构在证书上登记盖章,并以此作为再次注册的依据。

(五)执业药师的法律责任

(1)对未按规定配备执业药师的单位,应限期配备,逾期将追究单位负责人的责任。

(2)对已在需由执业药师担任的岗位工作,但尚未通过执业药师资格考试的人员,要进行强化培训,限期达到要求。对经过培训仍不能通过执业药师资格考试者,必须调离岗位。

(3)对涂改、伪造或以虚假和不正当手段获取《执业药师资格证书》或《执业药师注册证》的人员,发证机构应收回证书,取消其执业药师资格,注销注册。对直接责任者根据有关规定给予行政处分,直至送交有关部门追究法律责任。

(4)对执业药师违反本规定有关条款的,所在单位须如实上报,由药品监督管理部门根据情况给予处分。注册机构对执业药师所受处分,应及时记录在其《执业药师资格证书》中的备注"执业情况记录"栏内。

(5)执业药师在执业期间违反《药品管理法》及其他法律构成犯罪的,由司法机关依法追究其刑事责任。

【案例】一位68岁女性患者,因吞咽困难1个月,发现食管肿物已有2周,于2009年3月10日到广州的一家三级医院住院治疗。患者入院后经各项检查后,于2009年3月17日在全麻下行食管癌根治手术,手术经过顺利。术后第1天患者病情平稳。术后第2天晚上6点,患者突发右胸痛,伴有心悸。经床边各项辅助检查及紧急会诊,根据病情医生考虑患者术后出现肺栓塞并发症可能性大。紧急给予低分子肝素抗凝治疗,剂量为0.6毫升皮下注射,以及其他相关治疗。术后第5天,患者又出现了消化道出血,经治疗出血得到控制。此后,患者病情仍不稳定,且合并感染,经1个多月治疗无效,患者死亡。

此案发生后,当事医院先请有关临床医学专家组对该患者的治疗过程进行鉴定,专家组认为治疗中低分子肝素的使用剂量是正常的、合适的,与患者死亡无关。但是,由于患者家属不信任专家组的结论,重新选择了"司法鉴定"——由法医负责做出最后判定。根据药品说明书中记载的使用剂量及患者的公斤体重,法医计算出该案例中低分子肝素的使用剂量,虽然远低于肺栓塞的治疗剂量,但却略高于肺栓塞的预防剂量。由于患者生前无法确定肺栓塞的诊断,死后家属拒绝进行尸检,因此在此案例中低分子肝素只能按照"预防"肺栓塞的剂量使用,哪怕只超过一点点,也算作不合理用药。最后,法院认定医方在此案例中存在过错,判医院向患者进行赔偿。

## 五、医疗事故处理法律制度

### (一)医疗事故概述

**1. 医疗事故的定义**

医疗事故是指医疗机构及其医务人员在医疗活动中,违反医疗卫生管理法律、行政法规、部门规章和诊疗护理规范、常规,过失造成患者人身损害的事故。

**2. 医疗事故的构成特征**

(1)主体应当是医疗机构和医务人员。医疗机构和医务人员应当取得合法行医资格,医疗机构应当依法取得《医疗机构执业许可证》;医务人员应当有相应的资格,如医师必须是根据《执业医师法》的规定,取得执业医师或者执业助理医师资格,并经过注册。如果实施医疗行为的主体没有取得合法的行医资格,属于非法行医,如果造成不良损害后果,不能按照医疗事故的规定处理。

(2)医疗行为有违法性。医疗行为违反了医疗管理的法律、行政法规、部门规章和诊疗护理规范、常规。行为发生在诊疗护理等医疗活动中,婴儿在医院内丢失、医疗机构错算医疗费用等医疗纠纷则不应属于医疗事故。

(3)行为人主观上有过失。主观上的"过失"是指行为人实施某种行为时所持有的一种主观心理状态。构成医疗事故的行为人的主观心理状态只能属于过失,而不能出于故意。因故意的违法行为造成患者身体明显损害的,以故意杀人或者故意伤害罪承担法律责任,不以医疗事故论处。过失分为疏忽大意的过失和过于自信的过失。疏忽大意的过失是指行为人根据自己的专业技术职称和职责,应当预见也可以预见自己的行为可能发生损害病人人身的后果,由于疏忽大意而没有预见,最终造成病人人身受到损害的事实发生。过于自信的过失是指行为人根据自己的专业技术职称和职责,已经预见自己的行为可能发生损害病人人身的后果,然而轻信凭借自己的经验与技术能够避免危害后果发生,但是最终仍然造成病人人身受到损害。责任人无论属于哪一种形态的过失,都不能成为免除其法律责任的理由。

(4)给病人造成死亡、残废或者组织器官功能障碍等不良后果。

(5)医疗过失行为和损害后果有直接的因果关系。即医疗过失行为是医疗损害发生的原因,而医疗损害则是医疗过失行为所产生的结果。因果关系可表现为:一因一果关系,即一个损害后果由一个医疗过失行为所造成;多因一果关系,是指一个损害后果是由数个医疗过失行为造成的;一因多果关系,是指一个医疗过失行为引起多种损害后果;异步因果关系,是指严重不良后果的发生是部分行为人在另一部分行为人过失所致的不良后果的基础上因过失而造成的,部分行为人的过失才是不良后果发生的直接原因;助成因果关系,是指病人死亡或伤残的严重不良后果是由于医师的过失和病人的过失,或医师的过失与患者的特异体质共同导致。在实践中,医疗行为与损害后果关系比较复杂,一因一果的并不多见。

3. 不属于医疗事故的几种情况

(1) 在紧急情况下为抢救垂危病人生命而采取紧急医疗措施造成不良后果的;

(2) 在医疗活动中由于病人病情异常或者病人体质特殊而发生医疗意外的;

(3) 现有医学科学技术条件下,发生无法预料或者不能防范的不良后果的;

(4) 无过错输血感染造成不良后果的;

(5) 因患方原因延误诊疗导致不良后果的;

(6) 因不可抗力造成不良后果的。

4. 医疗事故的分级

根据对病人人身造成的损害程度,医疗事故分为四级:

(1) 一级医疗事故:造成病人死亡、重度残疾的;

(2) 二级医疗事故:造成病人中度残疾、器官组织损伤导致严重功能障碍的;

(3) 三级医疗事故:造成病人轻度残疾、器官组织损伤导致一般功能障碍的;

(4) 四级医疗事故:造成病人明显人身损害的其他后果的。

## (二) 医疗事故的技术鉴定

### 1. 医疗事故技术鉴定的概念

医疗事故技术鉴定是指对发生的医疗事件,通过调查研究,收取物证(包括尸检结果),查阅书证(病历等病历资料),听取证人证言,当事人、受害人或其家属陈述,分析原因,依据法定标准,判定事件性质,作出是否属医疗事故及何类、何级、何等事故的科学鉴定结论的过程。本书所称医疗事故技术鉴定指医学会组织专家组依照《医疗事故处理条例》进行的鉴定。

根据《医疗事故处理条例》第2条指出,医疗事故"是指医疗机构及其医务人员在医疗活动中,违反医疗卫生管理法律、行政法规、部门规章和诊疗护理规范、常规,过失造成患者人身损害的事故"。从定义上看,"医疗事故"就是"医疗过失损害"。实践中有些鉴定组织只对损害极其严重的医疗过失行为,才做出"医疗事故"的认定。其实是否被认定为"医疗事故",对民事赔偿责任的影响不大,只是"医疗事故"的评定和等级划分对卫生行政管理部门更具实际意义,它直接影响到医务人员的职称、职务、收入和医疗机构的综合评级等。

### 2. 鉴定程序

(1) 鉴定的提起。

第一,卫生行政部门接到医疗机构关于重大医疗过失行为的报告,或者医疗事故争议当事人要求处理医疗事故争议的申请后,对需要进行医疗事故技术鉴定的,应当交由负责医疗事故技术鉴定工作的医学会组织鉴定。

第二,医患双方协商解决医疗事故争议,需要进行医疗事故技术鉴定的,由双方当事人共同委托负责医疗事故技术鉴定工作的医学会组织鉴定。

（2）鉴定的负责组织及受理。

医疗事故技术鉴定的负责组织是医学会。负责医疗事故技术鉴定工作的医学会应当自受理医疗事故技术鉴定之日起 5 日内，通知医疗事故争议双方当事人提交进行医疗事故技术鉴定所需的材料。

（3）提交鉴定材料。

当事人应当自收到医学会的通知之日起 10 日内，提交有关医疗事故技术鉴定的材料、书面陈述及答辩。

医疗机构提交的有关医疗事故技术鉴定的材料应当包括下列内容：①住院病人的病程记录、死亡病例讨论记录、疑难病例讨论记录、会诊意见、上级医师查房记录等病历资料原件；②住院病人的住院志、体温单、医嘱单、化验单（检验报告）、医学影像检查资料、特殊检查同意书、手术同意书、手术及麻醉记录单、病理资料、护理记录等病历资料原件；③抢救急危病人，在规定时间内补记的病历资料原件；④封存保留的输液、注射用品和血液、药物等实物，或者依法具有检验资格的检验机构对这些实物做出的检验报告；⑤与医疗事故技术鉴定有关的其他材料。

在医疗机构建有病历档案的门诊、急诊病人，其病历资料由医疗机构提供；没有在医疗机构建立病历档案的，由病人提供。

医患双方应当依照条例的规定提交相关材料，医疗机构无正当理由未依照规定如实提供相关材料，导致医疗事故技术鉴定不能进行的，应当承担责任。

双方当事人应当按照本条例的规定如实提交进行医疗事故技术鉴定所需要的材料，并积极配合调查。当事人任何一方不予配合，影响医疗事故技术鉴定的，由不予配合的一方承担责任。

（4）听取医患双方的陈述和申辩。

专家鉴定组应当认真审查双方当事人提交的材料，听取双方当事人的陈述及答辩，并进行核实。

3. 鉴定结论与书写规范

专家鉴定组应当在事实清楚、证据确凿的基础上，综合分析病人的病情和个体差异，做出鉴定结论。鉴定结论以专家鉴定组成员的过半数通过。鉴定过程应当如实记载。

医疗事故技术鉴定书应当包括下列主要内容：①双方当事人的基本情况及要求；②当事人提交的材料和负责组织医疗事故技术鉴定工作的医学会的调查材料；③对鉴定过程的说明；④医疗行为是否违反医疗卫生管理法律、行政法规、部门规章和诊疗护理规范、常规；⑤医疗过失行为与人身损害后果之间是否存在因果关系；⑥医疗过失行为在医疗事故损害后果中的责任程度；⑦医疗事故等级；⑧对医疗事故病人的医疗护理医学建议。

4. 鉴定申请时限

发生医疗事故争议，当事人申请卫生行政部门处理的，应当提出书面申请。申请书应当载明申请人的基本情况、有关事实、具体请求及理由等。

当事人自知道或者应当知道其身体健康受到损害之日起 1 年内，向卫生行政部门提出医疗事故争议处理申请。如果当事人没有正当理由超过 1 年申请的，卫生行政部门可以不受理。

一般情况，发生医疗事故争议：当事人申请卫生行政部门处理的，由医疗机构所在地的县级人民政府卫生行政部门受理。医疗机构所在地是直辖市的，由医疗机构所在地的区、县人民政府卫生行政部门受理。

有下列情形之一的,县级人民政府卫生行政部门应当自接到医疗机构的报告或者当事人提出医疗事故争议处理申请之日起 7 日内移送上一级人民政府卫生行政部门处理:①患者死亡;②可能为二级以上的医疗事故;③卫生部和省、自治区、直辖市人民政府卫生行政部门规定的其他情形。

上一级人民政府卫生行政部门应当自收到医疗事故争议处理申请之日起 10 日内进行审查,作出是否受理的决定。对符合条例规定的,予以受理;对不符合条例规定,不予受理的,应当书面通知申请人并说明理由。

当事人既向卫生行政部门提出医疗事故争议处理申请,又向人民法院提起诉讼的,卫生行政部门不予受理;卫生行政部门已经受理的,应当终止处理。

（三）医疗事故的处置与预防

1. 医疗事故的处置

（1）报告。

第一,医务人员在医疗活动中发生或者发现医疗事故,可能引起医疗事故的医疗过失行为或者发生医疗事故争议的,应当立即向科室负责人报告——向本机构负责医疗服务质量监控的部门或者人员报告。后者接到报告后,应当立即进行调查核实,将有关情况如实向本医疗机构负责人报告,并向病人通报、解释。

第二,发生以下医疗事故的,医疗机构应当在 12 小时内,向卫生行政部门报告。①导致死亡或者可能为二级以上事故;②导致三人以上人身损害后果;③国务院卫生行政部门和省级卫生行政部门规定的其他情形的。

（2）病例资料及现场实物的封存。

（3）尸检。

对医患双方不能确定死因或者死因有异议的,应当在亡后 48 小时内进行。具备尸体冻存条件的,可延长 7 日。应当经死者近亲属同意并签字。

（4）尸体处理。

立即移放太平间,存放时间一般不超过 2 周。逾期不处理的尸体,经当地卫生行政部门批准报同级公安部门备案后,医疗机构按规定处理。

2. 医疗事故的预防

预防医疗事故的发生,应做到:①严格遵守医疗卫生管理法律、行政法规、部门规章和诊疗护理规范、常规,医疗机构加强对医务人员进行有关法律和技术规范的培训,进行职业道德教育;②医疗机构应当设置医疗服务质量监控部门或者配备专（兼）职人员,负责监督本医疗机构的医务人员的医疗服务工作,检查医务人员执业情况,接受病人对医疗服务的投诉并提供咨询服务;③医疗机构应当制定防范、处理医疗事故的预案;④医疗机构和医务人员应当按照规定书写病历并妥善保管病历资料;⑤建立完善的医疗事故和重大过失行为报告制度。

（四）法律责任

1. 医疗事故的行政责任

行政责任是指依照行政法律规定,医疗机构及其医务人员因实施了行政违法行为而必须接受行政处罚的法律后果。需要特别说明的是:①做出行政处罚的机关必须是国家行政机关;

②行政处罚决定通常以书面形式做出并送达受处罚人;③受处罚人不服处罚决定的,可以申请行政复议,也可以提起行政诉讼;④应当作出行政处罚而不做出的,患者方或者其他管理相对人可以依法对应做出处罚决定的行政机关提起行政诉讼。

《医疗事故处理条例》规定:医疗机构发生医疗事故的,由卫生行政部门根据医疗事故等级和情节,给予警告;情节严重的,责令限期停业整顿直至由原发证部门吊销执业许可证。对负有责任的医务人员依照刑法关于医疗事故罪的规定,依法追究刑事责任;尚不够刑事处罚的,依法给予行政处分或者纪律处分。对发生医疗事故的有关医务人员,卫生行政部门并可以责令暂停6个月以上1年以下执业活动;情节严重的,吊销其执业证书。

医疗机构违反条例的规定,有下列情形之一的,由卫生行政部门责令改正,情节严重的,对负有责任的主管人员和其他直接责任人员依法给予行政处分或者纪律处分:①未如实告知病人病情、医疗措施和医疗风险的;②没有正当理由,拒绝为病人提供复印或者复制病历资料服务的;③未按照卫生行政部门规定的要求书写和妥善保管病历资料的;④未在规定时间内补记抢救工作病历内容的;⑤未按照本条例的规定封存、保管和启封病历资料和实物的;⑥未设置医疗服务质量监控部门或者配备专(兼)职人员的;⑦未制定有关医疗事故防范和处理预案的;⑧未在规定时间内向卫生行政部门报告重大医疗过失行为的;⑨未按照本条例的规定向行政部门报告医疗事故的;⑩未按照规定进行尸检和保存、处理尸体的。

医疗机构违反规定,涂改、伪造、隐匿、销毁病历资料的,由卫生行政部门责令改正,给予警告;对负有责任的主管人员和其他直接责任人员依法给予行政处分和纪律处分;情节严重的,由原发证部门吊销其执业证书或者资格证书。

单位内部管理责任是指医务人员承担的,因造成医疗事故或者其他违反《医疗事故处理条例》规定的事项,受到医疗机构或者其他具有人事管理权限的机构予以行政处分和其他管理措施处理的后果。医疗机构可以给予责任人警告、记过、记大过、降级、降职、撤职、留用查看、开除等处分。

**2. 医疗事故的民事责任**

医疗事故的民事责任,是指因医疗事故的发生,医疗机构及其医务人员根据法律的规定,对患者所承担的损害赔偿责任。医疗机构及其医务人员承担医疗事故的民事责任一般应当具备以下条件:必须有损害事实;医疗机构及其医务人员实施了违法违规行为;医疗行为与损害后果之间存在因果关系;医疗机构及其医务人员主观上必须有过失。

《医疗事故处理条例》第49条规定:医疗事故赔偿,应当考虑下列因素,确定具体赔偿数额:①医疗事故等级;②医疗过失行为在医疗事故损害后果中的责任程度;③医疗事故损害后果与患者原有疾病状况之间的关系。不属于医疗事故的,医疗机构不承担赔偿责任。

《医疗事故处理条例》确立了在处理医疗事故赔偿争议中,确定医疗事故具体赔偿数额的四项基本原则——即赔偿数额与事故等级相适应的原则;赔偿数额与责任程度相适应的原则;赔偿数额与损害程度相适应的原则;非医疗事故不赔偿的原则。

公平原则是我国民法的基本原则之一,医疗事故赔偿争议属于民事法律关系争议,在处理具体医疗事故争议案件,确定医疗事故具体赔偿数额时,也应当兼顾医患双方的合法权益,充分体现公平原则。

**3. 医疗事故的刑事责任**

刑事责任是指依照刑事法律规定,行为人实施刑事法律禁止的行为所必须承担的法律后果。如果发生医疗事故的原因是由于医务人员严重不负责任，而损害后果又为导致病人死亡或者严重损害病人身体健康，那么责任人将以涉嫌医疗事故罪被迫追究刑事责任。《刑法》第335条规定：医务人员由于严重不负责任造成就诊人死亡或严重损害就诊人身体健康，处3年以下有期徒刑或拘役。这一条对医疗事故的罪名、罪状、如何量刑做出了明确规定。

医疗事故罪的构成可作如下分析：①犯罪主体是特殊主体，即取得法定职业资格证书的卫生专业技术人员。没有取得法定职业资格证书的人员"造成就诊人死亡或严重损害就诊人身体健康的"，按照非法行医罪过以刑罚；②犯罪客体是复杂客体，一是侵犯了患者的生命健康权，二是侵犯了医疗机构正常的工作秩序；③主观方面表现为行为人疏忽大意的过失心态或者过于自信的过失心态；④客观方面是发生了行为人在诊疗护理过程中因为严重不负责任，违反医疗卫生管理法律、行政法规和国务院卫生行政部门规章、诊疗护理规范、常规，造成病人死亡或者严重损害身体健康的后果。经过人民法院审理，如果责任人（被告人）被指控犯有医疗事故的罪名成立，将被处以3年以下有期徒刑或者拘役，同时还要承担其他法律责任。

【案例】2003年5月9日，甲某因妊娠足月入住当地医院分娩。该院妇产科诊断为腹内为巨大胎儿，且属疤痕子宫（第一胎是剖腹产），决定次日实施剖腹产。经院长批准，由外科医师乙某任主刀，丙某任第一助手，丁某任第二助手，戊某任麻醉师，共四人组成了手术组。10日上午8时左右，由负责手术室工作及掌管手术器械的丁某将手术器械包提上手术台，对甲某实施麻醉手术。9时许，在没有清点敷料和器械的情况下，对甲某实施剖腹手术。手术中，戊某兼任巡回护士工作。经手术，从甲某腹中取出一男婴。10时许，手术结束。在缝合腹腔前，主刀医师乙某告知："关腹，清点东西。"而丁某在只清点了敷料，没有对器械做任何清点的情况下，就对主刀医师答了一声："对的"，并在器械敷料单上补填了"清点"后各器械的数字。在核对者、巡回护士栏内签上了自己的名字，在器械护士栏内填上了戊某的名字。

2003年5月19日甲某出院。后因腹痛到该医院就诊，医务人员未作详细检查，只开给消炎药。2003年7月10日甲某因出现精神症状入住另外一家医院就诊，诊断为分裂样精神病。2003年7月22日上午8时30分甲某出现剧烈腹痛。经X线检查诊断为：①腹腔内有异物；②肠梗阻。2003年7月23日，该医院对其进行手术，从甲某腹中取出一把16 cm长的弯头血管钳，经查，血管钳已刺破患者的小肠，肠内大量容物已流入腹腔，并引起了弥散性腹膜炎。甲某始终处于昏迷状态。该院医护人员一直抢救到次日凌晨，终因抢救无效，甲某的心脏停止了跳动。

本案涉及医疗事故的相关法理，属于一起非常典型的医疗事故。根据《医疗事故处理条例》的规定，医疗事故是指医疗机构及其医务人员在医疗活动中违反医疗卫生管理法律、行政法规、部门规章和诊疗护理规范、常规，过失造成患者人身损害的事故。2003年7月25日，当地医学会对该事故做出技术鉴定，结论为一级医疗事故。2003年11月5日，当地人民法院以医疗事故罪判处丁某和戊某拘役6个月，缓刑1年。

## 六、《侵权责任法》之医疗损害责任

### （一）《侵权责任法》之医疗损害责任概述

全国人大常委会于2009年12月26日表决通过了《中华人民共和国侵权责任法》（以下简称《侵权责任法》），这部法律涉及了民事权益的诸多方面——生命权、健康权、隐私权、婚姻自主权、继承权等人身、财产权益。法律施行后，人们将有了一部维护自身合法利益的"行动指南"。

该法的第七章为"医疗损害责任",用11个条文专门对医疗损害责任作出了新的规定,这在我国医疗侵权法律发展史上具有里程碑意义。这些规定为医疗纠纷的民事处理提供了法律依据,对于各级医疗机构避免职业风险、保障患者安全、防范和排解医疗纠纷、维护患者和医护人员合法权益、正确实施医疗事故技术鉴定起到了规范、指导作用,对于建立和完善医疗侵权法律制度将起到积极作用。

### (二)《侵权责任法》之医疗损害责任的主要内容解析

**《侵权责任法》第54条规定**:"患者在诊疗活动中受到损害,医疗机构及其医务人员有过错的,由医疗机构承担赔偿责任。"

本条规定应明确如下几个概念:①诊疗行为是指医疗机构及其医务人员运用医学理论和方法维护人体生命健康所必须的行为。包括:诊断、治疗、护理、保健等具体诊疗行为以及相关的管理行为;②非诊疗行为包括:因医疗机构的设施有瑕疵导致患者摔伤、自残、自杀;因医疗机构管理有瑕疵导致损害,如抱错婴儿;医务人员的故意伤害行为;非法行医。因非医疗行为导致的人身损害,适用本法人身损害赔偿的一般规定;③医疗损害侵权责任的构成要件包括:法定医疗机构及其医务人员的诊疗行为;患者有损害结果。必须具有客观性、真实性、确定性;诊疗行为与损害结果之间有因果关系。即直接、间接因果关系,一果多因;医疗机构及其医务人员的有过错。

**《侵权责任法》第55条规定**:"医务人员在诊疗活动中应当向患者说明病情和医疗措施。需要实施手术、特殊检查、特殊治疗的,医务人员应当及时向患者说明医疗风险、替代医疗方案等情况,并取得其书面同意;不宜向患者说明的,应当向患者的近亲属说明,并取得其书面同意。医务人员未尽到前款义务,造成患者损害的,医疗机构应当承担赔偿责任。"

从本条规定可以看出:①医务人员的告知义务是法定义务;②患者的知情同意权。自我决定权是特别的人格权,这不仅体现了健康权益,还体现了自我决定的人格利益和人格尊严;③告知的内容包括:病情、措施(包括有无替代方法)、风险;④医务人员履行告知义务的标准:能够让患者足以做出正当合理判断所必须掌握的信息,即以不产生歧义为标准;⑤医疗机构的赔偿责任——侵害患者知情同意权侵权责任的构成要件:a.违法行为——未依法履行告知义务;b.损害事实——损害事实有结果;c.因果关系——损害结果与未告知有因果关系;d.主观过错——故意的不愿告知、过失的没有告知;⑥患者知情同意权的限制:防止患者滥用知情同意权,保护医务人员的自由裁量权,真正维护患者的合法权益。必须对患者的知情同意权加以限制。具体如下:a.患者拒绝或放弃——医务人员履行了告知义务,但患者拒绝或放弃知情同意权,如放弃继续诊疗的决定、故意怠慢做出是否同意的决定等,不能认定医务人员侵害其知情同意权;b.基于公共利益的强制医疗行为——传染病防治、精神病人强制医疗、吸毒人员强制医疗戒毒等;c.医务人员履行说明义务的自由裁量行为——医务人员在诊疗过程中履行说明义务时,向患者告知的内容、对象、时机、方式等具有一定的选择权。

**《侵权责任法》第56条规定**:"因抢救生命垂危的患者等紧急情况,不能取得患者或者其近亲属意见的,经医疗机构负责人或者授权的负责人批准,可以立即实施相应的医疗措施。"

如果不是生命垂危,只是情况比较紧急,应该取得患者家属的同意,而"垂危"或"紧急",应由专业人员来判断。法律不可能把所有要写的情形和想法都写进去,立法者的价值取向在于,第一应该在一定情形下授予医生紧急救治的权限,第二,这种紧急救治权限还应受到一定限制。

《**侵权责任法**》第 57 条规定："医务人员在诊疗活动中未尽到与当时的医疗水平相应的诊疗义务,造成患者损害的,医疗机构应当承担赔偿责任。"

从这条规定可以看出一个人在从事某种活动时,所应当给予的谨慎和注意,以免造成他人不应有的危险或损害的责任,否则构成过失。医务人员在从事医疗活动中,应当对患者尽到应有的谨慎和注意,以免造成患者受到不应有的危险或损害的责任。

医务人员的注意义务是最基本的义务,这就要求医务人员在诊疗活动中积极履行其应尽的职责,对其实施的每一个环节所具有的危险性加以注意。医务人员的注意义务主要包括:①有义务具备相同时间、地域等客观条件下医务人员通常所应具备的医学知识和技术;②有义务使用相同时间、地域等客观条件下医务人员在诊疗同类疾病时所使用的技术;③有义务在诊疗活动中做出最佳合理的判断。医务人员未尽注意义务的情形主要包括:a. 未尽医疗活动中不良结果的预见义务。b. 未尽医疗活动中不良结果的回避义务。c. 未尽医疗活动中的转诊、会诊义务。

《**侵权责任法**》第 58 条规定："患者有损害,因下列情形之一的,推定医疗机构有过错:①违反法律、行政法规、规章以及其他有关诊疗规范的规定;②隐匿或者拒绝提供与纠纷有关的病历资料;③伪造、篡改或者销毁病历资料。"

本条规定使用了"推定过错"的说法,即患者有损害,但患者无法举出证据证明医疗机构的医疗行为存在过错,医疗机构又确有违法违规(法条中所列情形)等行为,则推定医疗机构有过错。很多人也提出,既然已经违反法律等,就应该直接"认定"过错,把证明违反法律的责任交给患方。与《关于民事诉讼证据的若干规定》相比,该项规定更有利于医方,不利的一面是,人们习惯把患方看成弱者,如果让患方承担过错举证责任,舆论则可能会更加倾向于患方。

关于如何鉴定的问题,由于这部法律是实体法,鉴定问题属于程序,不规定也没有不妥。在这里,通说认为确认医疗机构存在违法违规行为的方式主要有两种:一是违法违规事实清楚,具有一般医学常识的人都可以判断的;二是专业技术鉴定。

《**侵权责任法**》第 59 条规定："因药品、消毒药剂、医疗器械的缺陷,或者输入不合格的血液造成患者损害的,患者可以向生产者或者血液提供机构请求赔偿,也可以向医疗机构请求赔偿。患者向医疗机构请求赔偿的,医疗机构赔偿后,有权向负有责任的生产者或者血液提供机构追偿。"

本条规定提醒医院要注意质量缺陷、产品质量强制性标准等问题。药品、消毒药剂、医疗器械质量缺陷主要包括:①设计缺陷:产品设计本身存在缺陷。如药品剂型设计不合理;②质量缺陷:产品制造过程中出现问题导致的缺陷;③指示缺陷:产品的生产和销售者未提供真实完整、符合要求的使用和警示说明。

医疗机构对所使用药品、消毒药剂、医疗器械质量应尽的合理注意义务有以下几个方面:①严格执行进货检查验收制度,验明产品合格证明和其他标识;②统一进货渠道,避免购进伪劣产品;③不得使用已禁止使用或过期淘汰产品;④不得伪造、冒用产地、厂名、厂址、认证标志等质量标志;⑤不得在产品中掺杂使假;⑥正确使用相关产品;⑦建立进货档案以及其他使用管理制度;⑧建立证据保全制度,不良反应、缺陷和事故调查制度。

同时,法律还规定了药品、消毒药剂、医疗器械损害医疗机构免责情形:①产品虽然有缺陷,但生产者未将产品投入流通的;②产品的缺陷出现在脱离生产者和销售者控制之后的消费或使用环节,是由他人造成的;③依产品投入流通时的科学技术条件尚不能发现其缺陷的。

第六章 医事法律素养

**《侵权责任法》**第 60 条规定:"患者有损害,因下列情形之一的,医疗机构不承担赔偿责任:①患者或者其近亲属不配合医疗机构进行符合诊疗规范的诊疗;②医务人员在抢救生命垂危的患者等紧急情况下已经尽到合理诊疗义务;③限于当时的医疗水平难以诊疗。前款第一项情形中,医疗机构及其医务人员也有过错的,应当承担相应的赔偿责任。"

通常,患者或者其近亲属不配合诊疗的情形有以下几种:①缺乏医疗卫生常识,经详细解释仍无效;②不如实提供病史;③不配合检查;④不遵守医嘱;⑤不服从医院管理。在上述情形中,医疗机构及其医务人员有违法违规行为的,也认定有过错。

医务人员在抢救生命垂危的患者等紧急情况下已经尽到合理诊疗义务的认定,即医务人员只要按照紧急救治措施的医疗操作规范实施诊疗行为,虽然没有按照平常规定尽到注意义务,也应当免责。

限于当时的医疗水平难以诊疗的认定应理解为:①当时的医疗水平为相对意义上的概念。即指本地区、本部门的,而非绝对意义上的。不得用现在的医疗科学技术认定过去的医疗行为是否有过错;②因患者个体差异、疾病自然转归;③并发症。即:继发在原发病之上,难以预见或虽能够预见但难以避免或防范的。

同时,实验性诊疗导致的不良后果责任认定应理解为:医务人员按照国家有关实验性诊疗的规定,在向患者充分说明诊疗目的、措施、可能产生的不良后果和风险后,经患者签字同意,实施的实验性诊疗行为导致的不良后果,医疗机构不承担责任。不可抗力因素导致损害的责任认定:适用本法第 29 条之规定:"因不可抗力造成他人损害的,不承担责任。法律另有规定的,依照其规定。"

**《侵权责任法》**第 61 条规定:"医疗机构及其医务人员应当按照规定填写并妥善保管住院志、医嘱单、检验报告、手术及麻醉记录、病理资料、护理记录、医疗费用等病历资料。患者要求查阅、复制前款规定的病历资料的,医疗机构应当提供。"

本条规定说明了病历的性质,它是诊疗行为的法定载体,是证据,即记录诊疗行为的书证。病历的特性:①合法性:符合法律规定——形式合法、内容合法、书写人合法;②客观性:客观的记录诊疗事实;③相关性:内容与患者的病情、诊疗经过等诊疗信息相关一致;④主观性:有医务人员的主观分析判断;⑤唯一性:原始病历只有一份。病历分为主观病历和客观病历。主观病历,是指记录医务人员对患者病情的诊断、分析、研究等内容。如病程记录、病例讨论记录、会诊记录等。客观病历是指记录患者客观症状、体征、检查资料以及知情同意文书等内容。如住院志、医嘱单、检验报告、手术及麻醉记录、病理资料、护理记录、医疗费用等病历资料。按照《物权法》的规定,物质形态意义上的病历资料的所有权应当属于医疗机构所有。因为书写病历的纸张为医疗机构提供;医务人员书写病历是职务行为。即使是门诊手册,所有权也应当归属医疗机构。按照法律规定,门诊病历的保管年限为 15 年,住院病历的保管年限为 30 年,死亡病历是长期保存。一般情况下,影响病历证据效力的主要集中在篡改病历;后补病历;夹杂其他患者的病历资料;检查结果无依据;漏记;不符合规定的涂改;记录时间有误;与实际情况不符;内容不全;无资质人员书写;内容相互矛盾;签名不规范等问题。

按照法律规定,患者有查阅、复印病历资料的权利:①可查阅的范围:客观病历;②无民事行为能力人、意识障碍患者、死亡病人以及患者授权的,由其亲属或监护人代理行使权利;③患者行使查阅、复印病历资料权利的限制条件:①病历资料中包含可能伤害患者身体和精神健康的;②病历资料中虽然只有部分内容可能伤害患者的身体和精神健康,但因此又无法提供其他资料。医疗机构无正当理由拒绝为患者复印病历资料应依照《医疗事故处理条例》第56条规定承担责任。

《侵权责任法》第62条规定："医疗机构及其医务人员应当对患者的隐私保密。泄露患者隐私或者未经患者同意公开其病历资料,造成患者损害的,应当承担侵权责任。"

隐私是指不愿意让别人知道的事情。主要包括:身体秘密、私人空间、私人生活。隐私权是指自然人享有的对其个人的、与公共利益无关的个人信息、私人生活和私有领域进行支配的人格权,包含隐私隐瞒权、隐私利用权、隐私维护权、隐私支配权等基本权利。

患者隐私权是指在医疗活动中,患者拥有保护自己有关身体秘密、私人空间、私人生活等信息不受外来侵犯的权利。侵犯患者隐私权的情形通常有以下几种:①超出诊疗需要的知情范围刺探患者的隐私;②故意泄露、公开、传播、侵扰患者的隐私;③以非诊疗需要知悉患者的隐私;④直接侵入患者的身体侵犯其隐私;⑤未经患者同意允许实习生观摩;⑥未经患者同意公开其病历等有关资料。当然,患者的隐私权也有受限制的情形:①公共利益的限制,如传染病防治、精神病人的监护医疗等;②与患者本人有密切关系的第三人利益限制,如医保部门;③来自医务人员知情权的限制;④特定情形下对患者疾病隐私权的限制,如对轻生患者的危机干预等。

《侵权责任法》第63条规定:"医疗机构及其医务人员不得违反诊疗规范实施不必要的检查。"

"必要"与"不必要"都是相对的,在诊疗常规内实施的治疗一般情况下都是必要的,或者当时认为不应该,但过后可能就是必要的,这很难界定。该条中"不必要检查"是以"不违反诊疗规范"为前提,诊疗规范必须通过一定的程序来认定,这就涉及到了举证责任,谁认为实施了不必要的检查,谁就要承担相应的责任。

《侵权责任法》第64条规定:"医疗机构及其医务人员的合法权益受法律保护。干扰医疗秩序,妨害医务人员工作、生活的,应当依法承担法律责任。"

医疗机构及其医务人员的合法权益受法律保护,这也符合公众的利益。因为医生的人身受到伤害,就意味着医生同时被剥夺了别人获得抢救和治疗权利,这同样是犯罪行为,应积极、主动、充分运用《刑法》《治安管理处罚法》以及其他法律给出具体的惩罚,才能切实保证医务人员的人身安全。

【案例】王某在某医院出生及治疗,出院后发现有异常现象,后确诊为脑性瘫痪。王某的父母向医院提出复印王某出生及治疗病历的要求,遭到拒绝,后王某向法院起诉要求提供病历。经法院强制执行医院也不能提供病历。遂原告认为被告在原告出生的5天护理、喂养中存在过错,导致原告转儿科抢救后留下脑瘫的后果。

根据《民事诉讼证据规定》因医疗机构原因不能提供病历,导致无法证明医疗行为与损害后果之间不存在因果关系及不存在医疗过错的,医疗机构要承担举证不能的法律后果。根据《侵权责任法》的规定,对于该医院拒绝提供病历的情况,直接推定医疗机构存在过错。

## 七、医疗新技术面临的法律挑战

（一）生殖健康与母婴保健的法律制度

1. 人工辅助生殖技术引起的法律问题及立法

人工辅助生殖技术是指运用医学技术和方法对配子、合子、胚胎进行人工操作,以达到受

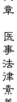

孕目的的技术,分为人工授精和体外授精—— 胚胎移植技术及各种衍生技术。这里所讲的主要是指人工授精。

1) 生殖技术引起的法律问题

(1) 人工授精婴儿的法律地位。

配偶人工授精所生子女与生母之夫存在着自然血亲,一般不存在婴儿法律地位的异议问题。供者人工授精所生子女,由于其与生母之夫不存在自然血亲关系,就产生了用供精怀孕的孩子应否看作婚生子女的问题。

(2) 人工授精的技术和卫生标准。

从目前各国情况看,缺乏统一的供精人工授精标准。对供精者进行遗传学普查的很少,同一供精者的精子被多次重复使用的情况相当普遍。由于操作者的工作失误或玩忽职守,造成事故的也时有发生。为保证采用人工授精所生婴儿的遗传学健康,避免由于供精人工授精产生的近亲婚配的可能和危险,应该通过立法对人工授精规定一个统一的技术和卫生标准,包括对供精者的健康要求,人工授精操作者(医生及其他有关医务人员)的责任等。

(3) 有关胚胎的法律问题。

胚胎的研究及其处置胚胎冷藏技术的发展为体外受精的临床应用奠定了技术基础,但也引起了有关的法律问题:胚胎是不是人? 胚胎的地位和权利如何? 胚胎研究是否符合人道主义? 将体外受精中多余的胚胎毁坏或丢弃是否构成杀人? 对冷藏的"孤儿胚胎"的法律地位如何确定? 在法律上是否应允许商业性获取人类胚胎?

(4) 代理母亲所生孩子的监护权的确定。

2) 生殖技术在我国的应用及立法思考

(1) 生殖技术应用的现状。

我国的生殖技术研究始于 20 世纪 80 年代初,虽起步较晚,但进展较快。目前,我国已有不少省、市、地区开展了人工授精技术的临床应用,其中有的省、市建立了精子库。同体试管婴儿、异体试管婴儿的移植婴儿也相继在我国面世。这标志着我国在人类生殖技术方面的研究正赶上和达到世界先进水平。

(2) 建立人工生殖技术管理制度。

为制止一些单位滥用人工授精技术、缺少有效管理的现象,1989 年卫生部曾发出紧急通知,严禁滥用人工授精技术。2001 年,卫生部颁布了《人类辅助生殖技术管理办法》和《人类精子库管理办法》两部规章。为了解决供者人工授精所生子女的法律地位,1991 年 7 月,最高人民法院在司法解释中指出:"在夫妻关系存续期间,双方一致同意进行人工授精,所生子女应视为夫妻双方的婚生子女。"要保障人工生殖技术应用的健康发展,必须加快人工生殖技术立法,建立有效的管理制度。人工生殖技术立法的内容应包括:人工生殖技术的适应证和应用范围,人工生殖所生子女的法律地位,供精者的法律地位及必须具备的条件,接受人工生殖技术夫妇的法律地位,实施人工生殖技术的医疗单位和操作人员的条件和许可,签约公证和保密制度,违反人工生殖技术法律规范应承担的法律责任等。

2. 母婴保健法

1) 母婴保健法的概念

母婴保健法是调整保障母亲和婴儿健康,提高出生人口素质活动中产生的各种社会关系的法律规范的总称。

人口质量,包括出生人口质量,直接关系到民族的盛衰和国家的兴亡。1994 年 10 月 27 日,第八届全国人大常委会第 10 次会议通过了《中华人民共和国母婴保健法》,这是新中国成立以来我国第一部保护妇女儿童健康的法律。1995 年 8 月 29 日,卫生部发布了《中华人民共和国母婴保健法实施办法》。母婴保健法的颁布实施,体现了党和政府对妇女儿童健康的关怀和重视,有利于提高人口素质,有利于发展我国妇幼卫生事业,保障妇女儿童健康,促进家庭幸福、民族兴旺和社会进步。

2) 医疗保健机构和母婴保健工作人员

(1) 医疗保健机构。

医疗保健机构是指各级妇幼保健院以及卫生行政部门批准并登记注册的医疗机构。医疗保健机构按照国务院卫生行政部门的规定,负责其职责范围内的母婴保健工作。医疗保健机构依照母婴保健法规定开展婚前医学检查、遗传病诊断、产前诊断以及施行结扎手术和终止妊娠手术,必须符合国务院卫生行政部门规定的条件和技术标准,并经县级以上地方人民政府卫生行政部门许可。母婴保健法规定,医疗保健机构严禁采用技术手段对胎儿进行性别鉴定,但医学上确有需要的除外。

(2) 母婴保健工作人员。

为了保证保健对象的健康利益,母婴保健法规定,从事遗传病诊断、产前诊断的人员,必须经过省级人民政府卫生行政部门的考核,并取得相应的合格证书;从事婚前医学检查、施行结扎手术和终止妊娠手术的人员以及从事家庭接生的人员,必须经过县级以上人民政府卫生行政部门的考核,并取得相应的合格证书。母婴保健工作人员应当严格遵守职业道德,为当事人保密。

3) 违反母婴保健法的法律责任

(1) 行政责任。

母婴保健法规定,未取得国家颁发的有关合格证书,有下列行为之一的,县级以上地方人民政府卫生行政部门应当予以制止,并可根据情节给予警告或处以罚款:a. 从事婚前医学检查、遗传病诊断或者医学技术鉴定的;b. 施行终止妊娠手术的;c. 出具法律规定的有关医学证明的,其违法出具的医学证明视为无效。

从事母婴保健的工作人员违反母婴保健法规定,出具有关虚假医学证明或者进行胎儿性别鉴定的,由医疗保健机构或者卫生行政部门根据情节给予行政处分;情节严重的,依法取消执业资格。

(2) 刑事责任。

母婴保健法规定,未取得国家颁发的有关合格证书,施行终止妊娠手术或者采取其他方法终止妊娠,致人死亡、残废;丧失或者基本丧失劳动能力的,依据《刑法》有关规定追究刑事责任。《刑法》第 336 条规定,未取得医师执业资格擅自为他人进行节育复通手术、假节育手术、终止妊娠手术或者摘取宫内节育器,情节严重的,处 3 年以下有期徒刑、拘役或者管制,并处或者单处罚金;严重损害就诊人身体健康的,处 3 年以上 10 年以下有期徒刑,并处罚金;造成就诊人死亡的,处 10 年以上有期徒刑,并处罚金。

(二) 器官移植的法律规定

1. 概述

器官移植,是指摘取捐献人的人体器官的全部或者部分,将其植入接受人身体以代替其病损器官的技术。人体器官移植,是医学科学的重大进展,为医治某些疾病开辟了广阔的前景,如今已经成为拯救器官功能衰竭病人的重要手段。但器官移植事关人体健康,涉及器官的捐献、摘取、植入过程中有关当事人的合法权益,器官移植也带来许多复杂的法律问题,需要法律调整器官移植行为。国务院对世界卫生组织人体器官移植指导原则和11个国家、地区人体器官移植的法律、法规逐一进行了研究,总结了我国8个地方实施遗体(器官)捐献法规的经验,多次听取医学、法学、伦理学、社会学、人权等方面专家的意见,并专门征求了世界卫生组织意见的前提下,2007年3月21日国务院第171次常务会议通过了《人体器官移植条例》,并于2007年5月1日实施。

2.《人体器官移植条例》有关法律规定

(1) 人体器官捐献自愿原则。

捐献人体器官是每个公民都享有的权利,对这种权利的行使,条例不能加以限制。因此,条例中不能规定哪些公民可以捐献其人体器官、哪些公民不能捐献其人体器官,关键是要严格遵循自愿的原则。为此,条例作了五方面的规定:①公民有权捐献或者不捐献其人体器官;任何组织或者个人不得强迫、欺骗或者利诱他人捐献人体器官;②捐献人体器官的公民应当具有完全民事行为能力,并应当以书面形式表示;③公民已经表示捐献其人体器官意愿的,有权随时予以撤销;④公民生前表示不同意捐献其人体器官的,任何组织或者个人不得捐献、摘取该公民的人体器官;公民生前未表示不同意捐献其人体器官的,该公民死亡后,其配偶、成年子女、父母可以以书面形式共同表示同意捐献该公民人体器官的意愿;⑤任何组织或者个人不得摘取未满18周岁公民的活体器官用于移植。

对于未经公民本人同意摘取其活体器官的,或者摘取未满18周岁公民的活体器官的,依照刑法第234条有关故意伤害罪的规定或者第232条有关故意杀人罪的规定追究刑事责任;对于公民生前表示不同意捐献其人体器官而摘取其尸体器官的,依照刑法第302条有关侮辱尸体罪的规定追究刑事责任。

(2) 禁止人体器官商业交易原则。

禁止人体器官买卖是国际上共同遵循的规则,为了防止可能发生的买卖或者变相买卖人体器官的情形,条例明确规定任何组织或者个人不得以任何形式买卖人体器官,不得从事与买卖人体器官有关的活动。同时,对人体器官移植手术收取费用的范围作了界定:医疗机构实施人体器官移植手术,只能依照条例的规定收取摘取和植入人体器官的手术费、药费、检验费、医用耗材费以及保存和运送人体器官的费用,不得收取或者变相收取所移植人体器官的费用。

为了防止变相买卖人体器官,条例对活体器官接受人的范围作了严格的限制,规定:活体器官的接受人限于活体器官捐献人的配偶、直系血亲或者三代以内旁系血亲,或者有证据证明与活体器官捐献人存在因帮扶等形成亲情关系的人员。为了保证禁止人体器官商业交易原则得以落实,条例对买卖人体器官或者从事与买卖人体器官有关活动的单位和个人规定了严格的法律责任。条例规定,对买卖人体器官或者从事与买卖人体器官有关活动的,由卫生主管部门没收违法所得,并处以交易额8倍以上10倍以下的罚款;医疗机构参与上述活动的,还应当对负有责任的主管人员和其他直接责任人员依法给予处分,并由原登记部门撤销该医疗机构人体器官移植诊疗科目登记,该医疗机构3年内不得再申请人体器官移植诊疗科目登记;医务人员参与上述活动的,由原发证部门吊销其执业证书;国家工作人员参与上述活动的,由有关部门依据管理权限,依法给予撤职、开除的处分。

一段时间以来，人体器官移植成为社会关注热点的一大原因，源自百姓中流传的"买卖器官"现象。根据世界卫生组织 1991 年签署的人体器官移植指导原则和国际上通行的规则，以旅游名义到其他国家实施器官移植是被严格禁止的。禁止人体器官买卖，是国际共同遵循的规则。为了防止可能发生的买卖或者变相买卖人体器官的情形，《条例》明确规定，任何组织或者个人不得以任何形式买卖人体器官，不得从事与买卖人体器官有关的活动。

（3）对人体器官摘取和植入的规定。

为了保障公民自愿捐献人体器官的权利，防止非法摘取人体器官，提高人体器官移植的临床疗效，需要重点对人体器官的摘取和植入两个环节加以规范。对此，条例作了四方面的规定：①摘取活体器官前或者尸体器官捐献人死亡前，应当经所在医疗机构的人体器官移植技术临床应用与伦理委员会审查，并经三分之二以上委员同意；②摘取活体器官，应当查验活体器官捐献人同意捐献其器官的书面意愿、活体器官捐献人与接受人之间存在条例规定关系的证明材料，并应当向活体器官捐献人说明器官摘取手术的风险、术后注意事项、可能发生的并发症以及预防措施等有关情况，并确认除摘取器官产生的直接后果外不会损害活体器官捐献人的其他生理功能，确保捐献人的生命安全；③摘取尸体器官，应当在依法判定捐献人死亡后进行。对摘取人体器官完毕的尸体，除用于移植的人体器官以外，应当恢复尸体原貌；④对人体器官捐献人应当进行医学检查，采取措施，降低接受人因人体器官移植感染疾病的风险。

（4）申请排序应遵循公平、公正、公开原则。

条例借鉴国外的实践经验，规定了人体器官移植预约者名单制度以及按照公正、公平、公开原则，确定申请人体器官移植手术患者的排序制度。条例要求建立的人体器官移植工作体系，是由卫生主管部门、医疗机构和其他社会组织组成的。该体系除了开展人体器官捐献的宣传、推动工作外，还应当确定人体器官移植预约者名单，组织协调人体器官的使用，使捐献的人体器官能够被移植给最合适的接受人。能够公平地接受人体器官移植，是等待人体器官移植手术患者最关心的问题之一。欧美各国都有一个专门的、政府指定的机构或者委员会，负责人体器官捐献登记与调配，在一定程度上保证了器官分配的公平、公正、公开。我国目前还没有具备这一职能的器官分配协调管理机构以及网络体系，器官获得、分配以及手术实施均由医疗机构完成，部分医疗机构获取器官的途径和方式尚不规范。受医疗保障水平所限，我国器官移植相关费用及后期免疫抑制药物费用，绝大部分由患者个人负担。虽然有些患者具有器官移植的适应证，但是由于经济承受能力低，无力负担移植相关费用等原因，无法得到及时治疗的现象时有发生。

（5）设立人体器官移植医疗机构的准入和退出制度。

医疗机构对条例的施行将发挥至关重要的作用，直接关系到人体器官捐献人、接受人的合法权益，为了确保医疗机构提供的人体器官移植医疗服务安全、有效，《条例》对人体器官移植医疗服务规定了准入制度；同时，从医疗机构主动申报和卫生主管部门监督两个方面，规定了不再具备条件的医疗机构的退出制度。

在准入方面，条例规定了以下三方面的内容：①医疗机构从事人体器官移植，应当有与从事人体器官移植相适应的执业医师和其他医务人员、设备、设施；有由医学、法学、伦理学等方面专家组成的人体器官移植技术临床应用与伦理委员会；有完善的人体器官移植质量监控等管理制度；②开展人体器官移植的医疗机构应当依照《医疗机构管理条例》的规定，申请办理人体器官移植诊疗科目登记；③省级卫生主管部门进行人体器官移植诊疗科目登记，应当考虑本行政区域人体器官移植的医疗需求和合法的人体器官来源情况。

在退出方面,条例作了两个方面的规定:①已经获准从事人体器官移植的医疗机构不再具备条例规定条件的,应当停止从事人体器官移植,并向原登记部门报告;原登记部门立当注销该医疗机构的人体器官移植诊疗科目登记,并予以公布;②省级以上人民政府卫生主管部门应当定期组织专家根据人体器官移植手术成功率、植入的人体器官和术后患者的长期存活率,对医疗机构的人体器官移植临床应用能力进行评估,并及时公布评估结果;对评估不合格的,由原登记部门撤销其人体器官移植诊疗科目登记。

### (三)基因技术法律问题

基因是细胞内 DNA 分子上具有遗传效应的特定核苷酸序列的总称,是具有遗传效应的 DNA 分子片段,是控制生物性状遗传的结构和功能单位。基因控制蛋白质合成,是不同物种以及同一物种的不同个体表现出不同的性状的根本原因。基因通过 DNA 复制及细胞分裂把遗传信息传递给下一代,并通过控制蛋白质的合成使遗传信息得到表达。

基因技术可以分为两类,一种是基因克隆技术,此处所讨论的另一种基因技术——基因转移技术,就是通常所说的转基因技术,即利用重组 DNA 技术,细胞组织培养技术或种质系统转化等技术,将外源 gene 导入受体细胞并稳定遗传的技术。利用转基因技术将具有特殊的经济价值的外源基因导入动植物体内,改良了动植物性状(如抗虫、抗病、抗除草剂、抗倒伏等作物新品种及抗病、产肉、产蛋量高等动物新品种),且转基因动植物可作为有效表达系统生产许多重要重组蛋白及其他所需产物,这也就是我们通常说的基因工程技术。基因工程诞生于1973 年,是分子遗传和工程技术相结合的产物,是生物技术的核心。基因转移技术可以创造新的生物,填补了生物种属间不可逾越的鸿沟,克服了常规育种的盲目性,使人类有可能按照需要培育生物新品种、新类型乃至创造自然界从未有过的新生物。与过去所有的技术不同,基因技术是作用于生命的。生命活体组织的复杂性、不可预知性远超过其他任何东西,更多生命的后果无法精确地设计,不可避免地涉及道德伦理等方面的问题。

自从基因的概念被提出以后,人类对于自身的探讨就进入了另一个阶段,人类急于想知道自身的最重要的组成部分。在这些探讨中,最引人注目的就是被公众称之为"人体阿波罗计划"的人类基因计划(Human Genome Project,HGP)。HGP 的目标是把人的 46 条染色体上的基因都画出来,不仅从整体上阐明人类遗传信息的组成,而且要识别约 10 万个人类基因结构,包括所有与生殖过程有关的遗传疾病及若干有遗传背景多因素疾病的相关基因,以研究其功能及其表达调控方式。2000 年 6 月 26 日,HGP 完成人类基因草图,排出了人类基因组90％的碱基字母顺序。在人类掌握自身密码之时,一系列的问题也接踵而来。

人们担心,将来人类基因组会被当作一张零件清单,让想要生育的人可以根据自己的意愿,像组装家具那样,来选择其未出世孩子的特征,这种人为干预打破了自然生殖规律,使生命的产生具有"人为"的色彩。另外,当人类破译了全部遗传密码之后,通过基因图谱所示的遗传信息,人类就能从某个人的基因分辨出他是一个杰出人才还是普通人,基因歧视也会随之而来。当基因歧视出现后,不可避免地会使有的孩子产生自卑心理。这种现象对于教育和社会是十分不利的,具有"不好基因"或"坏基因"的人会认为自己被社会抛弃了。他们从心理上不认可生活的这个世界,或产生仇视社会的心理,增加了社会的不安定因素。人们还担心,保险公司可以通过不同方法破解某人的基因,然后选择是否接受其成为被保险人,这样将形成歧视,并且使得带有某些疾病基因的人处于更加劣势和悲惨的境况。在对转基因食品担心的同时,人们还担心,会有疯狂的科学家制造出人兽合一的怪物,或不同动物的结合体,并有可能使得一些新的危害性大的细菌和病菌出现,影响人类健康甚至生命。转基因技术可以使任何种类生物的 DNA 重组,可能会产生出繁殖迅速、抵抗力强、毒力和侵袭力高的细菌和病毒,引起严重的疾病流行,而且很难防治。大量癌基因重组子的构建和实验应用可能导致人畜患癌症。低等微生物与高等微生物之间的 DNA 重组会带来进化上的纷乱,破坏生态平衡,带来严重后果,同时使传统的伦理道德迎来新的挑战。

人兽结合的生物并不是骇人听闻。2006 年 11 月 6 日,英国两组研究人员向该国的"人类受精与胚胎管理局"提交了申请,希望能够获得许可证,利用医疗研究性克隆方法将人类细胞与兔子、牛和山羊的卵子结合,制造出早期的嵌合(chimeric)胚胎。此类胚胎中,人类的部分占 99.9%,动物占 0.1%。"人类受精与胚胎管理局"将在三个月内决定是否向上述两个研究小组发放许可证。英国公益组织"生殖伦理评论"的负责人约瑟芬·奎恩塔威尔对此事发表评论称:"这件事情很可恶。是那种可以想象的最疯狂的科学。"

各国都关注对基因技术的立法规范,对于嵌合胚胎普遍持反对态度。例如,澳大利亚 2002 年禁止克隆人法案规定,故意制造嵌合胚胎为犯罪行为最高量刑是有期徒刑 10 年,故意制造杂合胚胎的最高量刑是有期徒刑 10 年。

而对于改变人类基因的行为,澳大利亚也认为是犯罪,澳大利亚 2002 年禁止克隆人法案规定,对基因进行可遗传的改变,或故意以某种方式改变人类细胞中的基因,并使得这种改变能够通过细胞被改变者的后代遗传,这些犯罪行为的最高量刑为有期徒刑 10 年。

对于基因技术,我国的态度十分鲜明。中国人类基因组 ESLI 委员会 2000 年 12 月 2 日于北京声明,该委员会接受联合国教科文组织(UNESCO)的《人类基因组和人类权利的普遍宣言》和国际人类基因组组织(HUGO)的原则:①承认人类基因组是人类共同遗产的一部分;②坚持人权的国际规范;③尊重参加者的价值、传统、文化和人格;④接受和坚持人的尊严和自由。该委员会根据上述原则和文件,就人类基因组及成果的应用达成如下共识:①人类基因组的研究及其成果的应用应该集中于疾病的治疗和预防,而不应该用于"优生"(eugenics);②在人类基因组的研究及其成果的应用中应始终坚持知情同意或知情选择的原则;③在人类基因组的研究及其成果的应用中应保护个人基因组的隐私,反对基因歧视;④在人类基因组的研究及其成果的应用中应努力促进人人平等、民族和睦及国际和平。

而我国《人类辅助生殖技术和人类精子库伦理原则》规定:"医务人员不得将异种配子和胚胎用于人类辅助生殖技术;医务人员不得进行各种违反伦理、道德原则的配子和胚胎实验研究及临床工作。"《人胚胎干细胞研究伦理指导原则》规定:"不得将人的生殖细胞与其他物种的生殖细胞结合。"

### (四)脑死亡法律问题

#### 1. 脑死亡概述

脑死亡是指由于严重外伤或由于原发性疾病,致使脑的机能全部地不可逆地丧失,最终导致人体死亡。

原来人们对死亡的理解就是呼吸、心跳的停止,但是随着医学技术的发展,人们对死亡的理解有了改变。20 世纪中叶人们发现死亡是分阶段、分层次发生的一个复杂的过程,心肺死亡并不是"不可救药"的。另外,医学技术在抢救心跳呼吸骤停方面有了重大突破,当代技术可以使呼吸、心跳停止的患者"起死回生"。并且,一般认为心脏移植技术的进展从根本上动摇了心肺死亡的标准。在这样的背景下,脑死亡的概念就被提出来并逐渐为人们所接受。

国际上比较为人们所接受的脑死亡标准有哈佛标准及国际卫生组织的标准。1968年由哈佛大学医学院提出的标准可以概括为:不可逆的深度昏迷,患者无感受性、无反应;自发呼吸停止;脑干反射消失;脑电图平坦。国际卫生组织的标准为:对环境失去一切反应,完全没有肌肉反射和肌肉张力;停止自主呼吸;动脉压骤降和脑电图平直。

近年来,我国多数学者认为,脑死亡指标应包括以下内容:①深度昏迷,对任何刺激均无反应;②自主呼吸已停止;③脑干反射功能消失,如吞咽反射、睫毛反射、瞳孔对光反射、角膜反射等;④心跳、呼吸均停止,并已正确、连续地做心肺复苏30分钟以上,证明脑的全部功能已达不可逆转的损伤者,可以诊为脑死亡。

2. 确立脑死亡的意义

(1)有利于促进器官移植的开展。

确定脑死亡标准的最大社会意义在于可以为器官移植的顺利进行提供方便。器官移植要求器官越新鲜越好,但是在目前的死亡标准下往往使得器官移植存在许多顾虑。器官摘取过早会被认为是杀人,过晚会使得器官的可用性大大降低。一旦确定脑死亡标准,对于器官的摘取时机的选择就有了实际可操作性。并且依靠先进的科技可以通过维持脑死亡者的呼吸与循环功能,为人体器官的移植提供一个优良的储备系统。中国科学院院士及中国器官移植创始人之一裘法祖教授指出,中国如能使用国际通用的"脑死亡就等同机体整体死亡"的概念,并把脑死亡者作为器官来源,将会使成千上万的患者得到新生。

(2)有利于医疗资源的合理配置。

科技的发展使得更多的患者被治疗、被救治,但仍然有许多患者是无法救治的,在医疗机构中有许多的只能靠人工机械维持生命的脑死亡患者。这样就出现了一个进退两难的问题,即对于一些已经无抢救可能的患者,是继续无济于事地花费大量的医疗资源进行安慰性的治疗,还是适时地终止对脑死亡者的医疗措施,从而减少不必要的医疗支出,把有限的医疗资源用于其他急需并有希望救治的患者身上。据统计,我国自20世纪90年代每年因车祸死亡的5万人中,多为脑死亡患者,而花在这些人身上的平均医疗费约为3万元,可见这是一笔相当可观的费用。

(3)有利于法律关系的稳定与法律的实施。

众所周知,死亡在诸多法律领域都有着重要的作用。死亡决定着杀人罪的成立、刑事责任的免除、民事权力的终止、继承的开始、婚姻关系的消灭,以及诸如合伙、代理等关系的变更等。因此,如何界定死亡在司法实践中有着重要的意义。鉴于前面提到的传统的死亡标准的局限性,并且我国的法律中并无对死亡的明确的界定,确立新的脑死亡标准,在我国的法律中对死亡的概念加以明确规定就有了重要的意义。

3. 脑死亡立法的思考

我国的脑死亡的立法已经引起有关部门及广大学者的关注。2001年7月3日中国器官移植发展基金会和中华医学会器官移植分会、《中华医学》杂志编委会在武汉召开了"全国器官移植法律问题专家研讨会"。同时,《中华医学》杂志编委会还召开了"全国脑死亡标准(草案)专家研讨会",提出了"脑死亡标准及实施办法(草案)"。到了2008年年底,卫生部也提出了

《脑死亡判定管理办法（草案）》，并已进入最后专家评审阶段。对于脑死亡标准的立法大家比较一致地关注的问题如下：

（1）两种死亡标准应并存。

鉴于我国的传统文化背景，对传统的死亡标准不宜简单地废除，仍然有其适用必要。在边远及贫困地区，传统的死亡判断标准仍然是行之有效、简单易行的有效标准。

（2）制定严格的脑死亡诊断标准。

鉴于我国的医疗实践，确定严格脑死亡标准非常必要，其内容包括：

① 脑死亡判定的先决条件：a. 深度昏迷，不能自主呼吸；b. 昏迷的原因区经确定；c. 不可逆的脑部病变。

② 排除可逆性昏迷，排除因为新陈代谢障碍、药物中毒与低体温所导致的昏迷。

③ 在使用人工呼吸器的状况下，在规定的时间内患者应呈持续的深度昏迷，不能自行呼吸且无自发性运动。

④ 脑功能测试。在符合上述条件的情况下，对脑干进行若干次数的测试后，患者仍完全符合无脑干反射与不能自行呼吸时，即可判定脑死亡。

4. 脑死亡诊断的主体和程序

脑死亡管理制度应着重就对脑死亡进行诊断的主体、程序等作出规定。

（1）脑死亡诊断医师的资格条件：①具有神经内科或神经外科或麻醉专科医师资格；②接受过有关脑死亡诊断的学习研究，并持有证明文件。

（2）参与脑死亡确定的人员。应由患者的原诊断医师与具有脑死亡诊断资格的医师两人同时作出。

（3）脑死亡诊断证明书的发出。由具有脑死亡诊断资格的医师两人和患者原诊断医师共同签发。

5. 明确相应法律责任

脑死亡立法应当明确规定违反脑死亡法律的法律责任，同时还应明确规定医生出于器官移植中器官新鲜的需要，当患者死亡诊断宣布后，不撤除死者身上的人工抢救装置而继续维持使用是否违法，在这样的条件下究竟是对尸体的合理保存还是非法侵犯。

（五）安乐死法律问题

1. 安乐死的含义

"安乐死"一词，源于希腊文 Euthanasia，其本义是"无痛苦（或安乐地、尊严地）死亡"，是指为解除痛苦授予死者以安乐的行为。现代意义上的安乐死，一般是指对于现代医学条件下无可挽救其生命的濒死病人，医生在患者本人或者其近亲属真诚委托的前提下，为减少病人难以忍受的剧烈痛苦而采取适当措施，提前结束病人生命的行为。

《牛津法律大辞典》认为安乐死是指在不可救药的患者或者病危患者的要求下采取的引起或加速死亡的措施。

《布莱克法律字典》对此的释意是从怜悯出发，把身患绝症和极端痛苦的人处死的行为和做法。

《中国百科全书》将此定义为：对于现在医学无可挽救的逼近死亡的病人，医生在患者真诚委托的前提下为减少病人的痛苦，可采取措施提前结束病人的生命。因此，我们通常所说的安乐死是一种特殊的选择死亡的方式。

根据一般的安乐死分类方法,安乐死可分为积极安乐死和消极安乐死。积极安乐死,也称主动安乐死,是指采用积极的措施去结束垂危病人弥留在痛苦之中的生命,亦指医生为了解除病危重病人的痛苦而采取某种措施加速病人的死亡。消极安乐死,也称被动安乐死,是指停止对垂危病人的治疗措施,停止对病人的营养支持,尤其是指停止使用现代医学设备和手段抢救病人,让病人自行死亡。通常所讲的安乐死,主要指积极安乐死。

2. 安乐死引发的伦理、法律问题

人的生命具有绝对价值,任何人都无权通过任何方式以任何理由来剥夺他人的生命。如承认安乐死的合法性则给他人的生命带来一种危机感,安乐死有可能作为剥夺他人生命的工具。由于医疗事故频发,并且发生医疗事故的原因极为复杂,另外医疗误诊也难以避免,这给安乐死对象的确定(即病人是否身患绝症、是否临近死期)造成了很大困难。如果承认安乐死,则有可能存在无端损害生命的隐患。另外,在无立法的情况下,医务人员为患者实施安乐死,其行为是否触犯刑律?是否是故意杀人行为?

3. 安乐死的法律调整

纵观各国安乐死立法的历程,最早出现的是,1906 年美国俄亥俄州的安乐死法案。

30 年后,英国于 1936 年成立了自愿安乐死协会,且于同年向英国国会提出了安乐死法案:要求人们签署一份申请书,申请者必须超出 21 周岁,患有伴随性严重疼痛的不可治疗的致命疾病。签署时需要有两个证明人在场,递交由卫生部任命的"安乐死审查人"审查。该年,美国也发起成立了"自愿安乐死协会",但由于有披着"合法杀人"外衣的嫌疑,遭到了民众的纷纷反对。

1939 年至 1976 年,美、英等国均提出过安乐死法案,但均未获通过。直到 1976 年 9 月 30 日,美国加利福尼亚州州长签署了第一个《自然死亡法》,规定"任何成年人可执行一个指令,旨在临终条件下中止维持生命的措施"。这是第一次使"生前遗嘱"这类书面文件具有法律的权威。

1993 年 2 月 9 日,荷兰参议院通过了关于"没有希望治愈的病人有权要求结束自己生命"的法案,成为世界上第一个通过安乐死立法的国家。1993 年 2 月 9 日,荷兰议会通过了默认安乐死的一项关于"没有希望治愈的病人有权要求结束自己生命"的法案,后又于 1994 年 10 月 19 日进一步放宽限制:只要医生遵循国会所订立的《施行准则》进行安乐死,虽然仍构成违法的"受嘱托杀人",却可以不被起诉,这给一直处于低潮的安乐死运动注入了一支强心针,极大地推动了安乐死合法化运动的进一步发展。受此影响,澳大利亚北部地区于 1995 年也通过了类似的法案,但于半年后被废止。

1995 年 8 月 10 日,荷兰通过的最新修正案规定:凡 16 岁以上的人,若患绝症到生命末期,均可自行决定是否接受安乐死。法案为医生实施安乐死作了严格而详细的规定:

第一,病人必须在意识清醒的状态下自愿接受"安乐死"并多次提出相关请求,医生则必须与病人建立密切的关系,以判断病人的请求是否出于自愿或是否经过深思熟虑,这项规定实际上排除了"死亡旅行",即非荷兰病人到荷兰寻求"安乐死"的可能性。

第二,根据目前通行的医学经验,病人所患疾病必须是无法治愈的,而且病人所遭受的痛苦和折磨被认为是难以忍受的,医生和病人必须就每一种可能的治疗手段进行讨论,只要存在某种医疗方案可供选择,就说明存在着治愈的可能。

第三，主治医生必须与另一名医生进行磋商以获取独立的意见，而另一名医生则应该就病人的病情、治疗手段以及病人是否出于自愿等情况写出书面意见。

第四，医生必须按照司法部规定的"医学上合适的方式"对病人实施安乐死，在安乐死实施后必须向当地政府报告。

2001年4月10日，荷兰上院以46票赞成、28票反对的结果通过了一项安乐死法案。2002年11月28日，荷兰下院正式表决通过了该法令，使之完全合法化。为了避免滥用安乐死，造成非正常的死亡，法案规定了非常严格的限制条件："首先，病人必须是成人，申请安乐死的病人必须自愿，而且必须是病人深思熟虑之后所做出的坚定不移的决定；其次，病人必须在无法忍受病痛的情况下才能申请安乐死；再次，病人所患疾病必须要经过两名医生的诊断，慎重地确定安乐死的方式。"

早在1987年，我国法学界、医学界和哲学界就开始了对安乐死问题的讨论(缘由是我国首例陕西汉中市某医院对患者实施安乐死案)。在我国，合法剥夺他人生命的行为只有两种：一是由司法人员依法执行死刑；二是在符合正当防卫条件下的自卫杀人。

目前我国法学界对是否实行安乐死存在否认和赞成两种对立观点：

否认安乐死的观点认为：人的生命具有绝对价值，任何人都无权通过任何方式以任何理由来剥夺他人的生命。如承认安乐死的合法性则给他人的生命带来一种危机感，安乐死有可能作为实施杀人的工具；医疗事故频发且原因极为复杂，这给安乐死对象(即病人是否身患绝症、是否临近死期)的确定带来了困难；从医学发展的历史来看，现在的不治之症，将来可能会被根治，实施安乐死不利于医学的发展；救死扶伤是医生的宗旨，不允许其实施相反的行为。

赞成安乐死的观点认为：人有选择死亡的权利，在人实际上丧失继续生存的可能性时，结束其生命会带来良好的社会效应；人只要在不危及他人、社会和国家利益的前提下，选择死亡有利于提高人的生命质量；安乐死是对人的生命权(包括生存权和死亡权)的尊重，否则会造成大量的人力、物力和财力资源的浪费，违背了市场经济条件下资源的优化配置原则。

【案例】1986年6月23日，甲市的乙某因肝硬化腹水病情恶化，神志不清，被子女送到甲市传染病医院救治。被诊断为：①肝硬化腹水、肝功失代偿期合并低蛋白血症状；②肝性脑病；③肝肾综合征；④渗出性溃疡伴褥疮Ⅱ°～Ⅲ°。6月27日下午乙某病情明显加重，痛苦呻吟，神志不清，昏迷不醒。在神志清醒时曾对子女说："我难受，让我早点死了好！"因不忍看到乙某生不如死的痛苦，乙某的两个子女跪地向甲市传染病医院院长助理、肝炎科主任丁某求情："行行好，让我妈咽气吧！"要求为其母实施安乐死，并表示一切后果由自己承担。丁某开始不同意，但在他们的再三恳求下答应了其请求。为其办理了出院手续，并开了"复方冬眠灵100mg肌注的处方"，乙某的儿子在处方上签字。并注明："家属要求安乐死。"丁某同另一位医生分别给患者用了若干毫克的"冬眠灵"注射药。1986年6月29日凌晨，患者乙某死亡。

1986年7月3日，甲市公安局立案侦查，对丁某进行了传讯；1986年9月29日，甲市人民检察院以故意杀人罪批准逮捕丁某。1990年3月15日，甲市人民法院依法对本案进行了公开审理。公诉人以"故意杀人罪"对被告人丁某提起公诉。

1991年5月17日，甲市人民法院做出一审判决。判决认定：被告人为身患绝症的病人注射复方冬眠灵，其行为明显属于剥夺公民生命权利的故意行为，但情节显著轻微，危害不大，不构成犯罪。依法宣告被告人无罪。被告人对判决书关于被告人的行为属违法的认定不服，认为"违法"必须要有具体的法律依据,而我国对安乐死并无法律规定。该地区中级人民法院于1992年6月25日裁定驳回了人民检察院的抗诉和上诉人的上诉,维持了一审法院对被告行为属违法的认定和无罪判决。至此,国内首例安乐死案历经6年的艰难诉讼后结束。

# 第三节　医事法律素养的基本原则和途径

随着我国医疗卫生体制改革的不断深入和人们法律意识的不断增强,医务人员的法律素养将越来越重要。

## 一、医事法律素养的基本原则

### (一)法律素养与伦理道德修养相结合

法律和伦理道德都是规范人们行为和调整社会关系的准则,法律是令行禁止,具有强制性和权威性;伦理道德是约定俗成,具有感召力和引导力。伦理道德规定着法律的价值取向,法律对医德起着基础性保障作用。著名法学教育家孙晓楼就说过"有了法律学问,而没有法律道德,那是不符合法制的本质意义,也不合乎法律教育的目的。"

一般情况下,法律所不认可的,也是伦理道德所不认可的,而且在社会迅速发展的今天,也常常有法律制度的制定跟不上的现象。因此,我们在进行医学法律素养中,在熟悉法律基本常识如一些条文、概念的同时,也要理解对人终极关怀的法律伦理,树立秩序与正义的法律价值理念,两者应互相补充、有机结合。

### (二)法律素养与医学专业学习相结合

医学与法学具有相似的目标和准则。医学关系人类的健康和疾病,法学涉及人民的权利和自由,医学与法学都将保障人们的权利作为自己的基本目标。医学的最高目的是预防和治疗疾病,提高人民的健康水平和生活质量;法学的最终目的是预防和解决社会冲突,提高社会的文明水准和保障人权。两者的工作方法都是致力于将普遍原则运用于特定的具体的人和事。

现代社会是法制社会,法律规范深入到各个专业领域,具有很强的专业性,所以,医学生的法律修养应与医学专业学习相结合:一是通过医事法律的一些基本课程学习基本的法律知识,掌握马克思主义的基本法学观点,掌握我国宪法和基本法律的主要精神和内容,增强法制观念,打下一定的学法基础;二是结合医学专业课,学习与本专业相关的法律知识。

### (三)法律素养与医学实践相结合

医学是一门实践性很强的学科,医事法律素养的一项基本要求就是要依法行医,能够正确分析和解决医务工作中的法律问题。

因此,医学生法律素养应与医学实践相结合。从学校方面来说,应当在医学生法律课程的设置上开设一些以医学生法律执业技能训练和医学生法律职业道德教育为目的的课程。如建立学校—医院—社会相结合的三位一体的实践教学体系,从医学生自我以方面来说,我们在学习法律术语和条文的同时,注意在实践中的应用,使法律知识与职业化的需要密切结合。如在临床决策过程中,应注意医患沟通技巧、规范诊疗操作、维护患者知情同意权三方面的结合,以提高医事法律意识。

（四）学习法律知识与增强法律意识相结合

医务人员加强法律素质修养,不是要像法律专业人员一样成为法律专家,而是要在了解基本法律常识的基础上,能够从法律的角度认知自己的职业,理解医学与法律之间密不可分的关系,把握医疗工作的方向,从而树立自觉学法和守法的意识。

## 二、医学法律素质修养的途径

根据目前医学理论和实践,医事法律修养应以掌握医事法律知识为基础,以训练医事法律能力为重点,以塑造医事法律品格为核心。医学生在校学习的特点以及身心发展的状况决定了学校的医学法律课程是医事法律素养的主渠道,现代传媒的发展和社会信息化程度的不断提高,又使大众传媒在大学生法律素养培育中扮演者重要角色。同时,法律科学的实践性又决定了大学生法律素养的培养和提高离不开广泛的社会实践。因此,医学法律素养主要途径有:

（一）学校的系统教育

随着我国法治社会的全面建设,已经越来越重视对医学生的法制教育也越来越受到重视。当前,医学院校普遍开设有关卫生法律的课程,把医学与法学交叉形成的有关医事主体权利义务、医事行为、医患关系、医患冲突与医疗纠纷处理等内容作为医学生医事素质教育的课程内容,通过理论传授和案例评析,让学生全面了解医事法的相关内容,并运用医事法律和医事法律理论分析和解决医患矛盾,使医学生形成合理的知识结构。同时有的学校还围绕医事法律教育目标,组织学生开展形式多样的法制教育实践活动,如聘请校内外有丰富医疗实践经验、德高望众的资深医学专家,以及具有丰富法律实践经验的法律工作者,进行专题讲座和学术报告;利用报刊、杂志、播放法制教育电视录像、电影和专题广播以及法律知识竞赛、辩论赛、有奖征文和"模拟法庭"等多种形式,开展生动活泼、主题鲜明的各种法制教育活动等,使学生在寓教于乐、潜移默化中自觉地接受法律意识的陶冶。另外,学校还加强了法律教师的师资培训,采取鼓励法律教师学习医学知识,激励中青年教师外出进修深造等措施,加大医事法律师资队伍的建设力度,使医事法律教师的学历层次逐步提高,知识结构更为合理。

学校的法制教育为医学生能够系统掌握医事法律知识,全面加强医事法律修养提供了客观基础保障。作为医学生,我们应能充分认识医事法律课程的重要性,自觉努力地学好这门课程,掌握基本的知识,培养牢固的法律观念。

（二）加强医德修养,摆正"道义"和"利益"的关系

随着我国市场经济的发展,社会有了很大进步,但同时市场经济也带来一些负面影响,其中就包括功利主义思想蔓延,对个人利益过度追求的现象日趋凸显。当一个人对利益无节制地追求的时候,势必会人格扭曲、道德滑坡,甚至会走上违法犯罪的道路,这样的例子不胜枚举。

由于医务工作的特殊性质,医德自古以来就是医务人员的重要要求,如在不同时期有诸如"悬壶济世""普救苍生""救死扶伤"等对医生神圣职责的提法。因此,医务人员更得要牢记使命,正确摆正"道义"和"利益"关系,秉承将患者的利益放在首位的原则,兼顾社会利益、患者利

益与医者利益的关系,从而避免走上医德沦丧、违法乱纪的道路。当前我们医学生要树立正确的发展方向,将医德修养放在至高无上的位子上,培养人道主义精神,坚决抵制纯功利主义思想的滋生。

（三）强化自觉意识,不断在生活中加强法律素养

大学生要提高法律素养,不应当停留在对法律知识的记忆和背诵的层面上,仅仅成为一个装载知识的"容器",而应当提高到自觉意识的层面,能够在生活中不断提高法律意识和实际履行法律规范的能力。

如今的大学已不再是与社会隔绝的"象牙塔",它有通向社会的多种渠道。在大学学习虽然不是一种职业学习,但是也有许多做"职业人"的机会。所以,同学们应当积极利用假期社会实践和见习、实习、勤工助学的机会,多接触社会,多接触职业,使自己的知识、意识、能力在服务社会的过程中得到升华和提高。另外,网络、电视等大众媒体等也为大学生提供了更多了解社会的渠道,我们也可以从涉医传媒报道中了解一些关于医事法律的内容。

同学们只有深入到生活实际中,多观察了解社会现象,才能深刻领会医事法律的精神内涵,也才能形成法律意识,提高运用法律或依法办事的能力和自觉性,从而能够在未来的工作中更好地履行自己的岗位职责。

（四）在临床实践中不断加强医事法律素养

临床教学和临床实习,是医学生学习和巩固医学理论知识、锻炼实际工作能力的重要途径。临床学习期是医学生向医生成长的关键过渡期,在这一时期,我们医学生将真正进入到医疗环境中,接触疾病、接触患者,亲身感受法律素质在医疗行为中的重要作用。因此,应该把临床学习阶段当作培养医事法律意识的重要机遇期。我们不仅要重视临床技能的培养,同时,也应该加强对医学生与病人交流沟通、处理医患关系、医护关系、对病人进行心理护理方面能力的培养,了解医疗行为涉及的具体法律问题,认识医务人员在医疗活动中的权利、责任和义务,以及医疗文件和资料的法律意义,将法律知识和医疗实践相结合,从而提高医事法律意识和能力,塑造优良的医事法律品格。

思考题:

1. 医事法律的基本原则有哪些?
2. 医务人员为什么要加强医事法律素养? 意义是什么。
3. 医事法律素养的基本原则是什么? 请结合你的具体情况,谈谈怎样提高医事法律素养。

# 参 考 文 献

[1]  彭红,胡凯.我国与发达国家医学生的人文素质教育.湖南医科大学学报(社会科学),2002,4(1).

[2]  曾勇,Leslie.J.Sandlow,鲁映青.医学人文教育质疑,困难与出路.复旦教育论坛,2010,8(6).

[3]  王海明.新伦理学.商务印书馆,2001.

[4]  邱仁宗.生命伦理学.上海人民出版社,1987.

[5]  李文鹏.医学伦理学.济南,山东大学出版社,1993.

[6]  伍天章.医学伦理学.高等教育出版社,2008.

[7]  李本富.医学伦理学.北京,北京医科大学出版社,2000.

[8]  何兆雄.中国医学道德史.上海医科大学出版社,1988.

[9]  周俊,何兆雄.外国医学道德史.上海医科大学出版社,1994.

[10]  孙慕义.医学伦理学.高等教育出版社,2004.

[11]  丘祥兴.医学伦理学.北京人民卫生出版社,2002.

[12]  杜慧群,图娅,刘奇.科学技术(医学)与社会.军事医学科学出版社,北京,2001.

[13]  杜治政.医学伦理学探新.河南医科大学出版社,2000.

[14]  刘善玖.医学伦理学.中国中医药出版社,2001.

[15]  王晓波,安娜.必须强化医学生伦理规范意识.教学研究,2008(4).

[16]  金世龙.论实习医生医患沟通能力的培养.医学教育探索,20054(4).

[17]  李永生.临床医学语言艺术.人民军医出版社,2001.

[18]  王亚峰,田庆丰,罗艳艳.医学人文学导论.郑州大学出版社,2008.

[19]  许双虹,陈治珍,胡小英等.医患沟通问题的调查分析.中华实用中西医结合杂志,2004,56.

[20]  朴元林,梁晓春,孙连庆.改善实习医生与病人语言沟通的临床教学实践.中国高等医学教育,2009(1).

[21]  王卫平,王国祥.公关教育与医学生人文素质培养.辽宁医学院学报(社会科学),2007,5(3).

[22]  潘云华.建立医学生医患沟通能力培养体系研究初探.现代医院管理2008,(5).

[23]  谢保群.论医患沟通中医生的语言沟通技能.医学与哲学,2010,31(1).

[24]  刘书文.浅谈医患沟通的必要性和内容.中国卫生事业管理,2005(10).

[25]  王茜,刘晓玲,马菊花等.从医疗语言看医学特质.医学与哲学,200425(7).

[26]  李迎新.从应用写作角度看病案的书写技巧.中国病案,2007,8(8).

[27]  李心天,岳文浩.医学心理学.人民军医出版社,2009年.

[28]  吴汉荣.医学心理学.华中科技大学出版社,2009.

[29]  梅锦荣.神经心理学.中国人民大学出版社,2011.

[30]  (美)卡尔森(Carlson,N.R.)著,苏彦捷等译.《生理心理学》第六版.中国轻工业出版社,2007.

[31]  张日升.咨询心理学.人民教育出版社,2009.

[32]  董淑敏.心身医学.中国中医药出版社,2010.

[33]  姜乾金.心身医学.人民卫生出版社,2007.

[34]  乐国安.健康心理学.高等教育出版社,2011.

[35]  朱红华.康复心理学.复旦大学出版社,2009.

[36]  王建平,梁耀坚,汤宜朗.变态心理学.高等教育出版社,2005.

[37] 曹枫林. 护理心理学. 人民卫生出版社,2007.

[38] 刘紫凝,林素财. 从医学心理学谈临床医生应具备的基本心理素质. 当代医学,2009,15(2).

[39] 鲁兆麟. 二续名医类案(1版). 辽宁科学技术出版社,1996.

[40] 陈利民,王怀中等. 论医学心理学的发展与现代医学模式的转变. 甘肃科技,2004,20(12).

[41] 曹召伦,李晓明. 医学心理学的新发展. 安徽农业大学学报(社会科学版),2002,11,(4).

[42] 谭雪梅. 关于加强和改进医学生心理学教育的几点思考. 青岛大学医学院学报,2005,41(3).

[43] 张阿岽. 医学心理学的临床应用. 中国实用医药,2010,5(36).

[44] 樊群. 祖国医学中的临床心理学思想. 中医研究,1991,4(1).

[45] 李敏,胡华. 学习医学心理学对医学生心理健康的影响. 健康心理学杂志,2001,9(1).

[46] 汪广阔. 医学生学习心理学知识的必要性. 齐齐哈尔医学院学报,2004,25(10).

[47] 安之璧. 医护心理学. 上海科学技术文献出版社,1990.

[48] (美)卡尔森(Carlson,N. R.)著,苏彦捷等译.《生理心理学》第六版. 中国轻工业出版社,2007.

[49] 沈政,林庶芝. 生理心理学. 北京大学出版社第二版,2007.

[50] 邵郊. 生理心理学. 人民教育出版社,1987.

[51] 沈德立. 脑功能开发的理论与实践. 教育科学出版社,2002.

[52] 符晓丽,张丽.《大脑与心智》. 中国青年出版社,2002.

[53] 彭庆星,王光护. 我国医学美学学科发展述评[J]. 中华医学美容杂志,2001,7(2)86.

[54] 郭照江. 对希波克拉底警句的深层解读——审美修养是从医之必需[J]. 医学与哲学,2004,25(7).

[55] 李义庭. 医学美学. 河北人民出版社,2008.

[56] 王国祥. 医学人体美的特点. 中华医学美学美容杂志,2003,2.

[57] 李大平. 医事法学. 华南理工大学出版社,2007.

[58] 蒲川,王安富. 医事法学. 西南师范大学出版社,2008.

[59] 古津贤,强美英. 医事法学. 北京大学出版社,2011.

[60] 刘鑫,王岳,李大平. 医事法学. 中国人民大学出版社,2009.

[61] 石俊华. 医事法学. 四川科学出版社,2004.

[62] 王亚峰,田庆丰,罗艳艳. 医学人文学导论. 郑州大学出版社,2008.

[63] 段志光. 医学人文学导论. 河北人民出版社,2008.

[64] 沈春明. 医事法学案例分析. 西南师范大学出版社,2008.

[65] 徐正东,刘博. 医事争议处理法学. 四川大学出版社,2011.

[66] (汉)司马迁. 史记. 中州古籍出版社,1994.

[67] 黄丁全. 医疗,法律与生命伦理. 法律出版社,2004.

[68] 张会萍. 加强医学实习生法律素质教育的思考. 洛阳工业高等专科学校学报,2005,15(4).

[69] 冯玉芝. 医学生法律素质教育的途径与措施. 辽宁医学院学报,2007,5(1).

[70] 李宗霖,曾庆发. 浅谈如何强化医科大学生的法律素养. 十堰职业技术学院学报,2009,22(2).

[71] 张鹏. 论加强医学生法律素质教育的对策. 载西北医学教育,2009,17(5).

[72] 张会萍. 浅析加强医学生法律素质教育必须坚持的原则. 河南中医学院学报,2006,(4).

[73] 肖文淦. 论大学生法律素养的培育. 首都师范大学硕士论文,2008.

[74] 喻玫,王小萍. 法学教育中的法律伦理教育问题研究. 河北法学,2006,24(12).

[75] 郭永松,吕世亭. 医学与人文社会科学综合课程的改革研究报告. 医学与哲学,2000,21(5).

[76] 王婷,潘帆. 医学院校人文教育现状及其对策. 浙江中医药大学学报,2008,32(4).

[77] 王芳. 在高等护理教育中加强人文素质教育的措施. 广东医学院学报,2004,(12).

[78] 陈培刚. 关于医学院校加强人文素质教育的思考. 基础医学教育,2002,4(1).

[79] 王贵勤. 医学院校的人文素质教育研究. 西南大学硕士论文,2009.

医学人文素养基础教程

[80]  王琳.中外医学人文教育的比较及启示.医学与哲学(人文社会医学版),2009,30(7).

[81]  徐玉梅,刘宪亮.论高等医学院校学生医德素质培育体系的构建.中国医学伦理学,2011,(4).

[82]  殷小平,苏博,刘鉴汶,董晓建.国外医学人文教育课程计划的特点及启示.中国医学伦理学,2002,15
      (6).

[83]  张金福,薛天祥.我国大学人文教育的反思与重构.北京大学教育评论,2004,10.

# 后　记

　　医学人文素质修养作为一种基本职业素质要求,对适应生物—心理—社会医学模式,发展和繁荣我国医疗卫生事业都是极为重要和不可或缺的,而不应仅仅视作医务人员的个人行为。经过一年多的筹划、调研、资料收集整理、编撰,今天《医学人文素养基础教程》一书终于与读者朋友见面了,我们希望通过本书的学习,能够为医学院校的人文素质教育、医院的医德医风建设工作,为广大医学生和医务人员进行基本的人文素质修养,提供一定的指导和帮助,同时,更希望为广大医学生和医务工作者在学习、生活和工作中不断进行自我要求和提高人文素质修养起到引导和启迪作用。

　　成书过程中,得到了广大医学教育者、医务工作者以及医学生的大力支持和帮助,为本书的立意与编写工作提出了很多好的建议。本书主审、蚌埠医学院党委书记齐玉龙教授,更对本书编写工作给予全力支持和悉心指导。另外,我们也借鉴、参考和引用了国内外学者大量的研究成果,在此,我们对以上人员表示最诚挚的感谢和敬意。

　　本书分工如下:主审齐玉龙,主编张廷建,副主编史永庆,编委:吴金萍、冯莉莉、郭婷婷、马语莲、李忠诚、闫志。各章编写:张廷建(第一章、第四章),马语莲(第二章),吴金萍(第三章),冯莉莉、李忠诚(第五章),郭婷婷、闫志(第六章)。全书由齐玉龙教授负责审核定稿,由张廷建老师负责统稿,史永庆老师负责文字校订。

　　由于编写人员的学识和经验有限,书中难免会有错漏之处,敬请专家和广大读者给予批评、指正。

编　者

2013 年 7 月